公認心理師カリキュラム準拠　福

（第1版第1刷：2022年1月10日

正誤表

この度は，上記書籍をご購入くださいまして誠にありがとうございました．
編集部の確認において誤植が生じましたため，ここに訂正するとともに深くおわび申し上げます．

該当頁：076頁

〈誤〉

[表5.4] 入院形態の種別

任意入院	本人の同意に基づかない入院
医療保護入院	精神保健指定医(注)が「医療および保護のために入院が必要である」と判断したが，病状等によって患者の同意が得られない場合に保護者や市町村長の同意によって行われる入院
措置入院	自傷他害の恐れがある精神障害者に対して，2名の指定医によって入院が必要と判断された場合に都道府県知事または指定都市市長の権限で行われる入院
緊急措置入院	措置入院と同様の案件であるが，その手続きが取れない場合に，1名の指定医の診察で72時間まで実施できる入院
応急入院	患者本人，保護者，市町村長の同意が得られない状況で，指定医(注)が直ちに入院させなければならないと判断した場合の入院．応急入院は緊急性を要する比較的まれな入院形態であり，応急入院指定病院のみで実施可能．

注：精神保健指定医とは精神保健福祉法によって規定される医師の国家資格である．精神科を標榜しているだけの医師ではないことに留意が必要である．

〈正〉　任意入院は「本人の同意に基づく入院」となる

[表5.4] 入院形態の種別

任意入院	本人の同意に基づく入院
医療保護入院	精神保健指定医(注)が「医療および保護のために入院が必要である」と判断したが，病状等によって患者の同意が得られない場合に保護者や市町村長の同意によって行われる入院
措置入院	自傷他害の恐れがある精神障害者に対して，2名の指定医によって入院が必要と判断された場合に都道府県知事または指定都市市長の権限で行われる入院
緊急措置入院	措置入院と同様の案件であるが，その手続きが取れない場合に，1名の指定医の診察で72時間まで実施できる入院
応急入院	患者本人，保護者，市町村長の同意が得られない状況で，指定医(注)が直ちに入院させなければならないと判断した場合の入院．応急入院は緊急性を要する比較的まれな入院形態であり，応急入院指定病院のみで実施可能．

注：精神保健指定医とは精神保健福祉法によって規定される医師の国家資格である．精神科を標榜しているだけの医師ではないことに留意が必要である．

医歯薬出版株式会社

Psychology for Social Welfare

公認心理師カリキュラム準拠

福祉心理学

山中克夫
四ノ宮美恵子 編
宮本信也

医歯薬出版株式会社

■編集

山《やま》中《なか》 克《かつ》夫《お》　筑波大学人間系
四《し》ノ《の》宮《みや》 美《み》恵《え》子《こ》　東京リハビリテーションセンター世田谷
宮《みや》本《もと》 信《しん》也《や》　白百合女子大学人間総合学部

■執筆（執筆順）

小《お》澤《ざわ》 温《あつし》　筑波大学人間系
大《おお》村《むら》 美《み》保《ほ》　筑波大学人間系
森《もり》地《ち》 徹《とおる》　筑波大学人間系
四《し》ノ《の》宮《みや》 美《み》恵《え》子《こ》　編集に同じ
相《あい》澤《ざわ》 仁《まさし》　大分大学福祉健康科学部
飯《いい》田《だ》 法《のり》子《こ》　大分大学福祉健康科学部
宮《みや》本《もと》 信《しん》也《や》　編集に同じ
大《おお》塚《つか》 恵《え》美《み》子《こ》　千葉県千葉リハビリテーションセンター
佐《さ》藤《とう》 さやか　国立精神・神経医療研究センター精神保健研究所
山《やま》中《なか》 克《かつ》夫《お》　編集に同じ
渡《わた》邉《なべ》 直《ただし》　千葉県柏児童相談所
髙《たか》橋《はし》 幸《こう》市《いち》　心理支援オフィス緑蔭舎
境《さかい》 泉《もと》洋《ひろ》　宮崎大学教育学部
武《たけ》部《べ》 正《まさ》明《あき》　相模原市中央高齢・障害者相談課，東京学芸大学大学院
黒《くろ》川《かわ》 誠《せい》子《こ》　川崎市北部リハビリテーションセンター
田《た》中《なか》 聡《あき》子《こ》　国立病院機構鳥取医療センター
野《の》口《ぐち》 代《だい》　東大阪大学短期大学部
大《おお》庭《ば》 輝《ひかる》　弘前大学大学院保健学研究科
佐《さ》々《さ》木《き》 銀《ぎん》河《が》　筑波大学人間系
岩《いわ》崎《さき》 香《かおり》　早稲田大学人間科学学術院
河《かわ》野《の》 禎《よし》之《ゆき》　筑波大学人間系
小《お》柳《やなぎ》 茂《しげ》子《こ》　相模女子大学人間社会学部
太《た》刀《ち》川《かわ》 弘《ひろ》和《かず》　筑波大学医学医療系
浦《うら》 光《みつ》博《ひろ》　追手門学院大学心理学部
野《の》口《ぐち》 正《まさ》行《ゆき》　岡山県精神保健福祉センター

This book is originally published in Japanese
under the title of :

KŌNINSINRISHI KARIKYURAMU JUNKYO
FUKUSHISHINRIGAKU
(Based on the Curriculum for Licensed Psychologists :
Psychology for Social Welfare)

Editor :
YAMANAKA, Katsuo et al.
YAMANAKA, Katsuo
Professor, Department of Facility of Human Sciences, University of Tsukuba

ISHIYAKU PUBLISHERS, INC.
7-10, Honkomagome 1 chome, Bunkyo-ku,
Tokyo 113-8612, Japan

序

本書の読者の多くは公認心理師を目指している大学生の皆さんだと思います．皆さんはどうして，臨床心理学に興味をもったのでしょうか？臨床心理学ではよく「生きづらさ」という言葉が使われます．そのように感じる人の気持ちを楽にしてあげたい．辛い状況を一緒に分析し解決の糸口を探してあげたい．皆さんはこうした思いから，臨床心理学を学んでみたいと思ったのではないでしょうか．単純に自分の悩みやつまずきから興味をもった人も多いかもしれません．そうであったとしても，自分と同じようなことで悩んでいる人や，大変なことに遭遇し困っている人を助けたいという純粋な気持ちが心のどこかに存在しているはずです．

本書で採り上げる「福祉」という分野は，社会的な弱者，すなわち何らかの理由で社会的に弱い立場に立たされている人の支援を行う分野です．先に挙げた志をもつ人にぴったりな分野だと思いませんか．福祉で支援の基盤となるものは制度です．地域では制度に基づき行政や民間のさまざまなサービスが展開されています．制度が行き届いてない領域についてはボランティアが支援を行っています．支援が未開拓な対象も存在しています．

では，社会的な弱者とは具体的にどのような人を指すのでしょうか．一般的には，貧困や疾病・障害により，あるいは児童，高齢であることや，民族的ルーツ・国籍の違いなどによって雇用，教育，発言や行動，社会参加の機会などが著しく制限され，社会的に極めて不利な立場にある人と考えられます．そうした人々が抱える問題は複数の要因が複雑に絡み合っていることが多く，短期的に解決する事柄ばかりではありません．一つの事柄が解決したとしても，未解決な課題が存在していたり，さらなる課題が生じ，他職種と連携しながら中長期的に関わっていかなければならない事例が多いのです．また，たとえば子を育てる親の立場で考えてみると，出産から子どもが巣立つまで，子どもの成長過程の各局面で課題が存在しています．さらには子どものことだけではなく，人生の後半では親の介護や自らの老いの問題と向き合わなければなりません．福祉の分野では，このように生まれてから亡くなるまでのさまざまな局面を乗り越えていく，すなわちLife Span Transition（人生移行）の視点をもち，目の前の事例と関わっていくことが重要となります．また，各事例ではエコマップなどを用いて，家族のみならず地域内の人や支援とのつながりの状況を把握しておくことも大切です．こうした視点が重要となる点が福祉心理学の分野の特徴です．

福祉に関わる現場で心理学科の学生が実習したり，卒業して職場に配属されたとき，現場の人からよく指摘されることは「福祉の基本的な考え方や制度をあまり学んでいない」という点です．そこで，本書では１章では福祉とは何かという点や福祉的な支援の原理・原則について，続く２章ではわが国の福祉制度全体について執筆者の先生方に紹介いただきました．そのうえで３章では，福祉分野で心理職として関わる際に共通認識としてもっておくべき視点について解説いただきました．また，4章から6章は領域ごとに，7章以降は問題や対象ごとに実践上知っておいたほうがよい基礎知識や臨床心理学の技法について詳しく述べていただきました．こうした本書の内容がさらなる学びやより良い進路選択につながることを期待しています．

2021年10月

編者を代表して

山中克夫

目次

各論

本文，カバーデザイン　美柑和俊＋滝澤彩佳（MIKAN-DESIGN）

序章 福祉分野における心理職への期待

I. 福祉分野における心理的支援の意義

公認心理師の国家資格化に伴い，福祉分野[*1]では，児童福祉，障害者福祉，高齢者福祉の各領域の相談支援，通所支援，入所支援に関わる行政機関，事業所，施設などで，心理的支援の専門職である公認心理師の必要性が高まっていくことは確かである．それぞれの領域での公認心理師の役割に関しては，本書の各章で詳細な説明がなされるため，ここでは福祉分野における支援の特徴についてふれ，そのなかで心理的支援の重要性を考えてみたい．

福祉分野における支援は，個別の分野を超えて分野横断的に簡単に定義すると，「対象者の生活において生じる生活ニーズおよびそれによって生じるさまざまな問題に対し，必要なサービスや資源を結びつけ，解決を目指す支援」ということができる．この定義の内容をさらに理解するためには，**生活**および**生活ニーズ**という概念を説明する必要がある．

生活ニーズとは生活で生じる支援の必要性のことであり，障害者に対するケアマネジメントでは，生活ニーズを捉えるために，健康，労働，経済生活，家庭生活，社会参加，趣味，文化活動，レクリエーション活動に焦点をあてながらアセスメントを行い，活動の集合体として生活を理解しようとする取り組みが行われる[1]．

ケアマネジメントにおける生活ニーズのアセスメントの考え方に加えて，福祉分野では「生活」を対象者の**生活遂行上生じる問題**として位置づけ，諸側面に分解して捉えようとするだけではなく，これらの側面が相互に関連し，生活（生活上の問題）が構成されているとして，生活を全体的に捉えようとする点が特徴的である．その際，対象者の内面の心理的状況に光をあてながら，これらの諸側面の相互の関連を理解していく取り組みが必要とされるため，**心理的な理解**が重要となる．このことに加えて，福祉分野では，現在の生活ニーズが過去の生活ニーズとの関わりで生じ，さらに未来の生活ニーズへとつながっていく点から，人生（ライフステージ）の連続性のなかで生活ニーズを捉えようとすることも重視する．この場合も，対象者の人生（ライフステージ）を対象者自身の主観が人生（ラ

---

*1 学術名称として「社会福祉学」という分野名称があり，正確には「社会福祉」，「社会福祉制度」などであるが，本書では科目名の「福祉心理学」に準じて，「福祉心理」を用いている．

福祉は語源的には，人々が幸福な状態であることを意味するが，国民全体，社会全体の幸福を意味する場合は「広義の福祉」と呼ぶことがある．さらに，社会福祉制度として対象分野を限定して幸福を追求することは「狭義の福祉」と呼ばれている．

ここでは「狭義の福祉」を意識して「福祉分野」という語を用いた．

イフステージ）の流れのなかで推移し，変化していくことを理解するために心理的な理解が重要となる．

Ⅱ.「社会モデル」における心理的支援の重要性

(1) 医学モデルと社会モデル

医学モデル，**社会モデル**という区分は福祉における支援ではよく使う言葉である．しかし，これらもさまざまな文脈で用いられる．特に，生活ニーズの所在，サービスの理解，サービス提供者の位置づけと支援方法などの点で対比的なモデル（ものの見方，考え方）として捉えることができる．

生活ニーズの所在では，すなわち「医学モデル」は，生活ニーズの発生する原因を病気や身体機能の障害といった医学的な原因へ還元して捉える考え方である．これに対して，「社会モデル」は，生活のさまざまな側面が相互に影響し合って生み出される相互作用として捉える考え方である．

(2) サービス対象者の理解

サービス対象者（児童，障害者，高齢者など）の理解では，「医学モデル」においては，対象者は知識を与えられ専門的な指導を受ける存在であるのに対し，「社会モデル」においては，必要な知識を経験的に理解し，自ら主体的にニーズの解決に向かう潜在力のある存在として考える．

(3) サービス提供者の理解

サービス提供者（専門職）の位置づけと支援方法では，「医学モデル」においては，専門的な知識と技術を提供者が独占し一方的に対象者に提供する役割をもつのに対し，「社会モデル」においては，提供者はニーズの解決に向かう対象者の潜在力を引き出すような働きかけを共同で行う役割をもつ．

(4) 社会モデルに基盤をおいた支援

生活のさまざまな側面（日常生活活動，介護負担，家事，経済，家族関係，社会交流，ストレス）から具体的に考えてみたい．

日常生活活動の改善には，機能向上を目指したリハビリテーション，生活・住宅環境の改善などによる支援が考えられる．介護負担，家事負担の軽減には，ホームヘルプサービスなどの在宅福祉サービスによる支援がある．経済負担には，手当，年金，生活保護などの所得保障制度があり，家族関係の改善やストレスの軽減，社会交流の促進では，当事者のグループ活動やピアカウンセリング，地域活動への参加などの支援が考えられる．特に，家族関係の改善やストレスの軽減，当事者のグループ活動やピアサポート活動の一つとして行われるピアカウンセリングなどでは，心理的支援や心理的介入の視点からの助言など，心理専門職の関与が必要なところである．

(5) 自立生活支援モデル

さらに，福祉分野では，医学モデル，社会モデルといった区分を超えて，**自立生活支援モデル**も提案され，より対象者自身の主体性を重視したモデルが示されている[2]．福祉における支援の実践では，「社会モデル」を重視した実践は当然であるが，障害（その他の生活課題）などによって生じる生活の支障を理解することも重要である．「自立生活支援モデル」では，対象者の主体性の形成という心理的なアプローチを最も必要とする取り組みに焦点をあてており，この点でも，心理的支援が求められている．

Ⅲ．生活障害と生活支援における心理的支援の役割

Ⅱでは，福祉分野における心理的支援の重要性について論じてきたが，ここでは心理的支援の果たす役割が，ソーシャルワークのアプローチと対等な立場で協力していく取り組みの重要性についてふれたい．

生活のしづらさという概念があり，これらは，「生活の仕方が下手であること」，「人づきあいが苦手なこと」，「就労能力の不足」，「生活経過の不安定性」，「生きがいが乏しいこと」の5点に集約されている．

この考え方の大切な点は，疾患から派生する特徴として障害を捉えるのではなく，生活という文脈のなかで生じる障害として捉えた点である．精神障害福祉分野では，この5点の「生活のしづらさ」を軽減させることが，結果的に精神疾患の症状の緩和改善につながるとされ，精神医学における支援にも応用可能なことが特徴的である．

精神障害者の「生活障害」を測定する試みとして，LASMI（「精神障害者社会生活評価尺度」）が障害者労働医療研究会によって開発されている[3)]．この内容は，①日常生活，②対人関係，③労働または課題の遂行，④持続性・安定性，⑤自己認識の5つの大項目と，それらに含まれる，全部で40項目の下位項目で構成されている．

精神障害者の生活障害の分類としては，①主体性の問題，②社会的な自己の位置づけと統合の問題，③生活の感覚と価値観などの獲得とそれに基づく生活スタイル形成の問題，④生活の管理や生活の設計能力の問題，⑤（病気－健康の）管理の問題，⑥社会生活能力の問題，⑦社会生活技能の問題，⑧社会的キャリア（学歴，職歴，年齢，性別など）の問題，⑨生活の場での位置づけと関係の問題，⑩精神的生活基盤の問題，⑪物的生活基盤の問題の11項目で構成されているものも提案されている[4)]．このうち，①～⑧は個人の主体性や自己管理能力を中心に生活障害を捉えるものであり，⑨は社会との関係性を中心に生活障害を捉えており，⑩，⑪は環境による生活障害を捉えている．

このような生活障害の内容をもとに，障害者の生活障害を克服し，生活支援をするには2つの方向性が考えられる．

一つの方向性は，個人の主体性や自己管理能力に関する生活障害の克服に関するものである．これには，生活技能訓練（社会生活に必要な技能を身につける訓練プログラム）や自立生活プログラム（地域での自立生活に必要な技能を身につける訓練プログラム）などの取り組みが重要である．もう一つの方向性は，環境によって生じる生活障害の克服に関するものである．環境は人的（社会的）な環境と物的（制度的）な環境に分けることができる．人的（社会的）な環境には，ソーシャルサポート（支援的な人間関係）の形成，セルフヘルプグループ（障害のある人同士の共同による自助グループ）の形成が重要である．物的（制度的）環境に関しては，住宅改造，グループホーム整備，所得保障などがある．

このように，生活障害の克服のためには，個人に対するアプローチと環境に対するアプローチを調整しながら進めることが必要であり，そのためには社会福祉の支援の基盤であるソーシャルワークと心理的支援との共同作業が，生活障害とその支援において必要であ

ることが理解できる．

Ⅳ．「障害の受容」における心理的支援の重要性と公認心理師への期待

福祉分野と関わりの深いリハビリテーション分野においては，「障害の受容」は障害者自身の「価値観の転換」と「積極的な生活態度」の２点が強調されてきた．もちろん，ここでは「障害の受容」の主体は当事者であると考えられるが，「価値観の転換」を考えるならば，「障害の受容」の主体は，家族も社会も含まれることが考えられる．これまで，どちらかといえば当事者自身の障害の受容が強調されてきており，家族や社会（環境）は当事者自身の障害の受容を促すための環境要因として捉えられることが多くみられてきた．しかしここで重要なことは，現在は家族も障害の受容の中心的な働きかけの対象とされている点である．

これはリハビリテーション分野に関わる心理学において広く認識されており，リハビリテーションスタッフは患者と接する際に，患者自身の問題（障害の程度，性格，家族との関係など）と家族の受容能力（心理的側面，経済的側面）といった２つの側面から考えることの重要性の指摘がある[5)]．したがって，家族の障害受容の問題も専門職の働きかけのもう一つの柱として重視されている．

次に，当事者の障害の受容に焦点を当てて，そこにおける家族支援の課題について考えてみたい．

【事例】

Ａさん（54歳，女性）は，脳卒中の発症によって長男夫婦と同居することになった．発症前は専業主婦で家事の一切を取り仕切っていたが，「家事が全くできないので，嫁に迷惑をかけているのが辛い．一日も早く良くなりたいと思い，家のなかで体操をしているが，一向に良くならないので困っている」と語っていた．

この例では，Ａさんの発症前の家族内役割（家事）の喪失によってＡさんが家族に気兼ねをしている状況が示されている．Ａさんの脳卒中発症に伴い家族の経済的負担，介護負担といった客観的な事実が生じ，その事実が心理的な葛藤を生み出していることが考えられる．したがって，支援としては，Ａさんとその家族に対する心理的な支援に加えて，家族の経済的負担，介護負担といった問題そのものを軽減させ，本人が家族に気兼ねしないような状況を生み出すことが重要である．

そのために，Ａさんの支援に関わる専門職はどのような対応をしたらよいのか．リハビリテーション分野に関わる心理専門職の視点からは，家族の考えを明確に把握しておくこと，Ａさんの背景として，経済的側面，環境的側面，心理的側面の３点を理解すること，家族をリハビリテーションチームの一員として考え家族とともに検討することが必要である．ここで，家族とともに問題解決を考える公認心理師の専門性が求められる．

障害の受容に関わる社会環境では，当事者のまわりの人の偏見の問題も重要な課題であり，これに加えて，まわりの人の偏見に影響される本人の意識の問題も大きな課題である．

脳卒中の発症によって他人との交流はほとんどないなかで,「発症前は趣味もなく,仕事中心の生活であった.発症後は,元の職場の仲間が来るとこんな体になって笑われはしないかと思うし,元気な同僚をみると気落ちするので会わないようにしている」と語っていたケースがあった.

この発言から考えると,まわりの人の偏見が具体的にあったのではなく,本人が偏見を意識してまわりの人との関係を避けている状況がみられる.まわりの人の偏見をなくすという働きかけだけでは解決できない根の深い問題が潜んでいる.

また脳卒中の発症によって失業したなかで,「発症前は仕事中心だったので,近所づきあいがほとんどなかった.人と話すことは好きだがこんな体では相手にされない.そのなかにあって,いま通っている生活介護事業所はみんな同じ障害のある人なので話していても楽しい.今は頻繁につきあっている仲間もできた」と語っていたケースがあった.

このケースも先のケースと同様にまわりの人の偏見が具体的にあったのではなく,その偏見を本人が意識してまわりの人との関係を避けている状況がみられる.しかし,後者の場合は,生活介護事業所を通して同じような通所者と家族との関係が生じ,そこから意欲的な生活が生じ始めている状況が理解できる.

福祉分野では,セルフヘルプグループ(同じような状況の人の相互の支え合いグループ)の役割の重要性が認識されている.このグループは,このような社会参加を阻む環境の問題を克服していくうえで重要である.したがって,福祉分野の対人支援に関わる専門職は,当事者自身と家族の障害受容の支援において,セルフヘルプグループの形成,発展を支えていくことも意識する必要がある.

ここでは,障害の受容に関して,社会環境の問題にふれ,心理的支援の専門職の役割についてもふれてきた.ここで強調したいことは,当事者と家族の意識や行動の変容を中心とした支援の考え方から,当事者,家族とともに考え,問題や課題を共有しながら支援を考えていく心理専門職の重要性である.特に,こうした社会的な課題を家族関係や社会的な環境のなかで構造的に捉えられる見識を身につけ,支援の実践に取り組んでいくことが,公認心理師として福祉分野で強く求められ,これからの福祉の実践現場では期待されている.

文献

1) 加瀬　進:ケアマネジメントの実施方法,アセスメントの仕方.障害者ケアマネジャー養成テキスト(知的障害者ケアマネジメント研究会監修),第3版,中央法規出版,2003,pp97-108.
2) 北野誠一:自立生活支援の思想と介助.自立生活の思想と展望－福祉のまちづくりと新しい地域福祉の創造をめざして(定藤丈弘,岡本栄一・他編),ミネルヴァ書房,1993,pp42-70.
3) 岩崎晋也:精神障害者の障害評価.精神障害者のリハビリテーションと福祉(秋元波留夫,調　一興・他編),中央法規出版,1999,pp146-155.
4) 岩田泰夫:精神障害者の現状とソーシャルワーク実践の役割と課題.現代の障害者福祉(改訂版)(定藤丈弘,佐藤久夫・他編),有斐閣,2003,pp165-199.
5) 渡辺ゆかり:障害者の家族の心理.リハビリテーション医療心理学キーワード(才藤栄一,渡辺俊之・他編),エヌ&エヌ　パブリッシング,1995,pp138-142.

(小澤　温)

総　論

1 章　福祉とは

到達目標

- 福祉分野の心理職に必要とされる，福祉の基本を理解できる．
- 福祉分野での援助の基本姿勢を理解し，実践できる．

1．福祉とは何か

1）福祉の概念

福祉という言葉からは，高齢者，障害者，児童といった特定の対象と関わる活動，たとえば，施設などで行うケアやボランティア活動をイメージするかもしれない．しかし，福祉（welfare，wellbeing）とは，もともと「幸福」「幸せ」「豊かさ」などを意味する言葉である．人間にとってそのような状態であること自体が一つの価値である．世界人権宣言[*1]をはじめとする国際人権条約に示されるように，すべての人間は，生まれながらにして自由であり，等しく尊厳と権利を有するのであり，その福祉の実現は，世界標準の達成すべき目標であるといえる．これを**（広義の）福祉**と呼ぶ．人間の福祉，すなわち「幸福」「幸せ」「豊かさ」は，人間がもつ根源的な欲求であり，その実現のためには社会との関係を切り離して考えることができない．なぜならば，人間は集団を形成しようとする性質があり，他者と関わりながら生きていく，社会的な存在である．人間は人々の集まりである社会の価値や規範を後天的に学び，社会のなかで生活を営む．他方，社会のほうも固定された不変なものではない．社会を構成する内的要因（たとえば，集団がもつ価値の変化や人口動態の変化など）だけでなく，外的要因（たとえば，天災や感染症の蔓延など）によっても，社会変動，すなわち社会の構造や秩序の変化が起きる．社会変動が繰り返されるなかで，人間はその歴史において，互恵性や共感性のもと，狩猟の時代，農耕の時代，

＊1　Universal Declaration of Human Rights．人権および自由を尊重し確保するための，すべての人民とすべての国とが達成すべき共通の基準．1948 年に国連総会で採択された．

〔キーワード〕 福祉，人権，人と環境の交互作用，多様性，バイステックの 7 原則，社会正義，集団的責任，選別アプローチ，普遍アプローチ

工業の時代，そして情報の時代へと社会を発展させ[*2]，さらに経済や政治といった仕組みを開発して洗練させてきた．しかしながら，社会は常に完璧なものではあり得えない．貧困，失業，心身の健康状態，公衆衛生上の問題，不十分な教育などが原因となり，個人の生命や生活が脅かされることがある．人々や社会がもつ価値，慣習，文化が，偏見による態度や差別的慣行・抑圧を生み，有色人種，障害者，女性といった社会的に脆弱な層の自由を剥奪し，社会資源・機会の利用，社会参加が阻まれることがある．人々の福祉は社会において必ずしも実現されない場合がある．

社会において人々の福祉を実現するための活動の総体を**社会福祉**，もしくは**（狭義の）福祉**と呼ぶ．すべての人々が社会とのつながりのなかで幸せな状態であって，安定した生活を送れるようにするための活動が福祉である．福祉には，冒頭に述べたような，何らかの理由があって必ずしも福祉が実現できていない特定の人々に対して援助を行う活動も当然含まれるが，それだけにとどまらない．人間は社会の一員として存在し，おかれた環境への適応を絶えず図りながら生活しているが，何らかの理由で環境との不調和が生じ，何らかの問題に直面することは誰にでもありえる．そのため，福祉の活動は，属性や立場を問わず，生活のしづらさを抱えるあらゆる人々に関わり，人格をもった一人の人間として日常生活を営むことができるように行われる．狭義の福祉とは，社会の構成員一人ひとりの多様性を認め，その人権を尊重しつつ，構成員一人ひとりの広義の福祉が実現できるよう，社会における不公平，差別，人権侵害といった**社会的不正義**へ挑戦し，個人の適応を促進する，社会の集団的責任として行う活動の総体である．

2）福祉の体系

福祉の体系については諸説がある[*3]が，本章では，最も基本となる3つの要素，すなわち福祉援助（ソーシャルワーク），福祉制度・政策，福祉経営管理を紹介する．これらの3つの要素は，それぞれ独立して存在するのではなく，福祉援助と福祉制度・政策とを，福祉経営管理が媒介するという関係にあり，相互に関連し合っている**［図1.1］**．心理職は，このうち福祉援助との関連で福祉の実践と関わる場面が多いと想定されるが，福祉援助を

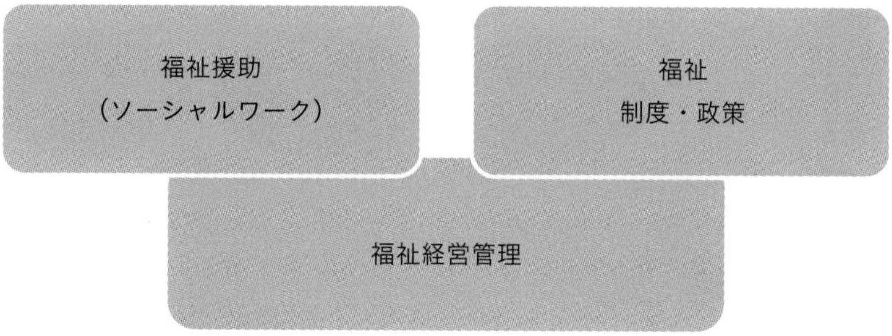

［図1.1］福祉の構成要素とその関係

*2 科学技術基本計画（2016）では，狩猟社会，農耕社会，工業社会，情報社会に続くような新たな社会「Society5.0」への変革を科学技術イノベーションが先導する構想が示されている．

*3 たとえば古川（2004）は，価値システム，対象システム，施策システム，利用支援システム，社会行動システムという5通りのサブシステムから福祉が構成されると説明した[1)]．

実施する根拠となる福祉制度・政策や，福祉のサービス提供の仕組みである福祉経営管理についても十分に認識して援助にあたる必要がある．

(1) 福祉援助（ソーシャルワーク）

福祉の体系における1つめの要素は，**福祉援助（ソーシャルワーク）**[*4]である[2)]．人々の生活や人生に負の影響を与えるような状況があるときに，人々に寄り添い，人々自身が解決できるように援助するのが福祉援助である．福祉援助の介入の対象は，人，環境，そして人と環境との接点である**[図1.2]**．ここでいう環境とは，家族，集団，組織，地域社会，国家といった，人々の生活に深い関係のあるミクロ，メゾ，マクロのあらゆる段階にあるものを指す．福祉援助においては，個人に働きかける（①）だけでなく，多様な環境そのものに働きかけたり（②），人が環境と交流をもち適応を図る接点に働きかけたりする（③）．

自分で衣服を着るのに長く時間がかかるために，ある活動に参加できない身体障害のある人を例にとって，福祉援助の介入の対象を説明しよう．この場合の福祉援助では，①個人への働きかけとして，困り感や希望を聞き，個人の心身機能の向上を図るためのリハビリテーションが行えるように調整する，②環境への働きかけとして，参加実現が可能となりそうな他の活動の場を探して紹介する，③個人と環境が交互作用する接点への働きかけとして，身体障害のある人自身が，家族や友人，ホームヘルパーなどに依頼して更衣ができるように本人に働きかける，といったことが考えられる．

福祉援助を行う人を**ソーシャルワーカー**という．ソーシャルワーカーそのものは特に資格要件を必要とせず，誰でもソーシャルワークを行うことができる．つまり，心理の専門家によるソーシャルワークは排除されることがない．なお，福祉援助の専門的な知識や技術を有するソーシャルワーク専門職はわが国において資格化されており，国家資格である社会福祉士および精神保健福祉士のほか，養成課程や養成研修の受講，試験への合格といった一定の条件を満たした場合に認定される資格として，社会福祉主事や介護支援専門員（ケ

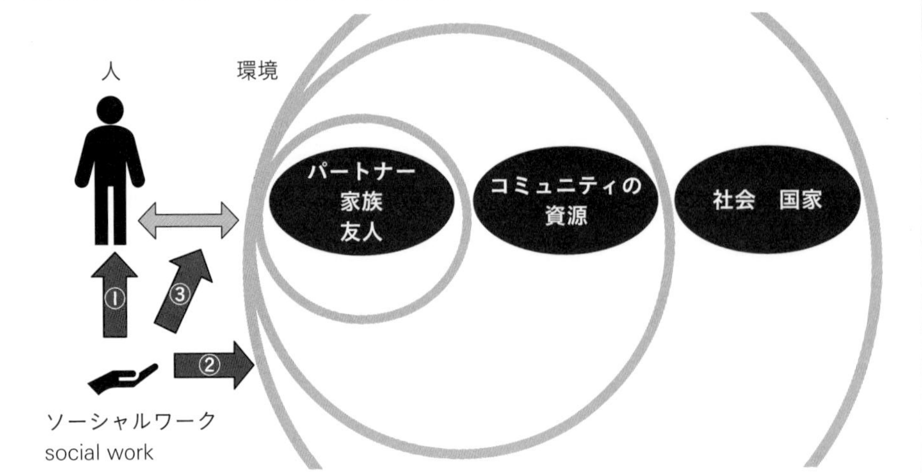

[図1.2] 福祉援助における人と環境への介入

＊4　ソーシャルワーク専門職である社会福祉士および精神保健福祉士の養成課程ではソーシャルワークを「相談援助」としているが，相談援助という用語は福祉分野にとどまらず使用されることから，ここではソーシャルワークに相当する用語として福祉援助を用いた．

アマネジャー)，相談支援専門員などがある．

福祉援助と関連して，社会的ケア，すなわち直接的な介護・介助が行われることがある．ソーシャルワーカーと同様，社会的ケアに携わる人は特に資格要件を必要としないことが多い．つまり，心理の専門家による社会的ケアが排除されることはない．なお，社会的ケアに関わる専門職として資格化されているものには，国家資格として介護福祉士や保育士があり，その他にも介護職員初任者研修といった，社会的ケアに関する基礎的知識・技術を習得するための研修制度がある．福祉援助の基本的な考え方については次節で紹介する．

(2) 福祉制度・政策

福祉の体系における2つめの要素は，福祉制度・政策である．福祉の政策は，社会保障制度・政策の下位概念として捉えることができる．以下，福祉の制度・政策を，福祉政策と福祉制度に分けて紹介する．

①**福祉政策**：政府が主体となって策定・実行される公共政策のうち，人々の生活の安定と向上を目指すものを**社会政策（ソーシャル・ポリシー）**[*5]という．社会政策においては，何らかの問題の解決のために**必要（ニード）**[*6]を判定し，**資源**（希少性があって入手が容易でないもの）とニードとの調整を行う．この調整のことを**割当て（rationing；ラショニング，配分，配給）**という．武川の整理[3)]によれば，社会保障政策は社会政策の一部分であり，所得保障政策，保健・医療政策，福祉政策を内包する．つまり，福祉政策は社会保障政策の下位概念であり，社会政策のうち福祉に関わる政策を指す．

福祉政策の大半は予算措置を伴うことから，国レベルにおける福祉政策は，通常，福祉の法制度の審議を経て決定されたり，国会での国家予算の審議を経て決定されたりする．また，複数年にわたる福祉に関わる指針を政府が決定して実行することがあり，具体的には障害福祉計画などが該当する．

②**福祉制度**：福祉政策の実行は法制度を通して行われることが通例である．これを**福祉制度**といい，人々の福祉の実現のための保育・介助・介護・相談援助などに関わる制度を指す．日本では，社会福祉を目的とする事業のすべての分野における共通的な基本事項を定めた社会福祉法を基盤として，貧困・低所得者に関わる福祉，高齢者福祉，障害者福祉，児童・家庭福祉などの分野別の法律に従って福祉制度が展開される．

福祉制度は**社会保障制度**の一部である．社会保障制度とは，病気，老齢，障害，死亡，失業，貧困といった生活の安定が損なわれるようなリスクに対して国家責任で対応を行うものであり，20世紀に入ってから世界各国で導入されている．日本の社会保障制度は，日本国憲法第25条の「すべて国民は，健康で文化的な最低限度の生活を営む権利を有する」「国は，すべての生活部面について，社会福祉，社会保障及び公衆衛生の向上及び増進に努めなければならない」という国民の生存権と国家による生存権保障の規定に基づいており，社会保障制度審議会（1950）の「社会保障制度に関する勧告」に従って，社会保険（公的年金や公的医療保険など），公的扶助（生活保護など），福祉（障害者福祉や児童福祉など），公衆衛生及び医療の4項目で構成される．公的扶助は福祉と同様に社会保障制度の下位項目の一つであるが，福祉制度の枠組みに公的扶助を含めることが通例である．

---

*5 社会政策には，社会保障政策のほか，雇用政策，住宅政策，教育政策などがある．

*6 わが国では一般的に「ニーズ」と呼ばれるが，社会政策や福祉では「ニード」と呼ぶことがある．

(3) 福祉経営管理

福祉の体系における3つめの要素は，**福祉経営管理**である．福祉経営管理は，福祉援助と福祉制度・政策とを媒介する機能がある．

福祉経営管理は，福祉における固有の経営管理である．経営とは，辞書によれば「方針を定め，組織を整えて，目的を達成するよう持続的に事を行うこと」[4] とある．つまり，福祉制度によるサービス（以下，福祉サービス）を提供する組織に限らず，営利企業や各種団体，非営利組織など，どの組織体でも行われるものである．しかし，福祉サービスの経営においては，一般的な組織体の経営と異なり，資金使途の制限，人材の配置，施設や設備の整備，支援やケア提供の方法など，さまざまなルールが存在し，そうしたルールのもとで経営を行わなければならない．なぜならば福祉サービスの多くは，具体的なサービス内容とその価格が法制度で定められ，その費用は税もしくは社会保険料を財源として賄われるからである．

福祉経営管理が福祉の体系における構造の一つとして位置づけられる背景には，福祉サービス提供主体の多様化が指摘できる．従来，福祉サービスは国や自治体が自ら提供するものと考えられてきたが，近年では地域生活支援が進展し，それに伴って福祉サービス提供主体が多様化する傾向にある．たとえば介護保険では，施設サービスの提供は自治体・医療法人・社会福祉法人に限られるものの，居宅サービスの提供においては，農協・生協やNPO法人，さらには株式会社や有限会社といった営利企業など，多様な主体がサービス提供を行うことができる．

福祉サービスの提供を行う組織が福祉制度・政策に基づき，福祉援助（ソーシャルワーク）を実践するためには，人々の広義の福祉の実現を支えるという狭義の福祉の特質を十分に理解したうえで，福祉サービスの経営に関わるさまざまなルールを遵守しつつ，財や人的資源を適切に管理・配分し，福祉サービスの提供が持続可能となるように経営を行う必要がある．これは，営利，非営利を問わず，いかなる福祉サービス提供主体であったとしても同様である．

福祉経営管理における具体的な内容としては，経営戦略の決定，財務管理，人事労務管理，人材の育成，集団力学の理解と活用，サービス管理，苦情対応とリスクマネジメントなどが挙げられる．環境のなかで人々がどのような行動や態度をとるかという法則性を見つけ出そうとするとともに，人間と環境とのより望ましい関係性の探求を行う，応用心理学の一種である産業・組織心理学（industrial and organizational psychology）[5] は，福祉経営管理と親和性が高く，福祉経営管理の多くの場面で心理学的知見が導入・応用される．たとえば，福祉サービスの提供を行う組織は，福祉人材の確保・定着・育成を自らの責任として行う必要があるため，人事考課を行って賃金，異動，配置，能力開発に活用する．そこで，人事評価における「ハロー効果」「寛大化傾向・厳格化傾向」「中央化傾向」「対比誤差」といった心理的誤差による評価エラーを回避するための仕組みづくりに心理学的知見の活用が求められる．また，ハインリッヒの法則，すなわち，一つの重大事故の背後には29の軽微な事故があり，その背景には300の異常（ヒヤリ・ハット）が存在する，という労働災害における経験則を活用し，福祉援助において重大事故を防止することを目的に，軽微な事故を「ヒヤリ・ハット」として報告させて従事者の注意を喚起するといったことも，心理学的知見の応用例といえるだろう．

2. 福祉分野の特徴と基本的な考え方

1）福祉分野の特徴

(1) 分野特有の対象認識

福祉援助における対象の認識は独特である．対象をどのように認識するのかは，福祉援助のための基本姿勢と強く関連するため，福祉分野で働くすべての専門職が理解し実践できることが重要となる．

福祉援助において，人間は単なる生物的な存在ではなく，一人ひとり異なる価値をもち，固有の人格を有する存在として捉える．また，人間は置かれた環境のなかで適応を繰り返しながら生きる社会的な存在であり，人間とは環境との間で交互作用を行う「状況のなかの人（person in the situation）」である．福祉援助における対象の捉え方において，システム理論に基づく生物・心理・社会アプローチはその基礎となる．

福祉援助においては，人間は変化する存在であるという信念をもつ．そして，たとえ能力を発揮できない状態にあったとしても，人間には誰しも潜在的な能力があり，そうした能力を発揮できるようにすることで，自らがおかれた環境に対処できるようになるという**ストレングス**[*7]視点をもつ．ソーシャルワーカーがエンパワメント[*8]の専門職といわれるのは，こうしたストレングス視点で対象を認識し，対象をエンパワーするからである．

したがって，福祉援助においては，欠陥や病理，問題に焦点を当てるのではなく，ストレングスを活用することで対象が成長し変化して対処できるように働きかける．福祉援助の現場で働く心理職は，特に対象者の心理，すなわち認知や発達，感情と行動に関して観察された客観的事実とそれに基づく見立てや推論を提供し，他分野の専門的な介入が必要な場合には専門機関への送致を行うなど，他職種と連携して，よりよい生活が営めるよう働きかけることが期待される．この際，対象者を心理面にのみ着目して理解するのではなく，生物・心理・社会アプローチによる全人的理解が重要となる．

また，福祉分野においては虐待や差別など対象者の権利が必ずしも守られないことがある．そのため，対象者の権利の擁護および代弁する活動（**アドボカシー**）は欠かすことができない重要な活動の一つである．個々の対象者の権利擁護活動であるケースアドボカシー，対象者への施策やサービスの改善のために代理として行うクラスアドボカシー，対象者自身が自分たちの権利を主張し行動するセルフアドボカシーなどがある．

(2) 選別アプローチと普遍アプローチの両方をもつ

福祉援助は，生活困窮者，高齢者，障害者，児童といった特定の対象への援助から始まり，日本では貧困・低所得者に関わる福祉，高齢者福祉，障害者福祉，児童・家庭福祉などの領域別に福祉制度が展開されてきた．つまり，対象を厳密に選別し，選別された特定の対象に援助を実施する，という考え方として理解でき，これを**選別アプローチ**[*9]という．

＊7 ストレングス：その人の人生を取り戻すために活用される，個人の**強み**や環境の**強み**のこと．

＊8 エンパワメント：英語のempowerは「力を与える」という意味をもつ．そのことから，エンパワメントは問題を抱えた人自身が自己決定し，問題解決能力をつけていくという考え方．

＊9 社会福祉学では選別主義と普遍主義として説明されることが通例であるが，「主義」という用語は特定のイデオロギーを指すことから著者はアプローチとして位置づけた．

ティトマスは残余的福祉モデルと名付け，市場経済と家族とでは満たせないニーズを残余的に充足するものであると説明した．

これに対して，個人がニーズに応じて必要な配慮を受け，あるいは市場で取り引きされる一般的な物やサービスに誰もがアクセスし使うことが可能になれば，選別アプローチをとる必要がなくなる．これを**普遍アプローチ**という．ティトマスは制度的再分配モデルと呼び，社会資源をニーズに応じて水平的，垂直的，かつ時間的に社会的公正に即して分配するものであると説明した[*10]．

選別アプローチを採用した場合，特定の対象と認められた脆弱な立場にある人が人間らしいまともな暮らしを実現し，対象者の生物・心理・社会的な特性に適合的で洗練されたサービスを受けることができるかもしれないが，ここにスティグマ（烙印を押されたような恥辱感・屈辱感）が発生し，心理社会的にネガティブな影響を与えることが広く知られている．他方，普遍アプローチを採用した場合は，多様な選択肢から選択ができ，一般市民との平等を基礎として社会に包摂されることができるが，多様なニーズを判定して社会的公正に即して分配できるのかどうかという実行上の問題をはらんでいる．

災害被災や深刻な病状を引き起こす感染症の罹患，産業構造の変化に伴う人員整理による退職を理由にした貧困など，意図せずとも社会のなかで，必ずしも福祉が実現できないような状態となる新たな対象は社会変動により常に出現するし，LGBTQ（性的少数者）や刑務所出所者，見た目問題のある人，引きこもりなど，従来の選別アプローチでは対象とみなされていなかったが実は生きづらさのある人たちも存在する．福祉援助は，必ずしも福祉が実現できない事態が社会にいるすべての人に起こりうるという前提に立ち，人々の生活の質の向上に貢献するという目的がある．選別アプローチと普遍アプローチのいずれが好ましいのかは，どちらのアプローチのほうがより広義の福祉を享受できるかに依存するといえるだろう．

2）福祉援助の基本的な考え方

(1) 福祉援助を行ううえでの価値基準

人間一人ひとりがもつ価値は異なる．家族を含めた小集団，共同体，社会のいずれのレベルで示される価値もまた多様である．しかし，福祉援助においては一定の価値基準が重視される．それは社会正義，人権，多様性，集団的責任である．

福祉援助において重視される価値基準では，人種，階級，言語，宗教，ジェンダー，障害，文化，性的指向などに基づく構造的な不平等，差別，搾取，抑圧がそのままの状態であることを許さず（**社会正義**），すべての人間は生まれながらの価値を有しているという信念をもち（**人権**），世界に存在するすべての人間一人ひとりの違いを認め（**多様性**），個人の努力だけに依存させずに，互恵性で共感的な人間の性質を認めたうえで人々が互いの福祉に対して責任をもつことができると信じ，社会的包摂と社会的結束を高める（**集団的責任**）．

これらがソーシャルワークの中核をなすものであることは，2001 年に国際ソーシャルワーク学校連盟（IASSW）と国際ソーシャルワーカー連盟（IFSW）により公式に採択

＊10 ティトマスの議論では，これらに加えて，勤労意欲をそこなわないよう，勤労の成果やメリットに応じてニーズを充足すべきものと捉える産業的業績達成モデルを提示した[6)]．

された「ソーシャルワーク専門職のグローバル定義」にも示されている[7]．

(2) 援助関係の基本：バイステックの7原則

人権を尊重し，すべての人間をかけがえのない存在として尊重する福祉援助の価値基準のもとでは,対象者と福祉援助を行う者（支援者）とは独特の人間関係をもつこととなる．バイステックは『ケースワークの原則』（1957）のなかで福祉援助における援助関係の原則を示し[8]，福祉援助を行う者が理解しておかなければならない「バイステックの7原則」として広く知られている．以下に7原則を説明する．

①**個別化**：対象者を個人として捉える

バイステックによれば，対象者には「一人の人間として，そして単なる人間ではなく個性をもった“この人物”として扱われる」権利がある．支援者は，その援助において人間に関わる一般化された情報を利用することもあるが，それがラベル付けやステレオタイプ化となることを避ける．個々の対象者を個性ある存在として認め，「対象者が今いるところから始める」．個別化の原則を貫徹するため，支援者は自らのバイアスや偏見を自覚し，それを排除しようとする．

②**意図的な感情表出**：対象者の感情表現を大切にする

対象者は感情を自由に表現する機会をもつ必要がある．支援者は傾聴と的確な質問をし，非審判的態度を示すことによって，単なる事実だけでなく，感情も表現するよう対象者を促す．プレッシャーや緊張を緩和し，ポジティブで建設的な行動がとれるようになる／問題に対する対象者の理解の深さが明らかになる／感情それ自体が問題であることがわかる／感情の浄化作用（カタルシス）を経験して自身の状況を正確に認識できるようになる／など，対象者自身が解決策を見出すことにつながる．また，感情表出は援助関係を強化し，対象者が支援者とともに生活課題に挑戦するのを助ける．

③**統制された情緒的関与**：支援者は自分の感情を自覚して吟味する

対象者への感情移入の欠如や，対象者の視点への過剰な同一視があると，支援者は対象者を個別化して援助するのを妨げてしまう．支援者は自らの感情に自覚的である必要があり,対象者への援助を行う際には自らの感情を吟味しなければならない．そのため,支援者は，相手の感情を感じ取り，共感を表現することで統制された情緒的関与を実現しようとする．

④**受容**：受け止める

受容とは，対象者のありのままの考え方を理解し，その考えを進んで受け入れることである．支援者の受容的な行動は，対象者の自身の尊厳と価値を自覚させて変革を起こすことにつながる．支援者は対象者に対する誠実な関心を向けてそれを表現し，思いやりをもって対象者に接することが求められる．

⑤**非審判的態度**：対象者を一方的に非難しない

すべての人間が尊厳と価値をもつという信念に基づき，支援者は対象者の善悪や価値の有無に対する判断をしない．対象者は，自分が裁かれているように感じる環境では,自分自身の置かれた状況を受け止めることが困難となり，対象者自身が行う決定に影響を与えてしまう．非審判的態度は，持続的かつ効果的な援助関係を構築するための土台である．

⑥**対象者の自己決定**：対象者の自己決定を促して尊重する

対象者には自らの選択と意思決定を自由に行う権利があるとともに，自らの選択と意思決定を行いたいというニーズをもつ．対象者の成長や変化は対象者本人の内側から起こるものであり，他律的なものではない．対象者に対して解決策を押し付けたり，対象者の意思決定を操作したりすることは，対象者の自己決定の制限にあたるため行ってはならない．

⑦**秘密保持**：秘密を保持して信頼感を醸成する

対象者は，センシティブで個人的な情報を支援者に伝えることが少なくない．対象者の秘密を保持してプライバシーを保証することは，対象者の支援者に対する信頼を獲得して効果的な援助関係を構築するために，決定的に重要である．一方で，虐待や暴力など他者の権利を侵害する行動があった場合には，あらかじめ定められた法やルールに基づき，その者の権利・利益を保護して権利の回復を行う必要があることから，守秘義務には一定の限界がある場合があることを対象者とオープンに話し合う必要がある．

3. 福祉分野の現場

福祉分野の職場にはどのようなものがあり，心理に関わる専門的な知識・技術のある者は福祉分野の職場にどのように関わっているだろうか．**［表1.1］**は，福祉分野の現場を，その活動を担う職種とともに領域ごとに整理したものである．

都道府県や市町村にある福祉行政業務を行うさまざまな機関には，社会福祉法に基づく福祉事務所，児童福祉法に基づく児童相談所，身体障害者福祉法に基づく身体障害者更生相談所，知的障害者福祉法に基づく知的障害者更生相談所などがある．

社会福祉施設・事業所や福祉に関わる機関として，入所型，通所型，訪問型の施設・事業所がある．例を挙げると，入所型では特別養護老人ホーム，児童養護施設，障害者支援施設などがあり，人々の日常生活を支える生活の場である．通所型では高齢者を対象としたデイサービス，障害者を対象とした生活介護や就労移行支援，児童を対象とした保育所などが挙げられる．訪問型は，居宅介護，訪問介護，訪問入浴など，介助者が利用者のもとに派遣されて主に自宅でサービスを受ける．その他に，地域における社会福祉の推進に関わる機関である社会福祉協議会や，地域包括支援センター，相談支援事業所，児童家庭支援センターなどの相談機関がある．

それぞれの現場ごとに国が定める最低限度の人員基準が設けられている．人員基準で定められた職種には，資格要件を必要とする職種とそうでない職種がある．資格要件を必要とする職種のうち，心理に関する専門的な知識・技術がある人の配置が求められるものもあり，たとえば，乳児院，母子生活支援施設，児童養護施設，児童自立支援施設では一定の条件を満たす場合に心理療法担当職員の配置が求められ，児童心理治療施設では心理療法担当職員の配置が必須である．また，大学・大学院で社会福祉学，心理学，教育学，社会学を学んだ者は，児童指導員の任用資格を得ることができるなど，心理学を修めたことが福祉現場の特定の職種の資格要件となる場合もある．障害者福祉サービス事業所では，生活支援員として常勤で配置されている従業者が公認心理師等の資格を有している場合，福祉専門職員配置等加算として報酬上評価される．

[表 1.1] 各福祉領域における主な専門職と職場（機関・施設）

福祉の領域	主な専門職種	現場（機関・施設）
低所得者福祉	査察指導員，現業員（ケースワーカー），生活指導員，職業指導員，相談支援員など	福祉事務所，社会福祉協議会，救護施設，更生施設，医療保護施設，宿所提供施設，生活困窮者自立支援機関など
高齢者福祉	老人福祉指導主事，生活相談員（ソーシャルワーカー），介護職員（ケアワーカー），各機関のソーシャルワーカーなど	福祉事務所，社会福祉協議会，地域包括支援センター，養護老人ホーム，特別養護老人ホーム，軽費老人ホーム，老人デイサービスセンターなど
障害者福祉	身体障害者福祉司，知的障害者福祉司，更生相談所相談員（ケースワーカー），生活支援員，作業指導員，職業指導員，職場適応援助者（ジョブコーチ），相談支援専門員，職業指導員，**臨床心理技術者**，**障害者職業カウンセラー**，**心理指導担当職員**，**公認心理師**など	福祉事務所，身体障害者更生相談所，知的障害者更生相談所，精神保健福祉センター，社会福祉協議会，地域障害者職業センター，障害者総合支援法に規定される各サービス施設・事業所（施設入所支援，生活介護，就労移行支援など）
児童福祉	**児童心理司**，**児童福祉司**，家庭児童福祉主事，保育士，個別対応職員，**児童指導員**，**心理療法担当職員**	児童相談所，福祉事務所，児童館，児童家庭支援センター，乳児院，児童養護施設，児童自立支援施設，児童発達支援センター，放課後等デイサービス，児童心理治療施設など
母子・父子福祉	母子指導員，母子・父子自立支援員，少年指導員など	児童相談所，福祉事務所，母子生活支援施設，母子・父子福祉センター，母子家庭等休養ホームなど
地域福祉	福祉活動専門員，日常生活自立支援事業専門員，地域福祉コーディネーターなど	社会福祉協議会など
司法福祉	**矯正心理専門職**，**保護観察官**，**法務教官**，婦人相談員，社会復帰調整官，社会福祉士など	保護観察所，婦人相談所，少年鑑別所，少年院，婦人保護施設，刑務所，地域生活定着支援センターなど

※表中の太字で示した職種は，大学・大学院で心理学を修めた，あるいは心理学に関する知識・技術があることが受験もしくはその資格を取得するための条件の一つとなっている．もしくは，受験科目の選択に心理学が専門分野として設定されている．

（空閑，文献 9，P22 の表を参考に筆者作成）

1章 Q and A

Q1 福祉について記述した次の文章のうち，誤っているものを 1 つ選びなさい．

1. 福祉政策の実行は，保育・介助・介護・相談援助などに関わる社会福祉制度を通して行われることが通例である．
2. 福祉の活動は，高齢者，障害者，児童といった特定の対象と関わる活動のみを指す．
3. 福祉援助の介入の対象は，人，環境，そして人と環境との接点である．
4. 児童相談所は，都道府県や市町村にある福祉行政業務を行う機関の一つである．
5. 福祉援助の現場では国が定める最低限度の人員基準として，心理に関する専門的な知識・技術がある人の配置が求められることがある.

Q2 バイステックの7原則に関する次の説明のうち，誤っているものを1つ選びなさい.

1. 個別化とは，対象者を個人として捉えることである.
2. 対象者の自己決定とは，対象者の自己決定を促して尊重することである.
3. 非審判的態度とは，対象者を一方的に非難しないことである.
4. 統制された情緒的関与とは，対象者の感情表現を大切にすることである.
5. 秘密保持とは，秘密を保持して信頼感を醸成することである.

Q1 **A**……2

解説

福祉の活動は，高齢者，障害者，児童といった特定の対象と関わる活動も含まれるが，それに留まらず，属性や立場を問わずに生活のしづらさを抱えるあらゆる人々に関わる．人格をもった一人の人間として日常生活を営むことができるように行う.

Q2 **A**……4

解説

統制された情緒的関与とは，支援者は自分の感情を自覚して吟味することである．支援者は自らの感情に自覚的である必要があり，対象者への援助を行う際には自らの感情を吟味しなければならない．バイステックの7原則のうち，対象者の感情表現を大切にすることは「意図的な感情表出」である.

文献

1）古川孝順：社会福祉学の方法　アイデンティティの探求．有斐閣，2004.
2）BRENDA L.Dubois & KARLA Krogsrud Milly Social Work: An Empowering Profession, 8th eds. Pearson Education, Inc, 2014.（北島英治監訳：ソーシャルワーク　人をエンパワメントする専門職．明石書店，2017.）
3）武川正吾：福祉社会ー社会政策とその考え方．有斐閣アルマ，2011.
4）松村　明編：大辞林，第三版，三省堂，2006.
5）渡辺直登：産業・組織心理学．日労研究誌，621：46-49，2012.
6）Titmuss, R M: Social Policy: An Introduction（Brian Abel-Smith and Kay Titmuss, eds）, Allen and Unwin, London, 1974.
7）IFSW General Meeting and the IASSW General Assembly : GLOBAL DEFINITION OF SOCIAL WORK, 2014.
8）Felix Biestek : The Casework Relationship. Loyola University Press, 1957.
9）空閑浩人：ソーシャルワーク．ミネルヴァ書房，2015.

（大村美保）

2章 日本における福祉制度

到達目標

- 日本における福祉制度の変遷について理解することができる.
- 日本における今日の福祉制度について理解することができる.

1. 日本の福祉制度の変遷

1) 福祉三法の成立

日本における福祉制度は，第二次世界大戦後に整備された．そこには，戦後処理における福祉問題への対応が関係している．すなわち，戦災による生活困窮者の急増から生活保護法，戦災孤児の問題から児童福祉法などが制定されてきた **[表2.1]**.

まず戦後間もない 1946 年に，(旧) **生活保護法**が制定された．この法律は生活困窮者の援助について，国の責任として無差別平等に行わなければならないという連合国総司令部（GHQ）による社会救済に関する覚書（SCAPIN775 号）を受けて制定されたものである．しかし社会救済に関する覚書に示された三原則（無差別平等の原則，国家責任及び公私分離の原則，必要充足の原則）を完全に満たすものではなく，保護請求権が認められないなど不完全なものとなっていた．そのため，1946 年に制定された日本国憲法第 25 条の生存権の理念に基づき，現在の生活扶助制度の基礎となる（新）生活保護法が制定された．このことにより，(旧)生活保護法は廃止され，先の権利や原則が実現されることになった．

また，1947 年には**児童福祉法**が制定されている．この法律は当初児童保護法などの名称で制定が検討されていたが，すべての児童を対象としてその権利を認め，児童全般の福祉の増進を図るという観点から児童福祉法という名称になった．さらに，1949 年に**身体障害者福祉法**が制定された．この法律は 18 歳以上の身体障害者に対する支援法であり，そのなかにおいて身体障害者の更生を援助し，そのために必要な保護を行うことが定められた．

〔キーワード〕 福祉三法，福祉六法，日本型福祉社会，各種プラン，福祉関係八法改正，社会福祉基礎構造改革，子ども家庭福祉，障害者福祉，高齢者福祉，生活保護・生活困窮者支援

[表 2.1] 日本の社会福祉制度の変遷

<table>
<tr><td>1946 年</td><td colspan="3">（旧）生活保護法</td></tr>
<tr><td>1947 年</td><td>児童福祉法</td><td rowspan="3">福祉三法</td><td rowspan="3">福祉六法</td></tr>
<tr><td>1949 年</td><td>身体障害者福祉法</td></tr>
<tr><td>1950 年</td><td>（新）生活保護法</td></tr>
<tr><td>1951 年</td><td colspan="3">社会福祉事業法</td></tr>
<tr><td>1960 年</td><td colspan="2">精神薄弱者福祉法</td><td rowspan="3">福祉六法</td></tr>
<tr><td>1963 年</td><td colspan="2">老人福祉法</td></tr>
<tr><td>1964 年</td><td colspan="2">母子福祉法</td></tr>
<tr><td>1973 年</td><td colspan="3">福祉元年</td></tr>
<tr><td>1989 年</td><td colspan="3">高齢者保健福祉推進 10 か年戦略（ゴールドプラン）</td></tr>
<tr><td>1990 年</td><td colspan="3">社会福祉関係八法改正</td></tr>
<tr><td>1994 年</td><td colspan="3">今後の子育て支援のための施策の基本的方向について（エンゼルプラン）</td></tr>
<tr><td>1995 年</td><td colspan="3">障害者プラン - ノーマライゼーション 7 か年戦略</td></tr>
<tr><td>1997 年</td><td colspan="3">介護保険法</td></tr>
<tr><td>1990 年代後半</td><td colspan="3">社会福祉基礎構造改革</td></tr>
<tr><td>2005 年</td><td colspan="3">障害者自立支援法</td></tr>
<tr><td>2012 年</td><td colspan="3">障害者の日常生活および社会生活を総合的に支援するための法律
（障害者総合支援法）</td></tr>
</table>

こうして，第二次世界大戦後に今日の福祉制度の根幹をなす法制度が順次整備されてきたが，そのなかで制定された（新）生活保護法，児童福祉法，身体障害者福祉法を総称して**福祉三法**という．この福祉三法が整備されたことにより，戦後復興における当面の福祉制度の体制が確立されたといえる．

2）福祉六法の成立

福祉三法成立の後，福祉制度の全分野に関して網羅的に規定する法律が必要となったことから，1951 年に**社会福祉事業法**（現・**社会福祉法**）が制定され，福祉制度の基本的枠組みが確立された．そのうえで，1960 年に**精神薄弱者福祉法**（現・**知的障害者福祉法**）が制定された．この法律は従来，18 歳未満の知的障害児に対する福祉サービスが児童福祉法によって提供されていたのに対して，18 歳を過ぎた知的障害者に対しては福祉サービスが提供されないということから制定されたものである．なお，精神薄弱という呼称については差別的な意味合いがあるとの理由から，1998 年に知的障害者福祉法に名称変更されている．

さらに，1963 年に**老人福祉法**が制定されたが，この法律は 1955 年頃より高齢化が進行していくなかで，ライフスタイルの変化により家族が高齢者を支えることが難しくなり，そもそも福祉サービス自体が乏しいという現実をふまえて制定された．また，1964 年に**母子福祉法**が制定されたが，この法律は母子家庭の問題に関して経済的な問題のみならず，児童の健全育成を視野に入れた母子一体の対応をするために制定された．なお，母子福祉法は，扶養していた子どもが成人した配偶者のいない女性を対象に含めた**母子及び寡婦福祉法**に，2014 年に父子家庭を対象に含めた**母子及び父子並びに寡婦福祉法**にそれぞれ名称変更されている．

このように制定された精神薄弱者福祉法，老人福祉法，母子福祉法は前述の福祉三法とあわせて**福祉六法**と呼ばれている．この福祉六法が整備されたことにより，今日につながる公的扶助，児童福祉，障害者福祉，高齢者福祉，母子福祉の基盤が整ったといえる．

3）福祉の整備拡充と見直し

1970 年に日本の高齢化率が 7% を超えて高齢化社会となった．その結果，福祉施設の需要が急増したが，一方で整備が追いつかず数の不足が懸念された．このことから，同年に福祉施設を整備するための社会福祉施設緊急整備 5 カ年計画が厚生省（現･厚生労働省）によって策定され，整備目標が示された．このように，1970 年代になると日本の福祉制度は大きく整備拡充が図られることとなった．これは福祉予算の拡充によるところが大きく，その背景には高度経済成長があった．そして 1973 年には，一連の整備拡充により福祉元年と称された．

しかし一方で，1973 年はオイルショックによる高度経済成長終焉の年でもあり，その後，福祉関係予算を抑制する必要があるという観点から，福祉の見直しが叫ばれるようになった．1979 年に新経済社会 7 カ年計画が閣議決定され，福祉サービスを公費により賄う欧米型の福祉国家を目指すのではなく，**日本型福祉社会**を目指すことが提唱された．日本型福祉社会とは，限られた福祉関係予算を効率的に用いるために，個人の自助努力，家族や近隣による協力，地域社会の連携により福祉サービスを補完しようとする日本独自の考え方である．また，1981 年に行政改革と増税なき財政再建による国家財政の削減を基本路線とした第二次臨時行政調査会が発足し，そのなかで福祉サービスの利用者負担が導入されることとなった．

このように，この時期は福祉サービスの整備拡充が図られたものの，あわせて福祉の見直しも図られ，関連して日本型福祉社会が提唱されるようになった時期といえる．

4）各種プランと福祉関係八法改正

1980 年代後半から 1990 年代にかけては，まず 1989 年に**高齢者保健福祉推進 10 か年戦略（ゴールドプラン）**が策定された．このプランでは高齢化への対応策として高齢者に関する福祉サービスの必要量が予測され，サービスの数値目標が示されることによって，計画的な福祉サービスの整備拡充が図られた．また，1994 年に今後の子育て支援のための施策の基本的方向について**エンゼルプラン**が策定され，少子化に係る総合的な対策が図られた．さらに，1995 年に**障害者プラン〜ノーマライゼーション 7 か年戦略**が制定され，障害者が地域社会のなかで暮らすことを目指した各種施策が盛り込まれた．これらのプランにはそれぞれ定められた期間があるが，それらの期間が満了した後には後継のプランが位置づけられるなど継続した取り組みが行われてきている．

このような各種プランによる取り組みと並行して，1990 年に**社会福祉関係八法改正**が行われた．これは，児童福祉法，身体障害者福祉法，精神薄弱者福祉法（現・知的障害者福祉法），老人福祉法，母子及び寡婦福祉法（現・母子及び父子並びに寡婦福祉法），社会福祉事業法（現・社会福祉法），老人保健法，社会福祉・医療事業団法（現・独立行政法人福祉医療機構法）の改正である．そのなかで，老人保健福祉計画を 1994 年までに策定することが市町村に義務づけられた．このように，市町村が高齢者福祉及び身体障害者福祉のサービスの提供主体に位置づけられ，在宅福祉サービスが福祉サービスに位置づけられるなど，地域主体の福祉サービスの充実が目指されることとなった．

5）社会福祉基礎構造改革と高齢者福祉，障害者福祉

1990 年代後半にそれまでの福祉サービスの仕組みを今日的な福祉課題に対応できる形に転換するために**社会福祉基礎構造改革**が行われた．この社会福祉基礎構造改革は，2000 年の社会福祉法の成立を区切りとする福祉制度に関する改革である．そのなかで，福祉サービスの利用について従来のようにサービスの提供が行政の権限として行われる措置制度から，サービス利用者との契約に基づいて行われる契約制度への転換が図られることとなった．

一方，同時期の 1997 年に**介護保険法**が制定された（施行は 2000 年）．この法律では従来の措置制度から契約制度への転換が図られ，あわせて規制緩和により福祉サービスにおいて株式会社などの民間営利団体の参入が認められた．また，2003 年に支援費制度が施行された．この制度では身体障害者，知的障害者，障害児（在宅サービス）が対象とされ，従来の措置制度から契約制度への転換が図られた．なお，この制度については対象に精神障害者が含まれなかった点，福祉サービスの支給決定基準が不明確であった点などの問題から，2005 年にそれらの点が改められた**障害者自立支援法**が制定された．しかし，この障害者自立支援法は生存に必要不可欠なものも含めて福祉サービスの利用時に利用者負担が求められたことが問題となり，2012 年に制定された障害者の日常生活および社会生活を総合的に支援するための法律（**障害者総合支援法**）に基づく制度に改められた［表2.1］.

このように，この時期は福祉サービスの枠組みが今日的なニーズに基づいたものに変更されるとともに，その形態が措置から契約へと改められるなど，提供されるサービス内容の充実が図られ，その利用に至る仕組みがサービス利用者の権利を重視された時期といえる．

2．今日の福祉制度

1）子ども家庭福祉

(1) 少子化対策

一人の女性が一生涯に出産する子どもの数から推定される**合計特殊出生率**について，2019 年の推定値は 1.36 となっており，人口を維持するのに必要な人口置換水準となる 2.07 を大きく割り込んでいる．また，出生数について 2019 年は 87 万人程となっており過去最低を記録している[12]．このように，少子化が進むことにより，日本の人口の減少が見込まれることとなる．逆に将来，15 歳以上 65 歳未満の生産年齢人口が減少することにより労働力が減少し，14 歳までの年少人口と 65 歳以上の老年人口を合計した“従属年齢人口”を支える“生産年齢人口”1 人当たりの負担が増加することが見込まれている．

このような状況のなかで少子化対策が求められている．近年では，2010 年に**少子化社会対策基本法**に基づく施策の新しい大綱として，子ども・子育てビジョンが閣議決定され，**子ども手当**などが創設された．この子ども手当は所得制限のある**児童手当制度**へと改められている．また，2011 年に「社会保障の充実・安定化とそのための安定財源確保と財政健全化を目指す社会保障・税一体改革成案」が閣議決定され，子ども・子育て支援の強化が図られることになった．そしてその具体策として，子ども・子育て新システムが検討され，2012 年に**子ども・子育て関連３法**が成立した．また，2014 年に育児休業制度の拡充が図られ，雇用保険法の改正により育児休業給付の給付率を半年に限り 50% から 67% に引き上げる措置がとられることになった．

(2) 保育施策

保育所の利用待機児童数は近年減少傾向にあるものの，それでも 2019 年時点で全国で 16,772 名となっている[3]．2015 年から施行されている子ども・子育て支援新制度では，幼稚園と保育所の機能や特長をあわせもち地域の子育て支援も行う認定こども園や保育所といった「施設型給付」と，少人数を対象に家庭的保育に近い雰囲気のもと保育を行う「小規模保育」，少人数を対象に家庭的な雰囲気のもとで保育を行う「家庭的保育」，障害・疾患などで個別のケアが必要な場合や保育を維持する必要がある場合などに自宅で 1 対 1 の保育を行う「居宅訪問型保育」，会社の事業所の保育施設などで従業員の子どもと地域の子どもを一緒に保育する「事業所内保育」といった地域型保育給付が実施されている．

(3) 要保護児童対策

児童虐待に関する相談件数は増加傾向にあり，2018 年度は 159,850 件と 10 年前の 4 倍，20 年前の 20 倍ほどの数値となっている[5]．このような状況のなかで 2000 年の児童虐待防止法施行以降もさまざまな対策がとられてきている．近年では 2008 年の改正において，①すべての乳児のいる家庭を訪問し，子育ての孤立を防ぐために，その居宅においてさまざまな不安や悩みを聞き，必要な情報提供を行うとともに，適切なサービス提供に結びつけるなどを目的とした「乳児家庭全戸訪問事業」，養育支援が特に必要であると判断された家庭に対し，保健師・助産師・保育士等がその居宅を訪問し，養育に関する指導，助言等を行うことによる「養育支援訪問事業」，乳幼児およびその保護者が相互の交流を行う場所を開設し，子育てについての相談，情報の提供，助言その他の援助を行う「地域子育て支援拠点事業」の法定化，②養子縁組を目的とせずに要保護児童を預かって養育する養育里親への一定の研修の義務化，③家庭環境を失ったこどもを里親や児童養護施設職員など経験豊かな養育者がその家庭に迎え入れて養育する「小規模住居型児童養育事業（ファミリーホーム）」の創設が図られている．

また，2016 年の児童福祉法の改正により，児童虐待の対応を強化するために，母子保健包括支援センターの全国展開，市町村による支援拠点整備の努力義務化，弁護士の配置などによる児童相談所の体制強化，特別区による児童相談所の設置，里親委託の推進などが図られている **[図 2.1]**．

2）障害者福祉

(1) 障害者支援

現在の障害者支援に関する福祉サービスなどは 2013 年に施行された障害者の日常生活および社会生活を総合的に支援するための法律（**障害者総合支援法**）に基づいて提供されている．この障害者総合支援法では，対象を身体障害者，知的障害者，精神障害者（発達障害者を含む），難病等と規定しており，対象となる人々に対して福祉サービスなどの支給決定に基づいた支援が行われている．その際の利用者負担は，家庭の所得状況によって異なり，負担上限も設定されている．

なお，この支給決定については，自立支援給付のなかでも介護給付の支給に関して行われるものであるが，市町村が事前に障害のある人の面接調査を行い，その調査結果を基に障害支援区分の一次判定が行われ，さらに障害保健福祉の有識者等で構成される審査会での二次判定を経て，決定された障害支援区分と全般的な相談支援を行う相談支援専門員が作成するサービス等利用計画案の内容を勘案して行われる．

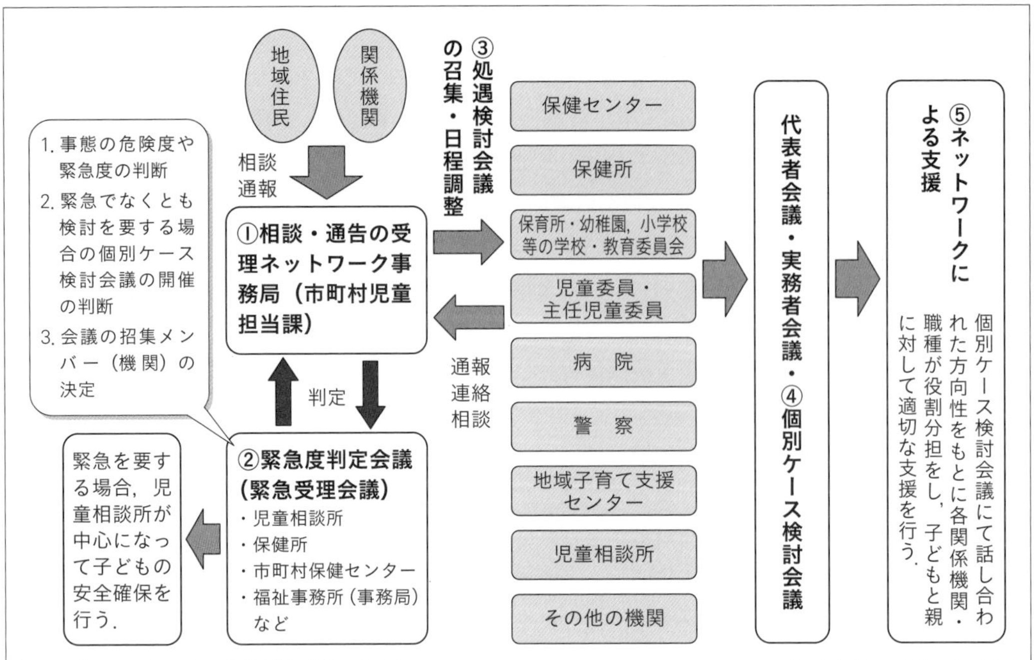

[図2.1] 要保護児童対策地域協議会の概要　（厚生労働省，文献6より引用）

この支給決定がなされたうえで，障害福祉サービス等が提供されることとなるが，このサービスについては支援の必要性や勘案すべき事項をふまえて個別に支給決定が行われるサービスである自立支援給付と地域の実情に応じて柔軟に実施できる地域生活支援事業に分かれて提供されている．自立支援給付のなかには直接的な福祉サービスとして介護の支援を行う介護給付と訓練等の支援を行う訓練等給付があるが，それ以外にも自立支援医療，補装具費の支給，相談支援事業について規定されている **[図2.2]**.

自立支援医療については，従来の身体に障害を有する者の障害を除去・軽減する手術等の治療が行われる更生医療，身体に障害を有する児童の障害を除去・軽減する手術等の治療が行われる育成医療，精神疾患を有する者が通院による精神科医療を継続的に受けることができる精神通院医療が統合されたものである．また，補装具費の支給については，補装具の購入，借り受け，または修理を受けることができるものである．

また，相談支援事業については，障害のある人の相談支援を行う基本相談支援，施設に入所している人が地域に移行できるようにするための地域移行支援と単身で生活する障害のある人に対して緊急時の対応などが行われる地域定着支援からなる地域相談支援，サービス等利用計画と呼ばれる支援計画の作成が行われるサービス利用支援とサービス等利用計画をふまえたサービス提供などにおけるモニタリングが行われる継続サービス利用支援などの計画相談支援からなる．

(2) 障害児支援

障害児支援に関する福祉サービスは 2010 年の児童福祉法の改正により現在の形態となった．それまでは障害種別ごとに通所施設と入所施設が分かれていたが，それらが障害児通所支援と障害児入所支援にそれぞれまとめられ，障害種別の違いによって利用する施設が異なるということがなくなった．このような障害児支援に関する福祉サービスの提供における利用者負担については，対象となる家庭の所得状況によって異なる（生活保護世帯や低所得世帯は無料）．また，利用者負担額には負担上限が設定されている．なお，障

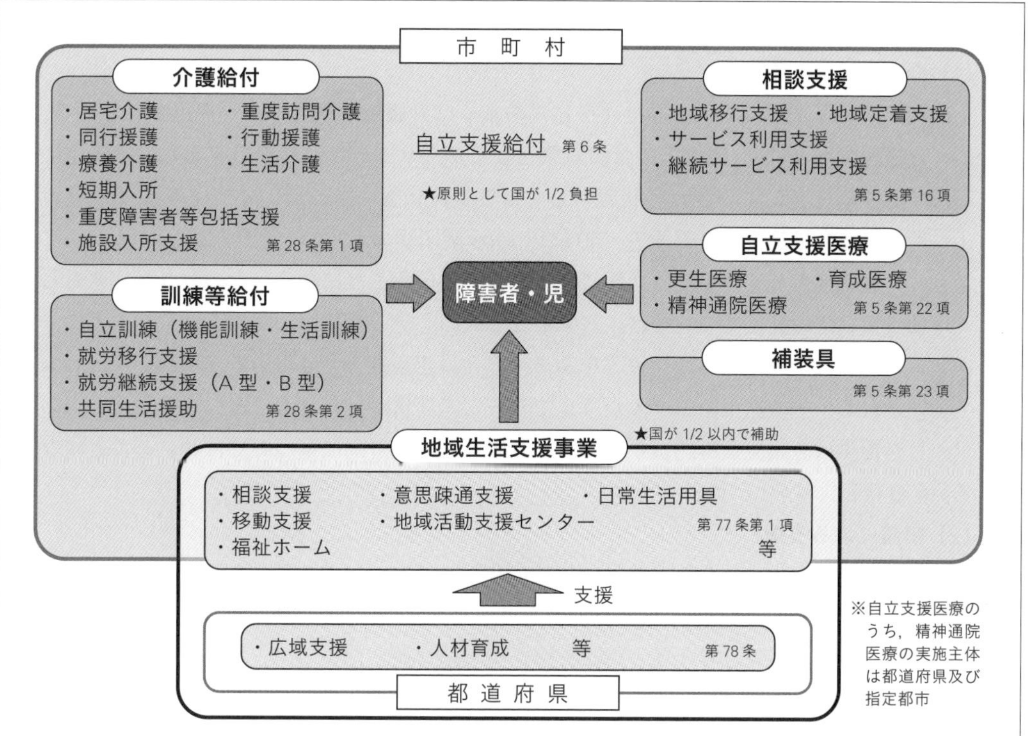

[図2.2] 障害者総合支援法における給付・事業　（厚生労働省，文献7より引用）

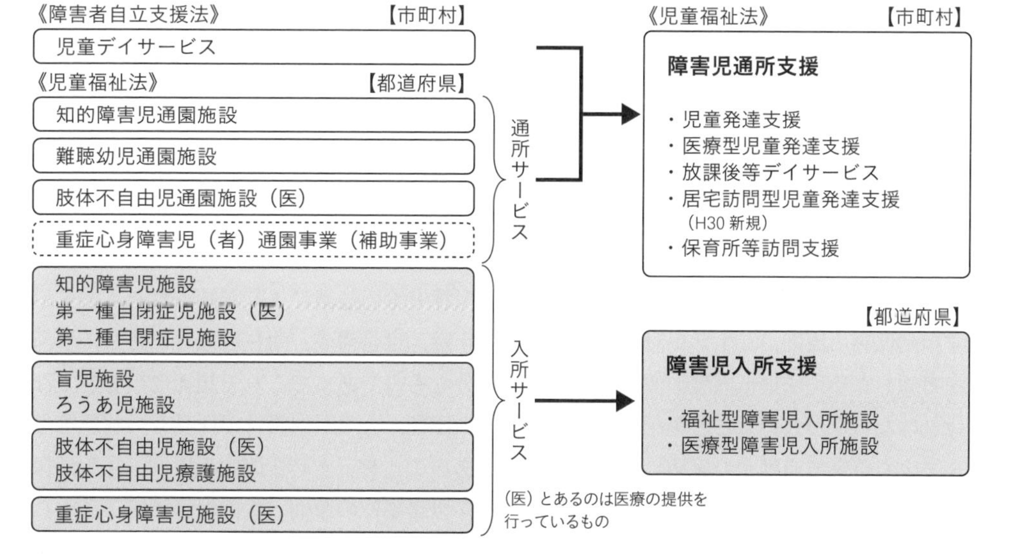

＊左側が2010年の児童福祉法改正前の分類であり，右側が改正後の分類である

[図2.3] 障害児支援施策の概要　（厚生労働省，文献8より引用）

害児通所支援は市町村の窓口に利用申請をし，相談支援事業所において作成される障害児支援利用計画案等をふまえた支給決定が行われたうえでサービス提供が行われる．障害児入所支援は児童相談所に利用申請をし，障害の種類や支援の必要性などに関する調査のうえで支給決定が行われ，サービス提供が行われることとなる．また，障害者総合支援法で規定されている居宅サービスについては障害者総合支援法に基づいてサービス提供が行われることになる **[図2.3]**．

3）高齢者福祉

(1) 介護保険による支援

現在，高齢者支援に関する福祉サービスの多くは**介護保険制度**により提供されている．この介護保険制度は40歳以上の者が対象となるが，サービスが利用できるものは老化に起因する疾病などにより要介護状態もしくは要支援状態にある第1号被保険者（65歳以上の者）あるいは第2号被保険者（40歳以上65歳未満の者）で，老化に起因する疾病により要介護状態もしくは要支援状態になったものということになる．この要介護状態もしくは要支援状態の認定については，対象となる人の心身の状態等に関する調査をもとに一次判定が行われ，主治医の意見書等をふまえて介護認定審査会において二次判定が行われて認定される．その結果をふまえたうえでサービス提供が行われることになるが，実際のサービス提供は介護支援専門員が作成する介護サービス計画に基づいて行われることになる（6章085頁参照）．

(2) 措置による支援

高齢者虐待などにより介護保険サービスの利用や居宅における養護を受けることが困難な場合，老人福祉法に基づき，行政が必要なサービスについて**措置**を講じることができる．

4）生活保護と生活困窮者支援

(1) 生活保護

生活保護についてはその基本原理として，①国が生活に困窮するすべての国民に対してその困窮の程度に応じて必要な保護を行い，その最低限度の生活を保障する国家責任の原理，②生活保護に定められている要件を満たす限り国民は生活保護を無差別平等に受けることができることを示す無差別平等の原理，③生活保護で保障される生活は健康で文化的な最低限度の生活水準を維持することができるものでなければならないことを示す最低生活保障の原理，④生活保護を受ける際には利用し得る資産，能力，その他あらゆるものを最低限度の生活の維持のために活用されることが要件とされることを示す補足性の原理（生活保護法第1条から第4条）が掲げられている．

またその保護の原則として，①生活保護は要保護者等の申請により開始されることを示す申請保護の原則，②生活保護は受けるものの年齢，世帯構成，所在地域等に応じた事情を考慮したうえで最低限度の需要を満たすに十分なものであってこれを超えないものでなければならないということを示す基準及び程度の原則，③生活保護は要保護者の状態等をふまえたうえで有効かつ適切に行われる必要があることを示す必要即応の原則，④生活保護は世帯を単位に保護費が決められることを示す世帯単位の原則（生活保護法第7条から第10条）が掲げられている．

生活保護は，日常生活に必要となる食費や被服費，光熱費などが支給される生活扶助，アパートの家賃などが支給される住宅扶助，義務教育を受けるために必要な学用品費が支給される教育扶助，医療サービスの費用が支給される医療扶助，介護サービスの費用が支給される介護扶助，出産費用が支給される出産扶助，就労に必要な技能の修得等に係る費用が支給される生業扶助，葬祭費用が支給される葬祭扶助に分けることができる．

なお，生活保護の実施に関する権限は都道府県知事，市長，福祉事務所を設置している町村長が有しており，多くの場合，それらが設置している福祉事務所の長にその権限が委任されている．そして，この福祉事務所において生活保護の業務を担うのが**現業員**であり，

[表2.2] 扶助の種類

（厚生労働省，文献11より引用）

生活を営む上で生じる費用	扶助の種類	支給内容
日常生活に必要な費用 （食費・被服費・光熱費等）	生活扶助	基準額は， (1) 食費等の個人的費用 (2) 光熱水費等の世帯共通費用を合算して算出．特定の世帯には加算があります．（母子加算等）
アパート等の家賃	住宅扶助	定められた範囲内で実費を支給
義務教育を受けるために必要な学用品費	教育扶助	定められた基準額を支給
医療サービスの費用	医療扶助	費用は直接医療機関へ支払 （本人負担なし）
介護サービスの費用	介護扶助	費用は直接介護事業者へ支払 （本人負担なし）
出産費用	出産扶助	定められた範囲内で実費を支給
就労に必要な技能の修得等にかかる費用	生業扶助	定められた範囲内で実費を支給
葬祭費用	葬祭扶助	定められた範囲内で実費を支給

現業員を指導監督するのが査察指導員となる．

近年では，2014年に**生活保護法**が改正され，生活保護の被保護者の就労による自立促進のための各種事業が法定化された．また，生活保護から脱却した後に再度その利用に至るのを防ぐために，就労自立給付金が設定されている．これは生活保護受給中の就労収入のうち収入認定額の範囲内で一定額が積み立てられ保護廃止時に支給されるというものである．

(2) 生活困窮者自立支援

生活困窮者自立支援制度は2015年に制定された**生活困窮者自立支援法**に基づいており，生活保護に至る前の生活困窮者に対して必要な支援を行うための措置を講じることを目的としている．

2章 Q and A

Q1 日本の福祉制度の変遷について，誤っているものを1つ選びなさい．

1. 第二次世界大戦後に順次制定された（新）生活保護法，身体障害者福祉法，児童福祉法を総称して福祉三法という．
2. 福祉三法とその後に制定された精神薄弱者福祉法（現・知的障害者福祉法），老人福祉法，母子福祉法（現・母子及び父子並びに寡婦福祉法）をあわせて福祉六法という．
3. 1973年はその当時の福祉制度の整備拡充の頂点とされ福祉元年と呼ばれているが，この年はオイルショックによる高度経済成長終焉の年でもあり，福祉関係予算を抑制する必要があるという観点から福祉見直しが叫ばれるようになった．

4. 1980 年代後半から 90 年代にかけて高齢者福祉，子ども家庭福祉，障害者福祉においてプランが立てられ，プランにおける数値に基づいて計画的に福祉サービスの拡充が図られた．
5. 1990 年代後半の社会福祉基礎構造改革以降，福祉サービスの利用に関して従来の契約制度から措置制度への移行が図られることとなった．

Q2 今日の日本の福祉制度について，誤っているものを 1 つ選びなさい．

1. 合計特殊出生率は第二次ベビーブーム終了後に 2.0 を割り込み以降低下傾向となった．
2. 児童虐待に関する相談件数は減少傾向にある．
3. 現在の障害福祉サービスは障害者の日常生活および社会生活を総合的に支援するための法律（障害者総合支援法）に基づいて提供されている．
4. 介護保険制度は 40 歳以上のものが対象となる．
5. 生活保護に係る費用は国が 4 分の 3 を負担し，都道府県，市，福祉事務所を設置する町村が 4 分の 1 を負担している．

Q1 **A**…… 5

解説

社会福祉基礎構造改革以降，福祉サービスの利用に関して措置制度から契約制度への移行が図られることとなった．

Q2 **A**…… 2

解説

児童虐待に関する相談件数は増加傾向にある．

文献

1）内閣府：平成 30 年版少子化社会対策白書
https://www8.cao.go.jp/shoushi/shoushika/whitepaper/measures/w-2018/30pdfhonpen/pdf/s1-2.pdf
2）内閣府：令和 2 年版少子化社会対策白書
https://www8.cao.go.jp/shoushi/shoushika/whitepaper/measures/w-2020/r02pdfhonpen/pdf/s1-2.pdf
3）国立社会保障・人口問題研究所：日本の将来推計人口（平成 29 年推計）
http://www.ipss.go.jp/pp-zenkoku/j/zenkoku2017/pp29_gaiyou.pdf
4）厚生労働省：保育所等関連状況取りまとめ（平成 31 年 4 月 1 日）
https://www.mhlw.go.jp/content/11907000/000544879.pdf
5）内閣府：平成 29 年度少子化対策白書
https://www8.cao.go.jp/shoushi/shoushika/whitepaper/measures/w-2017/29webgaiyoh/html/gb2_s1-1.html
6）厚生労働省：平成 30 年度 児童相談所での児童虐待相談対応件数〈速報値〉
https://www.mhlw.go.jp/content/11901000/000533886.pdf
7）厚生労働省：要保護児童対策地域協議会設置・運営指針について
https://www.mhlw.go.jp/bunya/kodomo/dv03/01a.html
8）内閣府：平成 29 年度障害者白書

https://www8.cao.go.jp/shougai/whitepaper/h29hakusho/zenbun/h3_03_01_01.html
9）厚生労働省：障害者自立支援法等の一部を改正する法律案の概要
https://www.mhlw.go.jp/content/12200000/000360879.pdf
10）厚生労働省：公的介護保険制度の現状と今後の役割
https://www.mhlw.go.jp/content/0000213177.pdf
11）厚生労働省「生活保護制度
https://www.mhlw.go.jp/stf/seisakunitsuite/bunya/hukushi_kaigo/seikatsuhogo/seikatuhogo/index.html
12）厚生労働省：平成 29 年度版厚生労働白書
https://www.mhlw.go.jp/wp/hakusyo/kousei/17/backdata/01-03-01-25.html

---

参考文献

1）岩田正美・他：社会福祉の原理と思想，有斐閣，2003，pp94-103.
2）金子光一：社会福祉のあゆみ，有斐閣，2005，pp224-252.
3）平岡公一・他：社会福祉学，有斐閣，2011，pp138-193.
4）社会福祉士養成講座編集委員会：現代社会と福祉，第 4 版，中央法規出版，2014，pp107-155.
5）岩田正美・他：現代社会と福祉，第 2 版，ミネルヴァ書房，2014，pp57-64.
6）増田雅暢・他：国民の福祉と介護の動向 2019/2020，一般財団法人厚生労働統計協会，2019，pp73-212.
7）稲沢公一・他：社会福祉をつかむ，第 3 版，有斐閣，2019，pp177-188.

（森地　徹）

3章 心理職として福祉分野に関わる際の大事な視点

到達目標

- 福祉分野で支援に携わるうえで重要な理念や社会的背景を理解できる．
- 公認心理師として福祉分野の支援に関わる大事な視点を理解できる．
- 福祉分野の公認心理師としての役割を理解できる．

本章では，公認心理師が福祉分野に関わるうえで学んでおきたい大事な視点を取り上げる．アセスメントや支援に関する心理職固有の専門性に関わる内容については各論に譲り，支援ニーズが多様化・複雑化する福祉分野においては多職種によるチーム支援が欠かせないため，特に職種や専門性を越えて共通して学んでおくべき視点を中心に言及する．

1．福祉心理学とは

社会福祉関連法に心理判定員などの名称で配置が明文化されるなど，制度上にみる福祉分野における心理職の歴史は，半世紀以上に遡る．以前は，福祉サービスの利用については，その要件を満たしているか行政が判定し，サービスは行政権限として措置により提供されるという措置制度にもとづいて行われてきた．心理判定員は，この措置制度のもとで，心理学的見地から判定を行うという役割を担ってきた．しかし，措置制度は，福祉サービスの利用者の意向が尊重されていないという指摘から，社会福祉基礎構造改革を経て，措置制度から利用者が福祉サービスの提供者との契約にもとづいてサービスを利用する契約制度に移行したことに伴い，一部を除いて心理判定業務はなくなり心理職も削減されていった．このように，社会背景の変化などに伴って福祉分野の心理職の位置づけは，大きく変化してきた経緯がある．

こうしたなかで，**福祉心理学**という用語が使われるようになってから20年余りがたつ．福祉心理学に関する科学的研究の促進，普及を図ることを目的に日本福祉心理学会が設立されたのは，2003年のことであり，他の心理学系の諸学会と比較するとその歴史は浅く，

〔キーワード〕 福祉心理学，ウェルビーイング，生活支援，ノーマライゼーション，価値観意思決定支援，ICF（生活機能分類），権利擁護，リハビリテーション，連携，地域支援

学問としての体系化や普及も今後の課題である．しかし，福祉の現場では，少子高齢社会や人口減少社会への突入に伴う社会構造の変化や社会情勢，社会の認識の変化などもあいまって，問題の多様化，複雑化に日々待ったなしの支援が求められており，学問としての発展はもちろんのこと，心理職の役割に対する期待も年々高まっているところである．

どちらも「幸せ」や「幸い」を意味する二文字の漢字からなる**福祉**を冠とした福祉心理学とは，狭義では児童，高齢者，障害者などの社会的に弱い立場にあり，福祉ニーズのある人々に対して，心理学的知見や技法を用いて支援を行う学問であると定義される．そして，**福祉ニーズ**とは，一般的に社会福祉が対象とする生活上の問題と定義されている．三浦が，福祉ニーズを「ある種の状態が，一定の目標なり，基準からみて乖離の状態にあり，そしてその状態の回復，改善等を行う必要があると社会的に認められたもの」と定義している[1)]ことなどからもわかるように，福祉ニーズは社会福祉の対象となるかどうかの社会的判断基準が問われる．

一方，福祉心理学の定義としては，網野による「人間における尊厳性と自己実現に関わる理念，法制度及び実践に関する心理学」という定義[2)]のほか，平野らによる，「福祉心理学の対象を生活者全体であるとする」[3)]ものがある．すなわち，生活者全体の幸福感やウェルビーイング[*1]を実現するものとして福祉心理学を捉える立場である．

福祉が人間の幸せを追求するものであるとすれば，いずれの定義の立場にあっても，また対象の違いに関わらず，尊厳性や自己実現，ウェルビーイングは，心理職にとって普遍的に重要な概念であり，言うまでもなくそれらの維持や実現に向けた支援が強く求められている．

2. 福祉分野における心理職

戦後，社会福祉六法が整備されるに伴い，児童相談所や身体障害者更生相談所，知的障害者更生相談所などの公的機関が都道府県，指定都市などに設置され，そこに心理判定員が配置されてきた．しかし，公認心理師が誕生するまで国家資格ではなかった心理職は，児童福祉施設を除き，施設などの設置基準の人員配置に含まれなかったことから，民間などの福祉施設において心理職が採用される例は限られてきた．

村瀬は，平成26（2014）年度の調査研究[4)]のなかで，福祉分野の心理職者数について，5,500人から10,600人（複数職場勤務の重複計上を含む）と推定している．また，同研究において，勤務する心理職者数は，推定値ながら福祉施設別では児童福祉施設にもっとも多く，続いて障害者施設，女性福祉施設という順であると報告しているが，心理職は制度上の設置基準に含まれなかったために，心理職とは別の職名で雇用されている状況がみられたとしている．実際に，成人施設の多くでは心理職としての雇用枠がなく，かつては社会福祉主事任用資格で採用される場合や，1997年に国家資格となった精神保健福祉士の資格を取得して雇用される場合が少なからずあった．

*1 身体的，精神的，社会的に良好な状態にあることを意味する概念．1946年の世界保健機関（WHO）憲章の草案の中で用いられ，日本WHO協会が「健康とは，病気でないとか，弱っていないということではなく，肉体的にも，精神的にも，そして社会的にも，すべてが満たされた状態（well-being）にあることをいう」と訳し，健康の新たな概念として広く用いられるようになった．

児童福祉領域では，被虐待児の増加などを背景に，他領域に先駆けて平成 11（1999）年度から児童養護施設や母子生活支援施設などに，一定の要件を満たせば心理療法担当職員の配置が可能となった．その後，国家資格である公認心理師の誕生に伴い，平成 30（2018）年度障害福祉サービス等報酬改定において，福祉専門職員配置等加算の要件として公認心理師が対象に加えられるなど，法制度上も公認心理師の雇用を促進する下地が整いつつあり，今後は福祉分野で勤務する心理職が増加していくことが期待される．

3. 福祉分野に関わる際の大切な視点 ―生活支援としての心理支援―

人間は，生きている限り社会のなかで生活する存在である．福祉がその生活上の問題や困難を捉え，幸せの実現を追求するものであるとすれば，福祉分野における心理支援は，心理学の視点から「生きること」，言い換えれば生活を支援することとなる．

デンマークの行政官であったバンクミケルセン（N. E. Bank-Mikkelsen）は，1950 年代に収容型の大規模施設で，選択肢も与えられず画一的な日課のなかで暮らす知的障害者の生活環境に疑問をもち，一般市民と同等の生活と権利が保障されることを目指して，**ノーマライゼーション**という理念を提唱した．1959 年に制定された同国の知的障害者法に，ノーマライゼーションという理念を法律に盛り込むことに尽力したのもバンクミケルセンである．その後，この法律の前文に触発されたスウェーデンのニィリエ（B. Nirje）は，ノーマライゼーションの理念を整理して，「社会の主流になっている状態にできるだけ近い日常生活を知的障害者が得られるようにすること」とノーマライゼーションを定義し，8 つの原理（1 日のノーマルなリズム，1 週間のノーマルなリズム，1 年間のノーマルなリズム，ライフサイクルのノーマルな経験，ノーマルな要求の尊重，異性との生活，ノーマルな生活水準，ノーマルな環境水準）を成文化している．この両者によって，ノーマライゼーションの理念は，北欧における脱施設化の流れを加速させていくとともに，やがて世界的に広まっていくことになったといわれる．ニィリエの 8 つの原理が示すように，ノーマライゼーションの目指すところは，その人らしいごく当たり前の生活を実現することである．この考え方は，知的障害のある人の生活のあり方に関する疑問から始まったものではあるが，決して障害のある人に限ったものではない．生きること，生活することは，すべての人に等しく与えられているからである．生活上の困難があることでノーマルな生活や生活の質が阻害されることがないように，ノーマライゼーションという概念について正確に理解しておくことが必要である．

4. 生活支援としての心理支援で求められること

1）価値観を捉えることと意思決定支援

当然のことながら，生活の支援といっても，心理職の役割は経済的な支援や介護などの支援を行うことではない．また，かつての限定的で保護的な福祉のあり方や，一方的に困っている人を助けるという支援のあり方とも異なる．まずは，心理学の知見や手法をいかして，個人の人としての生き方や価値観を捉えることが求められる．そのうえで，社会のなかで自己実現を図り，幸せを追求するための支援が求められていくといえよう．

ところが，福祉分野では意思疎通に困難さを抱える人をも対象にしているにも関わらず，残念ながら意思疎通への配慮が十分なされずに，その結果，自己決定の尊重が図られていないという指摘がなされてきた．ノーマライゼーションの理念の浸透や権利擁護が強く求められるなかで，2014年の障害者の権利に関する条約（以下，障害者権利条約）批准承認も後押しとなり，障害領域では2017年に厚生労働省によって，障害福祉サービスなどの提供に係る意思決定支援ガイドライン[6)]が作成された．それは，裏を返せば，それまでの福祉サービスの利用に関して，本人の意思よりも，家族や支援者によって決定がなされがちであったということが認知された結果であるともいえる．続いて，2018年には，認知症の人の日常生活・社会生活における意思決定支援ガイドライン[7)]が作成された．それぞれのガイドラインにおける意思決定支援の定義のなかで，「自己決定に困難を抱える障害者が，日常生活や社会生活に関して自らの意思が反映された生活を送ることが可能となるように」「認知症の人であっても，その能力を最大限活かして，日常生活や社会生活に関して自らの意思に基づいた生活を送ることができるように」と目的が明記されている．自己決定の尊重や選択の尊重を原則として，たとえ意思疎通や意思決定に困難がある場合でも，関係者が集まってさまざまな情報から本人の意思確認や意思を推定するように努めることとされている．これらは，障害者や高齢者に限らず，児童や生活困窮者，在留外国人など，福祉ニーズのあるすべての人にとって，共通して重要な原則である．公認心理師には，心理学的知見をもとに一人ひとりの価値観を含めた心理アセスメントによって，その人の意思に基づいたその人らしい生き方を可能にすることをめざした意思決定支援において，重要な役割を担うことが求められる．

2）生活全体を捉える

近年，福祉ニーズは，多様化，複雑化の傾向にある．平成30年度厚生労働白書においても，さまざまな分野の課題が絡み合って複雑化し，世帯単位で複数分野の課題を抱えるといった状況がみられるとし，複雑化，多様化したニーズに対応する包括的な相談支援体制が必要であると指摘されている[8)]．実際に，高齢者介護，障害者虐待，児童虐待，生活困窮が同じ世帯のなかで同時多発的に生じている事例に出会うことも少なからずあり，課題が複雑に絡まり，単眼視的な支援では解決しないどころか，むしろ悪化を招くことすらある．

こうした福祉ニーズの多様化，複雑化に対応するためにも，目の前の相談者の心の問題のみならず，常にその人を含む生活の全体を，しかも経時的に捉えるという視点が重要である．経時的にとは，生活上の課題は時間経過とともに刻々と変化し，個人の側と環境側の要因が相互に影響し合って，さらに課題の様相を複雑に変化させていく場合があるからである．

生活全体を多角的に捉えるという点に関して，大きな影響を与えたのが2001年にWHO（世界保健機関）の総会で採択された**ICF（国際生活機能分類）**である．ICFは，1980年に発表されたICIDH（国際障害分類）に対する批判を受けて世界的規模で改定作業が進められた結果，できあがったものである**［図3.1］**．

ICFでは，「**心身機能・構造**」「**活動**」「**参加**」の3つを含む包括概念を「**生活機能**」と

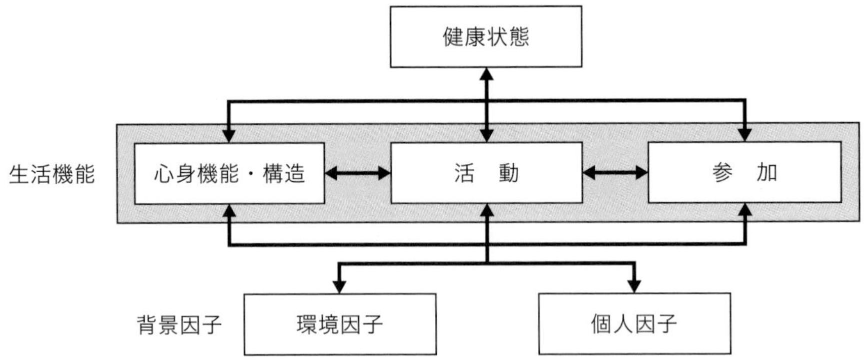

［図 3.1］ICF（国際生活機能分類）モデル

よんでいる．上田は，ICF について以下のように解説している[9)]．生活機能とは「人が生きること」の全体を示し，「心身機能・構造」「活動」「参加」の 3 つは，生活機能の 3 つのレベルを示す．3 つのレベルは，それぞれ，生物レベル，個人レベル，社会レベルにあたる．「活動」は，生活上の目的をもち，一連の動作からなる，具体的行為，すなわち生活行為であり，「参加」は，人生のさまざまな状況に関与し，役割を果たすこととされている．さらに，ICIDH では，障害というマイナス面にのみ着目していたのに対して，ICF では「生活機能」というプラス面に着目するという大きな転換がなされ，障害は生活機能に位置づけられた．また，ICDIH では一方向的なモデルであったのに対して，ICF では各要素が相互に影響し合うものとして，双方向の矢印が描かれたモデルとなっている．さらに，ICDIH にはなかった背景因子として，物理的環境，人的環境，制度的な環境などを含む「環境因子」と，性別，年齢といったプロフィール的なものから，生活歴，価値観，コーピング・スタイルなどを含む「個人因子」が取り入れられている．「健康状態」も新たに加えられ，疾患，変調のみならず，加齢やストレス状態なども含む広い概念として位置づけられている．そして，当事者は，自分の生活・人生の専門家であると述べ，当事者・家族の積極的な参加がなければ，よい医療も福祉もできない，自己決定権を行使するための前提条件であるとも述べている．

こうして，ICDIH が障害分類モデルであると捉えられていたのに対して，ICF はすべての人の生きることの分類になったとされていることからも推察されるように，福祉分野全体で共有可能で，かつ重要なモデルになったといえる．実際に，支援を進める際のアセスメントから支援，モニタリング，支援の終了に至るすべての過程をとおして，ICF のモデルと分類に基づいてサービスを提供している福祉事業所もある．見落としなく生活全体を網羅しようとする分類のため，導入しづらいという声も聞かれるが，対象とする人の主観的な困り感にも重きを置きながら，生活全体を捉えるという点で有用であり，福祉分野の心理職としては，ぜひ学んでおきたい視点である[*2]．

心理的支援にあたり，その人の全体像を理解するうえで分野に関わらず心理職がもつべき重要な視点として，**生物・心理・社会モデル**があげられる．生物・心理・社会モデルは，1977 年に発表された論文においてエンゲル（Engel, G.L.）によって提唱され，精神医学

＊2　児童の障害や健康状態の出現の仕方は，成人の場合とは性質や程度，影響が異なるとして，児童・青少年版として成長や発達の視点，それらに影響する環境因子などが追加された ICF-CY が開発されている．

におけるそれまでの生物学的要因か心理学的要因かの一元主義的なアプローチに対して，生物学的，心理学的，社会学的要因をふまえた統合的なアプローチを可能にするものとして発展した．遺伝，大脳生理学，神経学といった生物学的な要因，パーソナリティ，感情，認知，信念，価値観などの心理学的な要因，学校や職場環境，文化的背景，経済状況などの社会学的要因をふまえてアセスメントや支援を進める考え方であり，それは，まさに当事者の全体像を捉えながら心理的支援を進めるうえでの重要な視点である．後に述べる他職種・多職種連携を進めるうえにおいても重要な視点となる．また，生物・心理・社会モデルは，先に述べたICFの立場とも共通する．ICFは，障害を個人の問題として捉える医学モデル，または障害をつくるのは社会の環境であるとする社会モデルという両極のいずれにも偏ることなく，人が生きることの全体像であるとして総合した「統合モデル」すなわち，「生物・心理・社会モデル」であるという考えに立っている[9]からである．

生物・心理・社会モデルは，後に述べるリハビリテーションにおける心理的支援のテーマとされてきた障害受容に関しても，重要な視点を提供する．ここでは，障害受容のテーマそのものには言及しないが，このテーマに関連して生物・心理・社会モデルによる視点の重要性について言及しておきたい．かつて，障害受容は，障害如何に関わらず価値観の転換など心理的要因から論じられることが多かったが，後に社会が障害をもつ個人を排除するとして，社会が障害者を受け入れることの重要性を強調した問題提議がなされ，心理的要因か社会的要因かの議論に発展した[10]．実は，そこでは生物学的な要因についての議論がなされてこなかったか，あまり注視されてこなかった．近年，脳の損傷による高次脳機能障害のみならず，発達障害や精神障害についても，脳の機能障害であるという認識がなされるようになってきた．障害受容を論じる以前に，自己の状態を認識することは，脳の働きによるものであるという視点も忘れてはならない．このように，従来は心理的要因のみで語られてきた障害受容のテーマについても，生物学的な要因や社会学的要因もふまえてアセスメントを行い，支援を検討していくことが重要である．

3）生活の場でのアプローチ

福祉分野の心理職の役割が生活支援であるとすれば，心理職の支援の場として，生活の場でのアプローチを念頭においておくことが必要である．従来の相談室内での1対1の面談のみでは，課題解決は困難な場合が多い．必要に応じて，実際の生活場面に出向くアウトリーチの支援も必要となってくる．その際には，他職種とも連携し支援体制の構造化を図りながらも，支援を必要としている当事者，その家族のみならず，地域を含む生活全体を捉えるための柔軟な姿勢が求められる．

4）権利擁護と合理的配慮

1989年に国連で採択された児童の権利に関する条約や2006年に同じく採択された障害者権利条約をはじめとして，一人ひとりの主体性と尊厳を重視する権利擁護の考え方が世界的に広がり，日本においても2000年以降，その流れに沿う形で社会福祉の法制度が大きく改変されてきた．また，この動きと並行して，障害を個人的な問題として捉え，治癒を目標に治療の対象とみなされる**医学モデル**から，障害を社会によってつくられた問題であると捉え，社会全体の責任として環境の改善に取り組むものとした**社会モデル**へのパラダイムシフトがなされた．社会福祉制度としては，福祉ニーズ，福祉の課題は社会の問題であるという考え方が促進され，権利擁護はもちろんのこと，環境側，すなわち社会の側の責任として，合理的配慮や虐待防止が明文化されることとなった．心理職も，権利擁護，合理的配慮，虐待防止などへの取り組みにおいて，積極的に関与していくことが求められる．

5）リハビリテーションの概念

医療・保健分野では，診療報酬における各種リハビリテーション料や2000年に創設された回復期リハビリテーション病棟など，制度上も**リハビリテーション**という用語が頻繁に使用されている．福祉分野においても，特に障害者福祉や高齢者福祉では，リハビリテーションという言葉が用いられることも多いが，リハビリテーション＝訓練，あるいはより狭義にはリハビリテーション＝機能回復訓練であるなどとして，必ずしも正確に捉えられていないことも見受けられることから，概念をここで確認しておくことにしたい．

リハビリテーションとは，再び適したものにするということを意味するラテン語が語源であるとされ，キリスト教の破門の取り消しや名誉の回復を表す言葉として用いられてきた．WHOによれば，リハビリテーションとは，「能力低下やその状態を改善し，障害者の社会的統合を達成するための，あらゆる手段を含む」ものと定義された．上田は，「リハビリテーションとは，全人間的復権である」と述べており[11]，リハビリテーションは**全人間的復権**を目指し，尊厳・権利・人権が本来あるべき姿に回復することである[12]と強調したい．また，先天性や幼少期からの障害に対しては，リハビリテーションに代わり，再び，つまり元の状態に戻すという意味をもつ“re”を除いてハビリテーションと呼ぶこともある．もっている機能や強みをいかして発達を促していくアプローチをさすが，全人間的復権を目指すものとして捉えれば，リハビリテーションの方向性と異なるものではないと考えられる．

リハビリテーションには，医学的リハビリテーションのほか，職業リハビリテーション，社会リハビリテーション，教育リハビリテーション，リハビリテーション工学という5つの分野があるとされている．特に，自ら選択した仕事に就き，定着していくための職業サービスを提供する**職業リハビリテーション**や，社会生活力を高めることを目的とした**社会リハビリテーション**は，主として福祉分野で提供されるサービスである．

一方，リハビリテーションと関連して，分野によって特有の概念が用いられることがある．たとえば，精神障害者支援においてよく用いられる「リカバリー」の概念（詳細は5章076頁参照）があげられる．欧米における当事者運動から生まれ，発展してきた概念であるが，わが国においても，2008年度から開始された精神障害者の地域移行支援事業や2014年に施行された改正精神保健福祉法によって，入院医療中心から地域生活に向けた施策が展開されたこととあいまって，リカバリーの概念はいっそう発展してきた．リカバリーは，病気からの完全な治癒ではなく，障害や健康状態の如何に関わらず自らの能力を発揮して自己決定できるという当事者個人の主観的な構えであり，生き方であると考えられ，将来への希望に向けて歩むプロセスであることが強調されている．

このように，分野によって特有の概念が用いられることがあるが，決してICFやリハビリテーションの概念などと相容れないものではない．心理職として関わる分野の法制度のみならず，歴史的な経緯や社会背景などを学びながら，公認心理師としての役割を考えていく必要があるだろう．

6）他職種・多職種連携

生活全体を捉えて支援を進めていくためには，福祉ニーズにあわせて機関内，他機関間を含め他職種・多職種連携による支援が不可欠である．近年の福祉ニーズの多様化，複雑化の傾向が加速する状況にあっては，縦割りの役割分担による介入では，効果的な支援は到底望めない．いかに多職種で連携してチームで支援を進められるかが，心理職にとっても極めて重要となる．

連携については，大きく他分野の心理職との連携もあれば，他職種・多職種との連携も考えられる．心理職は，医療，教育，産業，司法などさまざまな分野で活動していることから，心理職間による情報共有や支援をつなぐための連携が考えられる．この点は，他職種ではあまりみられない点であるかもしれない．一方で，異なる分野でそれぞれの心理職が同時に介入することによって，ダブルスタンダードが生じ，支援を必要とする当事者にかえって混乱や不安を与えてしまうことも考えられる．支援体制の交通整理をしながら，支援をつないでいく必要がある．

福祉分野における他職種連携については，理学療法士や作業療法士，言語聴覚士などのリハビリテーションの専門職のほか，社会福祉士や精神保健福祉士，介護福祉士，保育士，保健師，民生委員，児童委員などの職種との連携があげられるが，医療分野と比較すると，生活課題に対する支援を共通項とするために互いの役割が重なる部分も多いというのが特徴であるといってもよい．まずは，当事者それぞれに異なる支援ニーズの全体像をチームとして理解するとともに，支援目標を共有することが重要である．その際に，先に述べた生物・心理・社会モデルの視点に立つことによって，連携やチームにおける役割を整理することができる．福祉分野では，心理職が配置されている機関が少ないこともあり，心理職の役割が十分に認知されているとはいいがたい．そこで，心理職としては，心理学的観点から支援ニーズをどのように見立てるのか，そしてどのような支援ができるのかという点からわかりやすく伝えていくことが必要である．そして，支援チーム内で果たす役割については，支援ニーズや支援チームのメンバー構成などによって，柔軟に考えていく姿勢も必要である．また，生活を支えるという目的から当事者のごく身近な生活場面で，長時間支援に携わる支援者がいることも忘れてはならない．生活場面におけるありのままの様子を捉えているなど，相談場面ではみられない情報を得られることがあり，そうした支援者から学ぶことも多い．同時に，生活場面で直接支援をすることによって，支援者自身が支援に関する悩みを抱えていることも少なからずある．心理職は，支援を必要とする人の支援のみではなく，支援を必要とする人と支援する側の調整役としての役割も期待されているほか，支援者としての葛藤を抱える支援チームの心理的サポートをすることも期待されている．

当然のことながら，他職種・多職種連携は，福祉分野内にとどまらない．近年は，他分野も含めた連携の必要性が一層増している．医療機関，保健所，学校や教育委員会などの教育機関，警察，法律事務所，裁判所，企業（産業医や産業カウンセラーなど）などのほか，ボランティア，地域住民，在留外国人にあっては通訳や支援団体など，実に幅広い連携が求められている．そこでは，心理職としての専門性を発揮できるように自己研鑽に努めることはもちろんのこと，他職種から学ぶ姿勢をもち，協働していくことが大切である．生活を支えるということは，多面的で長期的な支援になることも多く，時に，予想すらしていなかった事態が生じることもあり，柔軟で臨機応変の対応と連携が求められることも，この分野の特徴であろう．

7）心理職と地域支援

近年は，福祉といえば，**地域福祉**と言い換えることができるほど，福祉施策全般が地域福祉に舵取りがなされてきた．武川は，『地域福祉の主流化』という著書のタイトルにもあるとおり，分野ごとの縦割りではなく分野横断的な地域福祉の考え方が福祉の分野で重視されるようになることを地域福祉の主流化と呼んでいる[13)]．地域福祉とは，福祉ニーズのある地域住民の生活課題の解決を通して，その地域での自立的で主体的な生活の実現を図るとともに，地域課題に対する予防などをねらいとして，行政機関のみならず地域住民やさまざまな団体と連携しながら，環境改善や社会資源の開発などの地域づくりを行うことであると考えることができる．

地域福祉への流れは，ノーマライゼーションの理念の浸透，医学モデルから社会モデルへのパラダイムシフト，権利擁護，介護保険に始まる福祉サービスの市場化などが大きく関与しているといわれる．法制度的にも，2000 年の社会福祉法改正によって，地域福祉の推進が明文化され，第一条に「この法律は，社会福祉を目的とする事業の全分野における共通的基本事項を定め，社会福祉を目的とする他の法律と相まって，福祉サービスの利用者の利益の保護および地域における社会福祉（以下「地域福祉」）の推進を図るとともに，社会福祉事業の公明かつ適正な実施の確保及び社会福祉を目的とする事業の健全な発達を図り，もつて社会福祉の増進に資することを目的とする．」とあるように，地域福祉という言葉が盛り込まれるとともに，第百七条で，市町村地域福祉計画の策定，第百八条で，都道府県地域福祉支援計画の策定がそれぞれ努力義務として定められた．さらに，少子高齢，人口減少社会への突入，地域社会の脆弱化などを背景に，2017 年には厚生労働省によって地域住民や地域の多様な主体が参画した，一人ひとりの暮らしと生きがい，地域を創ることが可能な地域共生社会の実現に向けた改革工程が決定され，縦割りの支援から地域を丸ごと支える包括的支援のための体制整備が進められている．

こうした地域福祉の流れのなかで，たとえば，子育て支援，発達相談，教育相談などは，心理職も比較的多く関わってきた地域サービスである．必ずしも心理職として採用されているとは限らない例もあるが，地域福祉を担う支援機関や福祉事業所にも徐々に，心理学を学問的バックグランドとして活躍する例は増えてきている．また，本来の業務に加えて，自らも地域の一員として，地域の支援者等と連携して認知症サポーター養成や障害当事者団体の支援，災害発生時の被災地支援などにあたっている心理職もいる．

これからの心理職は，与えられた場面で支援にあたるばかりではなく，その専門性をいかして新たな役割を自らが見出すことも求められていくと考えられる．こうした点からも，福祉分野の心理職の可能性は未知数であり，職域拡大の可能性も大きいと考える．社会構造の変化に伴い，地域社会に関わる制度やシステムも刻々と変化していくことから，これからの公認心理師は専門性において自己研鑽を図ることはもちろんのこと，法制度や社会システムにも関心をもち，他職種・多職種連携を進めながら，自らの専門性を地域でいかしていく姿勢が求められる．

3章 Q and A

Q1 福祉分野における心理職の役割について，適切なものを1つ選びなさい．

1. 心理職の役割は，社会的弱者に対する保護という考え方を基本とする．
2. 福祉分野の課題は，社会構造のさまざまな変化にともなって，いっそう多様化，複雑化していることから，さまざまな職種と連携して支援に取り組むことが必要である．
3. ウェルビーイングとは，WHOが提唱した身体的な健康に関する概念であり，心理職にとってはそれほど重要な概念ではない．
4. 公認心理師は，個人情報保護の観点から，他の専門職からは常に独立性を保ち，その専門性をいかして単独で支援をすることが求められる．
5. 福祉分野に関する法制度は，公認心理師の専門ではないので，学ぶ必要はない．

Q2 福祉分野における心理職の位置づけについて，正しいものを1つ選びなさい．

1. 福祉分野では，国家資格になる前は，法制度上も心理を職名に含む職種がなかったため，心理職はすべて生活支援員などの別の職種名で雇用されていた．
2. 障害福祉サービス等報酬では，公認心理師の配置に関して何らの評価もなされていない．
3. 児童福祉の領域では，公認心理師が誕生する前から，児童心理司や心理療法担当職員の名称での配置があった．
4. 今後は，地域共生社会の実現に向けて，医療保健分野と福祉分野の心理職は，一元化される予定である．
5. 高齢者福祉の領域では，認知症のある高齢者の増加にともない，最も多くの心理職が採用されている．

Q3 福祉分野の心理職として大切にすべき視点として誤っているものはどれか1つ選びなさい．

1. ノーマライゼーションとは，施設に暮らす知的障害者の生活環境に疑問をもったデンマークの行政官が，知的障害があっても一般市民と同等の生活と権利が保障されるべきであるという考えから提唱した理念である．
2. 福祉分野の公認心理師は，生活の支援という視点を忘れてはならない．
3. ICF（国際生活機能分類）は，人の生活を多角的に捉えるという点で，福祉の分野にも大きな影響を与えた．
4. 要支援者の混乱を招かないように，相談室内の相談は，公認心理師，アウトリーチの支援は，社会福祉士や保健師など，役割を明確に分けて支援に携わることが重要である．
5. 一人ひとりの主体性と尊厳を重視する権利擁護の考え方を常に念頭において，支援することが求められる．

Q1 **A**…… 2

解説

人口減少や少子高齢化などの社会構造の変化に伴い，支援を必要とする人の福祉ニーズも年々多様化，複雑化していることから，他職種と連携してチームで支援に携わることが重要である．

Q2 **A**…… 3

解説

公認心理師が誕生するまで，一部児童分野を除いて，福祉分野における心理職の雇用はなかなか進まない状況にあった．これからの公認心理師は，自らの専門性をわかりやすく伝えながら，新たな役割を見出していく姿勢も求められている．

Q3 **A**…… 4

解説

福祉分野では，生活の場での支援が必要とされることも多いことから，公認心理師もアウトリーチの支援が求められる．支援のうえで重要な理念や考え方については，ぜひ学んでおきたい．

文献

1）三浦文夫：福祉政策と福祉改革．増補改訂社会福祉政策研究，全国社会福祉協議会，1995，pp60-61.

2）網野武博：健幸としての福祉（well-being）を志向する心理学．福祉心理学研究 1，2004，p3.

3）平野信喜，坂原　明：福祉心理学入門ー幸せを育てる心理学．田研出版，2009，p3.

4）村瀬嘉代子：福祉分野の心理職の実態調査（分担研究）．心理職の役割の明確化と育成に関する研究，厚生労働科学研究費補助金（厚生労働科学特別研究事業）報告書，2015，pp75-81.

5）障害保健福祉研究情報システム　https://www.dinf.ne.jp/doc/japanese/glossary/Normalization.html

6）厚生労働省社会・援護局障害保健福祉部長通知：障害福祉サービスの利用等にあたっての意思決定支援ガイドライン．https://www.mhlw.go.jp/file/06-Seisakujouhou-12200000-Shakaiengokyokushougaihokenfukushibu/0000159854.pdf，2017.

7）厚生労働省：認知症の人の日常生活・社会生活における意思決定支援ガイドライン．https://www.mhlw.go.jp/stf/seisakunitsuite/bunya/0000212395.html，2018.

8）厚生労働省：平成 30 年度版厚生労働白書．https://www.mhlw.go.jp/stf/wp/hakusyo/kousei/18/index.html，2019，p217.

9）上田　敏：ICF の理解と活用ー人が「生きること」「生きることの困難（障害）」をどうとらえるかー．きょうされん，2019，pp15-31.

10）上田　敏：「障害の受容」再論　ー誤解を解き，将来を考えるー．Jpn J Med.，57（10）：889，2020.

11）上田　敏：リハビリテーションの思想ー人間復権の医療を求めてー．医学書院，第 2 版増補版，2018，p29.

12）公益財団法人日本障害者リハビリテーション協会ホームページ：リハビリテーションとは．https://www.jsrpd.jp/rehabilitation/（2021 年 6 月 27 日アクセス）

13）武川正吾：地域福祉の主流化ー福祉国家と市民社会Ⅲー．法律文化社，2006，p2.

（四ノ宮美恵子）

4章 児童福祉の理解と心理支援

到達目標

- 児童福祉の原理原則と主な施策の現状，今日的課題の概要を理解できる.
- 児童福祉領域における心理職の立場・役割・基本的技術を理解できる.
- 虐待を受けた子どもの心理と心理支援について理解し全体像がイメージできる.

1. 児童福祉の特徴

1）児童福祉法における児童とは

児童福祉の対象はすべての児童であることはいうまでもない. **児童福祉法**（以下，児福法）[1] において，**児童**とは「満 18 歳に満たない者」をいい，**乳児**（満 1 歳に満たない者），**幼児**（満 1 歳から小学校就学の始期に達するまでの者），**少年**（小学校就学の始期から満 18 歳に達するまでの者）に分けられ規定されている（第四条）.

すべての児童のなかには，国籍不明・国籍を有していない児童も含まれる. また，保護者の養育を支援することが特に必要と認められる児童であって，要保護児童にあたらない**要支援児童**（第六条の三第 5 項）や保護者のない児童または保護者に監護させることが不適当であると認められる**要保護児童**（第六条の三第 8 項）も含まれている.

要支援児童とは，具体的には，①育児不安，育児ストレス，産後うつ状態，育児ノイローゼなどの問題によって，子育てに対して不安や孤立感を抱える保護者のもとで養育されている児童，②育児や養育に関する知識やスキルが不十分なため，衣食住などにおいて不適切な養育環境におかれている児童，③児童養護施設などを退所，里親委託解除などにより，家庭復帰後の児童等である.

要保護児童とは，具体的には，①保護者のない児童：孤児，保護者に遺棄された児童，保護者が長期拘禁中の児童，保護者が行方不明や家出した児童等，②保護者に監護させることが不適当であると認められる児童：ｉ保護者にその原因がある場合（保護者が虐待している児童や放任している児童，保護者の労働また疾病などのため必要な監護を受けられ

〔キーワード〕 児童虐待，児童相談援助，家族の構造的な問題，被虐待児童の心理，発達課題への支援，多職種協働，子どもの最善の利益

ない児童等），ⅱ児童本人の行為や心身上の障害にその主な原因がある場合（知的障害また肢体不自由等児童で保護者のもとでは十分な監護が得られず，児童福祉施設などに措置して保護や訓練・治療をしたほうがよいと認められる児童，不良行為（犯罪行為含む）をなし，またなす虞《おそれ》のある児童等）である．

児童の福祉に関する基本法である児福法においては，その理念，原理として「全て児童は，児童の権利に関する条約の精神に則り，適切に養育されること，その生活を保障されること，愛され，保護されること，その心身の健やかな成長及び発達並びにその自立が図られること，その他の福祉を等しく保障される権利を有する」（第一条），「全て国民は，児童が良好な環境において生まれ，かつ，社会のあらゆる分野において，児童の年齢及び発達の程度に応じて，その意見が尊重され，その最善の利益が優先して考慮され，心身ともに健やかに育成されるよう努めなければならない.」（第二条）と規定されている．

この条文内容から，

①子ども一人ひとりの個人としての人権を尊重しなければならないこと．

②「保護」「養育」という受動的権利とともに，「参加」といった子どもの権利行使の主体として能動的権利を保障すること．

③子どもは成長発達途上にある存在であり，個々の子どもの状態に応じて最善の利益を考慮し，健全に育成するようにその権利を公平平等に保障しなければならないこと．

が示されているといえる．

2）児童福祉の対象の現状

(1) 少子化率の上昇

現在，わが国は先進国のなかでも少子化が進んだ国の一つであり，2019年の出生数（推計）は864,000人と過去最少を記録し[2)]，極めて深刻な状況にある．第二次ベビーブーム世代が子どもを生み育てる時期に1996年頃から入っているにも関わらず，第三次ベビーブームが到来しなかったどころか，2005年の合計特殊出生率（以下，出生率）は1.26と過去最低を記録した．出生率は2015年に1.45まで回復したが，それ以降は再び漸減している．

日本の人口は近年，減少傾向にあり，2065年には総人口が9,000万人を割り込み，高齢化率は38%台の水準になると推定されている．単身世帯，高齢者単身世帯，ひとり親世帯ともに今後とも増加し，単身世帯は2035年には約4割に達するといわれている．

(2) 児童の貧困問題

子どもの貧困は1980年代から上昇傾向にあったが，2012年からは漸減しており，現在，わが国の子どもの相対的貧困率は13.9%で，7人に1人の子どもが貧困状態にあると指摘されている．相対的貧困率とは，世帯の所得が全国民の可処分所得の順にならべ，その中央値の半分以下しか所得がない状態をいう．こうした世帯環境のなかで，児童は教育，進学，医療，栄養，衛生などで極めて不利な状況におかれ，将来の明るい未来を描けずにいることが多い．児童の貧困問題への対応は優先して取り組むべき喫緊的課題になっている．

(3) 児童虐待を受けた児童の増加

周知のとおり，2019年（令和元年）度における児童相談所の児童虐待相談対応件数は，193,780件と増加しており[3)]，1999年（平成11年度）の11,631件に比べて約16.7倍になっている．虐待相談の内容別では心理的虐待の割合が最も多く（56.3%），次いで身体的虐待の割合が多い（25.4%）．相談経路においては，警察等（49.8%），近隣知人（13.0%），家族親戚（8.2%），学校など（7.7%）からの通告が多くなっている．

また，児童虐待による痛ましい事件が続いており，第1～15次報告までの児童虐待による死亡事例などの検証結果によると，心中以外の虐待死は735例で779人であった．そのうち，0歳児の割合は47.9%，なかでも0日児の割合は19.1%であった．さらに，3歳児以下の割合は77.2%を占めていた．加害者の割合は実母が55.1%と最も多い．妊娠期・周産期の問題では，予期しない妊娠・計画していない妊娠，妊婦健康診査未受診の状況が25%強にみられている（第3～15次報告までの累計）．家庭における地域社会との接触がほとんどない事例は39.1%であった（第2～15次報告までの累計）．このような現状にあり，児童虐待については深刻化しているといわざるを得ない．

(4) 代替養育（児童福祉施設，里親など）のもとで生活している児童

厚生労働省作成資料集「社会的養育の推進に向けて（2020年）」によると，保護者のない児童，被虐待児など家庭環境上養護を必要とする児童等に対し，公的な責任として社会的に養護を行う対象児童は，約45,000人である．このうち，家庭養護としては①里親への委託児童数5,556人，②ファミリーホーム1,548人，施設養護としては③乳児院2,678人，④児童養護施設24,908人，⑤児童心理治療施設1,366人，⑥児童自立支援施設1,226人，⑦母子生活支援施設3,735世帯 児童6,333人である．その他，就職した児童等に対して日常生活上の援助などを行う⑧自立援助ホーム643人がある．わが国の社会的養護では，施設入所児が多い現状となっている．

(5) 児童の非行問題

2019年（令和元年）版の子供・若者白書[4]によると，2017年における刑法犯少年の検挙人員は26,797人，触法少年（刑法）の補導人員は8,311人，ぐ犯少年の補導人員1,117人はいずれも減少傾向にあった．また，特別法犯少年の検挙人員5,041人，触法少年（特別法）の補導人員730人ともに減少している．刑法犯少年の検挙人員について，少年の人口比においても減少しているものの，刑法犯について成人の人口比と比較すると，依然として高い状態にあるといえよう．年齢別にみると，触法少年（刑法）において最も多かったのは13歳であったが，12歳以下の占める割合が上昇傾向にあり，罪種別にみると，刑法犯少年，触法少年（刑法）ともに，窃盗が50.0%以上を占めていた．また，初発型非行（万引き，自転車盗，オートバイ盗，占有離脱物横領[*1]）の検挙人員は減少傾向にあった．

刑法犯少年の非行時間帯と原因・動機については，14～20時の時間帯が40.5%と最も多く，また所有・消費目的による非行が59.7%となっていた．

(6) 児童の不登校問題

文部科学省が公表した「2018年（平成30年）度児童生徒の問題行動・不登校等生徒指導上の諸課題に関する調査結果」[5]によると，小・中学校における不登校児童生徒数は164,528人（前年度144,031人）であり，このうち，小学校44,841人（前年度35,032人），中学校119,687人（前年度108,999人）で，在籍者数に占める割合は小学校0.7%（前年度0.5%），中学校3.6%（前年度3.2%），不登校児童生徒の割合は全体の1.7%（前年度1.5%）であった．

不登校の児童生徒は増加傾向にある．その要因をみると，小・中学生では，家庭に係る

*1 横領罪の一種で，遺失物，漂流物，その他占有を離れた他人のものを横領すること．

状況，いじめを除く友人関係をめぐる問題，学業の不振などが多くみられた．

学校外の施設や機関などで相談・指導を受けた児童生徒数は 56,090 人（前年度 43,336 人）で不登校児童生徒に占める割合は 34.1%（前年度 30.1%），学校内の施設や機関などで相談・指導等を受けた児童生徒数は 79,621 人（前年度 72,183 人）で不登校児童生徒に占める割合は 48.4%（前年度 50.1%）であった．

(7) 障害のある児童

厚生労働省作成資料（2009 ～ 2011 年）[3] によると，在宅で生活している障害児数（推計値）は約 215,000 人（全国在宅障害児・者等実態調査）で，18 歳未満人口（約 2,033 万 9 千人）の 1.1% である．身体障害のある児童は 73,000 人（在宅で生活しており身体障害者手帳を有す人の数）で，知的障害のある児童は 152,000 人（在宅で生活しており療育手帳を有す人の数）である．施設に入所している身体障害のある児童数（推計値：社会福祉施設等調査）は約 5,000 人，知的障害のある児童数は約 7,000 人である．

(8) 妊産婦

児福法において，妊産婦とは「妊娠中又は出産後一年以内の女子をいう」（第五条）とされ，妊産婦も対象として規定されているところから，胎児も児童福祉の対象にしているといえる．国は，若年妊婦など「出産後の養育について出産前において支援を行うことが特に必要と認められる妊婦」を特定妊婦として定義（第六条の三第 5 項）し，支援の対象にしている．

(9) 保護者・家族

児福法において，「国及び地方公共団体は，児童が家庭において心身ともに健やかに養育されるよう，児童の保護者を支援しなければならない」と規定していることからも，保護者も児童福祉の対象ということである．したがって，児童自身についてはもとより，児童を取り巻く家庭や地域環境，特に家庭も視野に入れて考える必要があるため，今日では児童福祉を「子ども家庭福祉」と表現されるようになっている．

2. 児童福祉の今日的課題と取り組み

1）少子化対策

少子化への対策としては，「子育て支援」「働き方改革」に加えて，結婚，妊娠・出産，子育てに希望をもつことのできる環境づくりなど，「地域における切れ目ない妊娠・出産支援の強化」を図ることが必要不可欠であり，その解決に向けて国民全体で真剣に取り組むことが求められている．子どもが健やかに生まれてくるように，国および地方公共団体が良好な環境を保障し，その母親や家族の状態に応じた必要な支援をしなければならない．

たとえば特定妊婦への具体的な対策としては，「若草プロジェクト」のように，SNS など ICT 技術を活用した 24 時間 365 日妊娠葛藤相談事業，妊娠検査費用負担などの支援体制や妊娠期から出産後の母子を継続的に支援する社会的養護体制の整備が課題である．

また，現在母子を対象にした身体的な健康の確保・増進を中心にした母子保健法から，親子や家族全体を対象にした身体的・精神的・社会的な健康の確保・増進を目的にした家庭保健法（仮称）に改正することも検討すべき課題である．

2）児童の貧困対策

児童の貧困問題への対応については，2019 年 11 月に「子供の貧困対策に関する大綱」[6]が策定・公表された．具体的な重点施策として掲げられた支援策は，次の通りである．

①教育の支援策

幼児教育・保育の無償化の推進及び質の向上，地域に開かれた子供の貧困対策のプラットフォームとしての学校指導・運営体制の構築，高等学校等における修学継続のための支援，大学等進学に対する教育機会の提供，地域における学習支援など．

②生活の安定に資するための支援策

保護者の生活支援，子どもの生活支援・就労支援，住宅に関する支援など．

③保護者に対する職業生活の安定と向上に資するための就労の支援策

職業生活の安定と向上のための支援，ひとり親に対する就労支援，ふたり親世帯を含む困窮世帯への就労支援など．

④経済的支援策

児童手当・児童扶養手当制度の着実な実施，養育費の確保の推進，教育費負担の軽減など．

3）児童虐待防止対策

(1) これまでの児童虐待防止対策

児童虐待の発生予防・早期発見としては，妊娠期から子育て期までの切れ目ない支援を通して妊娠や子育ての不安，孤立などに対応し，児童虐待のリスクを早期に発見・逓減する施策が講じられてきた［表4.1］[3]．児童虐待発生時の迅速・的確な対応としては，児童の安全を確保する初期対応が迅速・的確に行われるよう，児童相談所や市町村の体制や権限の強化などを行ってきた．そして，被虐待児童の自立支援策としては，親子関係再構築支援を強化するとともに，施設や里親などへの措置がとられた場合には，個々の児童のニーズに応じた支援を実施し，将来の自立に結びつける取り組みを進めてきたのである．

(2) 児童虐待防止対策の抜本的強化について

児童虐待においては痛ましい事件が相次いで発生するなど深刻化しており，政府の児童虐待防止対策に関する関係閣僚会議においては，2018 年に「児童虐待防止対策の強化に向けた緊急総合対策」を決定したほか，同年に「児童虐待防止対策体制総合強化プラン」を策定，さらには 2019 年に「『児童虐待防止対策の強化に向けた緊急総合対策』の更なる徹底・強化について」，「児童虐待防止対策の抜本的強化について」を決定している．

その抜本的強化策の内容としては，後述する改正法の案として国会に提出された事項に加え，体罰の範囲や考え方等に係るガイドラインの策定，妊婦への支援の強化など児童虐待の発生予防・早期発見，児童福祉司等の増員や処遇改善，市町村の体制強化，関係機関間の連携強化，保護者支援プログラムの推進などである．

(3) 今後の課題

児童虐待防止対策においては，政府が抜本的強化を打ち出しており，種々な課題があるが，ここでは紙幅の関係から，そのなかの重要課題を一つ取り上げることとする．

その一つは補完的な支援の充実強化である．具体的には，家族療法事業，ショートステイ・トワイライトステイ事業の活用・拡充などにより，「親子で利用できる心理治療的なデイケア事業」，「施設等を活用して親子で短期間宿泊して育児及び家事支援等を行う在宅

[表4.1] 地域子ども・子育て支援事業（子ども・子育て支援法第五十九条）

事業名	概要
利用者支援事業	子ども又はその保護者の身近な場所で，教育・保育施設や地域の子育て支援事業等の情報提供及び必要に応じて相談・助言等を行うとともに，関係機関との連結調整等を実施する事業
地域子育て支援拠点事業	乳幼児及びその保護者が相互の交流を行う場所を開設し，子育てについての相談，情報の提供，助言その他の援助を行う事業
妊婦健康診査	妊婦の健康の保持及び増進を図るため，妊婦に対する健康診査として，①健康状態の把握，②検査計測，③保健指導を実施するとともに，妊婦期間中の適時に必要に応じた医学的検査を実施する事業
乳児家庭全戸訪問事業	生後4か月までの乳児のいる全ての家庭を訪問し，子育て支援に関する情報提供や養育環境等の把握を行う事業
養育支援訪問事業	養育支援が特に必要な家庭に対して，その居宅を訪問し，養育に関する指導・助言等を行うことにより，当該家庭の適切な養育の実施を確保する事業
子どもを守る地域ネットワーク機能強化事業	要保護児童対策協議会（子どもを守る地域ネットワーク）の機能強化を図るため，調整機関職員やネットワーク構成員（関係機関）の専門性強化と，ネットワーク機関間の連携強化を図る取組を実施する事業
子育て短期支援事業	保護者の疾病等の理由により家庭において養育を受けることが一時的に困難となった児童について，児童養護施設等に入所させ，必要な保護を行う事業（短期入所生活援助事業（ショートステイ事業）及び夜間養護等事業（トワイライトステイ事業））
子育て援助活動支援事業（ファミリー・サポート・センター事業）	乳幼児や小学生等の児童を有する子育て中の保護者を会員として，児童の預かり等の援助を受けることを希望する者と当該援助を行うことを希望する者との相互援助活動に関する連絡，調整を行う事業
一時預かり事業	家庭において保育を受けることが一時的に困難となった乳幼児について，主として昼間において，認定こども園，幼稚園，保育所，地域子育て支援拠点その他の場所において，一時的に預かり，必要な保護を行う事業
延長保育事業	保育認定を受けた子どもについて，通常の利用日及び利用時間以外の日及び時間において，認定こども園，保育所等において保育を実施する事業
病児保育事業	病児について，病院・保育所等に付設された専用スペース等において，看護師等が一時的に保育等する事業
放課後児童クラブ（放課後児童健全育成事業）	保護者が労働等により昼間家庭にいない小学校に就学している児童に対し，授業の終了後に小学校の余裕教室，児童館等を利用して適切な遊び及び生活の場を与えて，その健全な育成を図る事業
実費徴収に係る補足給付を行う事業	保護者の世帯所得の状況等を勘案して，特定教育・保育施設等に対して保護者が支払うべき日用品，文房具その他の教育・保育に必要な物品の購入に要する費用又は行事への参加に要する費用等を助成する事業
多様な事業者の参入促進・能力活用事業	特定教育・保育施設等への民間事業者の参入の促進に関する調査研究その他多様な事業者の能力を活用した特定教育・保育施設等の設置又は運営を促進するための事業

（内閣府，文献8より引用）

支援事業」，あるいは「毎週，数日間施設で断続的に預かるといった子育て家庭の養育を補完するような事業」などの実施である．このような事業を実施すれば親子を分離せずに支援することが可能になるケースが出てくる．そして，こうした事業にショートステイ里親などの類型を創設して家庭養護の有効活用についても検討すべきである．

たとえて言うならば，淡水域を在宅支援機能（子育て支援機能），海水域を代替養育（社会的養護）機能とすれば，在宅支援機能と代替養育機能が混合している汽水域の在宅指導措置やハイリスク家庭支援機能を充実・強化することが必要ということである．わが国では，この汽水域の事業が不十分なために，子どもや家庭のニーズに対応したソーシャルワークを展開することができづらいのである．

法改正により，既に里親等による家庭環境調整などが行われているが，社会的養育ビジョンで提言された「ショートステイ里親」「一時保護里親」「親子（母子）を対象にして養育支援を行う親子里親」などを創設して，汽水域である補完機能を充実強化し，子どもや家庭のニーズに対応したソーシャルワークを展開できるようにすることが必要である．

3. 児童福祉サービスの仕組み

1）児童福祉サービスと市町村で行われる業務

児福法などに基づいた**児童福祉サービス**は，**［図4.1］**のように，市町村の児童家庭相談や子育て支援と児童相談所を中心とした**社会的養護**（要保護児童を公的責任で社会的に養育し，保護するとともに，子育てに困難を抱える家庭への支援をすること）が，密接に連携して推進する仕組みになっている[3]．また，児福法に基づいたすべての子どもが健全に育ち，自立できるようにするための**児童相談援助活動**も，**［図4.2］**のように市町村と都道府県が密接に連携して実施する体制になっている[3]．

市町村の業務は，児童および妊産婦の福祉に関して必要な実態把握や情報提供を行い，家庭などからの相談に応ずる業務，並びに必要な調査・指導・支援を実施することである．それに対して，都道府県（児童相談所）の業務は，市町村の業務の実施に関し市町村相互

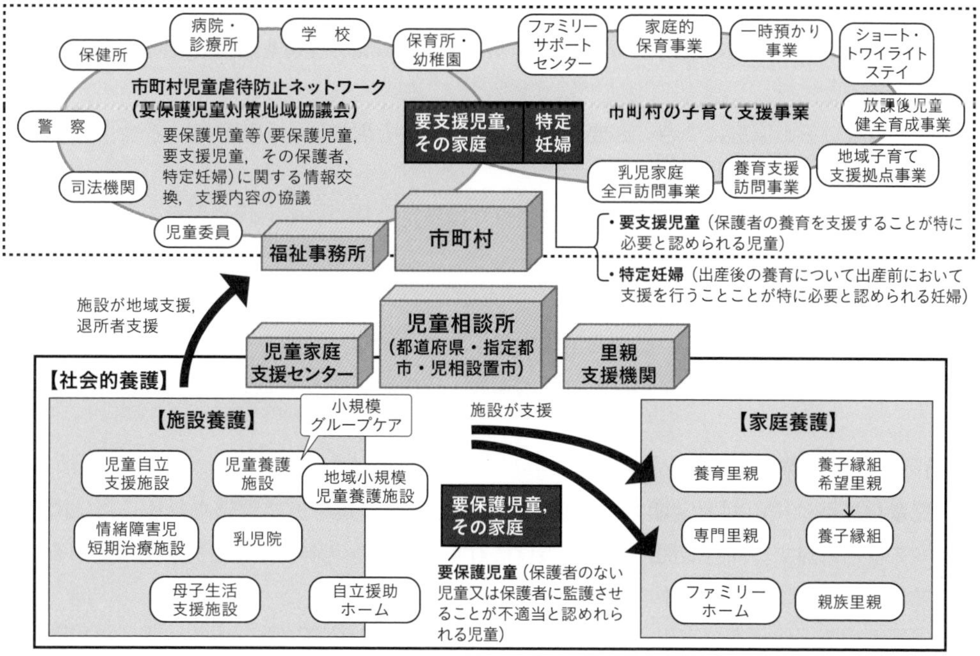

［図4.1］子ども・子育て支援新制度と社会的養護　（厚生労働省，文献3より一部引用）

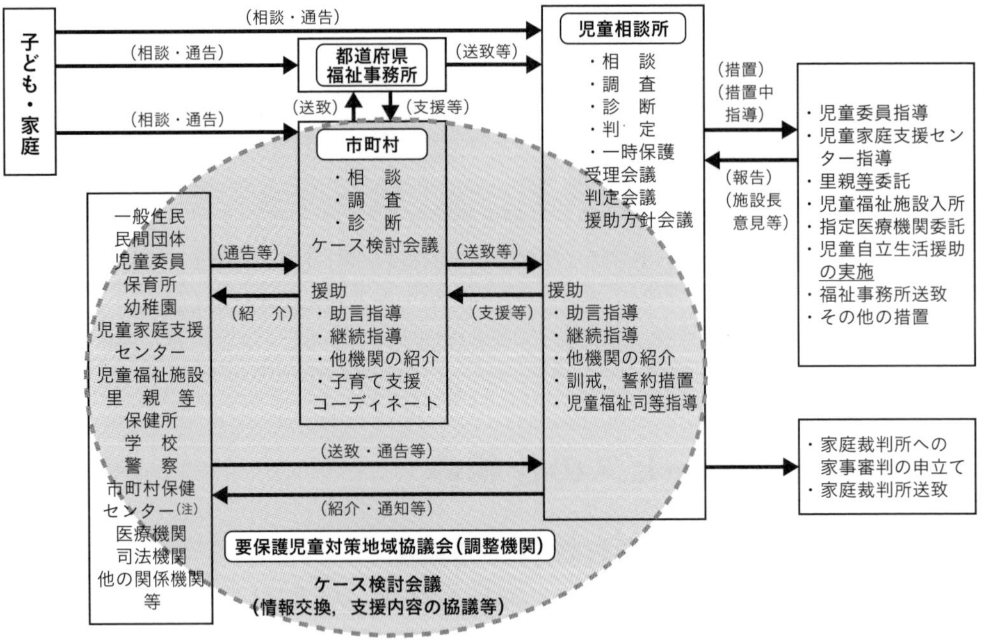

注：市町村保健センターについては，市町村の児童家庭相談の窓口として，一般住民等からの通告等を受け，相談得助業務を実施する場合も想定される。

［図4.2］市町村・児童相談所における相談援助活動系統図　（厚生労働省，文献3より引用）

間の連絡調整，市町村に対する情報の提供，市町村職員の研修，必要な援助を実施することである．

2）児童および妊産婦の福祉

このように児童および妊産婦に関しては，主として，市町村では軽微なケースについて対応しているものの，他方，都道府県は次のような専門的な業務が実施される．

①各市町村区域を超えた広域的な見地から，実情把握に努めること．

②児童に関する家庭などからの相談のうち，専門的知識・技術を必要とするものに対応すること．

③児童及びその家庭につき，必要な調査や医学的，心理学的，教育学的，社会学的，精神保健上の判定を行うこと．

④児童及びその保護者につき，③の調査または判定に基づいて心理や児童の健康及び心身の発達に関する専門的知識・技術を必要とする指導などを行うこと．

⑤児童の一時保護を行うこと．

⑥里親からの相談に応じ，必要な情報提供，助言，研修，援助を行うこと．

⑦広域的な対応が必要な業務など専門的知識・技術を必要とする支援を行うこと．

3）児童相談所で行われる相談

児童相談所は市町村と定期的かつ必要に応じて情報交換や連絡調整を行うこと，困難ケースなどに対する同行訪問，市町村職員に対する研修の実施などの連携を図っている．

児童相談所では，主に以下のような内容の相談が行われる．

①養護相談：保護者の家出，失踪，死亡，入院等による養育困難，虐待，養子縁組等に関する相談

②保健相談：未熟児，疾患等に関する相談

③障害相談：肢体不自由，視聴覚・言語発達・重症心身・知的障害，自閉症等に関する相談

④非行相談：ぐ犯行為，触法行為，行動上の問題のある子ども等に関する相談

⑤育成相談：家庭でのしつけ，不登校，進学適性等に関する相談

その他，関係機関，関係団体及び児童福祉に関連する職務に携わっている関係者等により構成される要保護児童対策地域協議会の業務としては，要保護児童もしくは要支援児童，およびその家庭または特定妊婦に関する適切な支援を図るために必要な情報交換をし，対象児童等に対する支援内容に関する協議を行う．

4. 児童福祉領域で大切なパラダイムと理論

1）児童福祉における３つの原則

児童福祉や福祉心理学が重視する３つの原則として，網野は，①尊厳性の原則，②無差別平等の原則，③自己実現の原則を挙げ，次のように説明している[7]．

①**尊厳性の原則**：「子どもはまず独自の出自や氏名をもち，個性あるこの世でただ一人存在する価値ある人間として尊重されることである．個々の子どもの生命，自由，幸福追求の基本的人権が最大限に尊重されるということである」と網野は述べ，児童福祉や福祉心理学において，子どもをはじめ，すべての人々が授かった命を全うしようとする欲求・ニーズを最大限に尊重し，一人ひとりの個人としての生命と尊厳を支援する意識や行動の重要性を提唱している．

②**無差別平等の原則**：「無差別平等というのは，無条件に平等ということを意味するものではない．個々の子どもの個性ある生き方，発達，適応をふまえることが重要である．これをふまえたうえで，福祉サービス全体や児童福祉サービスが公平，公正であることに意を配ることが重要となる」と述べ，スティグマ，偏見，差別の意識と行動を排除し，一人ひとりの人間としての暮らし・生活を全うしようとする要求・ニーズの充足が平等，公平になされるように支援する意識や行動の重要性を提唱している．

③**自己実現の原則**：「児童福祉における自己実現の原則は，実践面においても，法制度面においても保護・扶助としての福祉（welfare）を常に越える健幸としての福祉（well-being）の実践を求めている」と述べ，すべての人間一人ひとりがもつ自己実現の欲求・ニーズを尊重し，その個性や潜在可能性を支援する意識や行動の重要性について提唱している．

児童福祉や福祉心理学においては，この３つの原則を基盤にして，自身の命（life：生命・生活・人生）を全うしようとしている児童をはじめすべての人々を対象にして，その実現を妨げている問題を解決できるように，その人自身の強みやあらゆる社会資源を活用し支援することが求められている．

2）生活を基本とした心理支援

社会資源の一つである心理専門職による心理支援は，生命を維持し育み自身の生活や人生を全うしようとしている児童を対象にして，その実現を妨げている心理的な問題を解決

できるように，児童の有しているレジリエンスや潜在可能性，およびあらゆる社会資源を活用し支援することが求められているのである．

したがって，その児童に対する総合的かつ的確なアセスメントに基づき，その児童の課題に応じた効果的な質の高い衣食住などの日常生活を基本にした心理支援を展開することが重要なのである．

村瀬は，「特定された理論や技法をいかに適用するかという視点で考えると，疾病や行動上の問題の性質や重篤度によって，適用の可否があり，心理支援の幅は自ずと限られてくる場合があり得る．一方，あくまでもクライエントや患者の必要性をまず考え，生き難さを和らげるという視点，換言すれば生活を心理的視点から支援しようとするならば，重篤な状態にある人であっても，生活者であり，何らかの支援の緒は見つかることになる．そこから生き難さが和らぐ方向への展開が可能になる」と述べている[8,9]．

児童への心理支援は，その児童全体について生物・心理・社会モデル（biopsychosocial model）に則ってアセスメントし，その児童のニーズに適合するようにプログラムなどを改変するとともに，その内容を生活のなかに自然な営みとして馴染むように挿入し，児童の成長や変容を目指すことが大切である．

また，西澤は「丁寧な生活支援は，ケアワーカーと子どもの関係性に重要な影響を与えることになる．（中略）こうした子どもとの関係性における「特別で重要な大人」という立場を活用し，ケアワーカーが子どもの抱えるさまざまな心理的問題や行動上の問題にアプローチすることによって，生活支援を基礎とした治療的養育が成立するのである」と述べ[10]，代替養育のもとで生活している虐待を受けた児童などへのアプローチとして，その児童が抱えているさまざまな心理的問題や行動上の問題等の修正や解消という心理治療的な要素を内含している，生活支援を基礎とした治療的養育の重要性を述べている．

さらに，生活場面面接の活用など，その問題の発生した生活場面での心理支援も効果的な場合が少なくない[11,12]．これらの解決のみならず，基本的信頼感の形成，社会性の発達や学力獲得，生活自立や心理的自立の発達，アイデンティティの獲得など発達課題の達成にも考慮することが必要である．また，児童は未成熟な状態であればあるほど，親や家族など養育者に依拠しない限り一人では生きていくことができず，家庭など養育環境から受ける影響は大きい．したがって児童の養育環境に問題があれば，その環境に対する支援も必要になる．複合的な課題を抱えている児童やその家族への支援をする際には，さまざまな機関と連携協働し，そのケースのニーズに応じた統合的で浸透性のあるアプローチと支援が大切である．

3）家族を対象にした心理支援

虐待相談，非行相談，あるいは現在問題になっているダブルケア，ヤングケアラーなどの相談においては，家族の構造的な問題として捉え，常に家族全体を把握し，児童本人への支援はもとより，その家族を対象にした心理支援を実施することが求められている．

家族への心理支援は，児童相談所，児童発達支援センター，児童家庭支援センターなどの相談機関が携わっている．児童虐待などの問題は，単一の要因だけではなく，さまざまな要因が複雑に絡み合って生じるものであり，心理支援の対象も，児童本人といった個人のみならず，家族メンバー間の心理的メカニズムなど家族全体を対象にして総合的に捉え，心理支援を行うことが必要である．

具体的方法としては，親子の相互交流の質の向上による回復への心理支援をする親子相互交流療法（parent child interaction therapy；PCIT），家族を対象にしたマルチシステミックセラピー（Multisystemic therapy；MST）や機能的家族療法（functional family therapy；FFT）などがある．

対人援助の専門職である心理職として，児童やその家族への心理支援を行ううえで最も大切な姿勢の一つは，不完全な者が不完全な者に対して支援をしているという自覚である．心理職の未熟さを子どもは許容しつつ，心の傷を癒そうと苦闘している子どもの真摯な姿にふれるときに，自然にいのちの底からわいてくるものは，児童の内にある人間的なものへの「感謝」であり「畏敬」である．福祉や心理などによる支援は児童の許容のうえに成り立っているという自覚をもち，「感謝」や「謝罪」の気持ちをもって支援することが大切である．

もう一つは，諦めず見放さず，児童への支援意欲をもち続けることである．治療意欲や改善意欲のない児童に意欲を生起させるのは，心理職の支援意欲である．治療や改善への関心や改善意欲のない児童の場合，心理職の児童に対する支援意欲・関心こそが子どもの治療を推進する活力となるからである．心理職の児童に対する持続的な意欲・関心がなければ，不信感のある児童との関係性の構築は望めず，効果的な心理支援は展開されない．したがって，心理職は児童への意欲と関心をもち，真摯に向き合い，心理支援を粘り強く行い続けることが必要である．

（相澤　仁）

5. 児童福祉領域における心理職の立場と役割

1）心理職としてどう関わるか

児童福祉領域における心理職は，児童相談所，市町村家庭児童相談室，児童養護施設，乳児院，母子生活支援施設，児童発達支援センター，子育て世代包括支援センターといった支援の場所で子どもや保護者に関わっている[13]．

心理職が児童福祉領域において出会う子どもには，①知的障害・自閉スペクトラム症・注意欠如多動症などの発達障害系，②攻撃行動や反社会的行動が反復的に現れる行為障害などの行動障害系，③強迫性障害・外傷後ストレス性障害・反応性愛着障害などの情緒障害系に属する問題を，重複して抱えている場合が多い．このような課題を抱えた子どもやその保護者に対して，心理職は「あなたを理解したい」という気持ちで関わる．子どもや保護者は心理職が真摯に受容的に接する姿勢を通して，しだいに自由に自分の思いを表現できるようになっていくのである．

また，心理職は，発達の視点から子どもの理解を深めるように意識する．目の前の子どもの言動や保護者の話などその他さまざまな情報から，乳児期・幼児期・児童期・思春期・青年期それぞれの発達課題において未達成である部分に思いを寄せる．その際，子どもには個人差が大きいことや，環境の影響を受けやすく可塑性があることを念頭に入れる必要がある．このため，問題の理解や支援方針は，時間の経過とともに，修正や更新を繰り返すことになる．

その他，心理職は子ども･保護者への支援に加えて，多職種への支援を行う立場にある．その際には，多職種の立場を尊重し，共感的態度をもって協働を意識しながら，子どもの心理的な理解を共有してもらえるように，わかりやすく伝えることが必要である．

2）心理アセスメントと連携

2017年の公認心理師カリキュラム検討委員会報告書には，「児童福祉施設等においては，子どもの発達に関する知識や各種心理検査等の技術をもって，子どもの状態，家族像，今の問題点などを包括的に理解・評価することが求められる」と示されている[14]．

子どもの発達に遅れやでこぼこがあり，心理的面の発達課題も積み残されていると感じられる場合には，心理職は行動観察を合わせて各種心理検査を行う．子どもの発達検査や知能検査には「DENVER Ⅱ 発達判定法」「遠城寺式・乳幼児分析的発達検査」，「新版K式発達検査」，「WISC-Ⅳ知能検査」，「K-ABCⅡ」などがあり，心理面の検査には，「SCT（文章完成法）」，「バウムテスト」，「PFスタディ」などの投影法や「YG性格検査」などの質問紙法がある．心理職はそれらの心理検査に精通し，限られた枠のなかでの行動観察や心理面の評価および記録ができるように訓練されていなければならない．

また，検査場面や結果のフィードバックが，子どもの心理に影響を与えるものであることを意識しておく必要がある．心理職は検査に対する子どもの不安な気持ちを敏感に察知し，安心できるよう言葉をかけ，子どもの自尊心の回復につながるように，子どもの表現したものすべてに敬意をはらう．心理職から自分の力のすべてをあたたかく受け止めてもらえたと感じたとき，子どもには安心感が生まれるだろう．その後のフィードバックを通して，自分を認め，これからはこうしてみよう，やってみたい，という自信と活力がもたらされることが期待される．つまり，検査も心理支援の重要なセッションの一つなのである．

しかし，子どもの心理は，検査のなかだけで把握できるものではない．子どもが示す問題の多くは，たとえば一時保護所で夜間に見せるフラッシュバックによるパニックや，親子や学校でのやりとりなど，日常の生活場面で生じているのである．

さらに，児童福祉領域で行う心理アセスメントで大切なことは，問題の背景となっている状況を，生物・心理・社会モデルに基づき全体像を把握したうえで支援の方向性を探ることである．その際にアセスメントの情報となり得るものは，家庭環境，学校の人間関係や成績，家庭や施設内での言動，保護者からみた子どもの性格傾向，子どもから聞き取った自身の意思，心理職が「子どもに抱く感情」など多く存在する．特に，医学所見や多専門職の支援経過と見立ても心理支援を考えるうえで重要な情報である．つまり心理職は，多職種が行う支援もふまえてその全体像を捉える必要がある．心理職の「アセスメント」は，多職種との連携によって子どもの本質に近づくのである．

3）心理に関する援助

心理職は出会った子どもに対して「**カウンセリング**」，「**プレイセラピー**」，「**心理検査**」などを通して関わる．また，心理職は子どもだけでなく保護者に対しても「カウンセリング」，「心理教育」などを行い，家族が子どもの育ちの場として機能するように働きかけていく．

心理職は，不安感をもったり，自己肯定感が低かったり，さまざまな問題を抱えている子どもの気持ちに，受容，共感，傾聴を繰り返し，寄り添い，エンパワーメントする姿勢で臨む．子どもの声にならない声に耳を傾けて寄り添うなかで，子どもの思いを理解できるようになる．そして，時に応じて思いを周囲の大人に伝え，環境に働きかける．つまり，心理職が行う援助は，1 対 1 の子どもや保護者に対してのみに行うのではなく，子どもが安心できる環境を作るためにも機能するのである．

「あなたはあなたのままで生きる価値があるのですよ」，「これまで過酷な環境の中でよく頑張って生きてきましたね」，「世の中は安心できるものですよ」，といった支援者の「メッセージ」が子どもに届き，子どもの成長を環境全体で支えられるようにするために，心理職は援助を行うのである．

6. 児童福祉領域における心理職の基本的技術

1）基本技術とは何か

心理職の基本技術の中核はコミュニケーションの技術であるといえるだろう．目の前の子どもや保護者が思わず本音を打ち明け，内省を深め，助言を求める気持ちになれるよう，心理職は受容的な雰囲気を身にまといたい．心理職が部屋にいるだけで子どもや保護者の気持ちが安定する存在となることを目指すためにも，対象者への尊敬の念を忘れず，対象者の気持ちを想像し，自分の純粋な気持ちも自覚しながら向かう．これらは，受容，共感，尊敬，傾聴といった「カウンセリング」における対話に基づくものである．

子どもやその家族が抱えている課題はさまざまであり．心理職は子どもだけでなく保護者への支援も求められる．保護者の子育て上の悩みに耳を傾け，その思いを受容していく．しかし，一方で，子どもを叩いてしまったことを後悔する保護者の子どもへの態度がなかなか改善されない場合には，迷いが生じる．そのため，心理職は精神分析，発達心理学，認知行動療法，家族再統合支援（虐待による親子分離から家庭復帰までを扱う段階的な親子関係修復支援），ペアレント・プログラム（発達障害の子どもの親のための子育て支援プログラム）など，さまざまな理論を学び技術を身に付け，その時々で求められる場に応じることができるよう，日々研鑽を積む必要がある．また難しいケースについては，心理支援だけですべてが改善されるものではないことを肝に銘じて，多職種との連携のなかで俯瞰的にケースを捉えていく．

2）子どもへの心理支援の技術

子どもに対しては，カウンセリングに類似した視点として，「子どもと温かい友好的な関係をつくること」，「子どものありのままを受け入れること」，「子どもが自由に表現できるような雰囲気を作ること」，「子どもが自由に自分を表現できるような環境を与えること」，「子どもの気持ちを適切に言い換えて伝えること」，「子どもに合わせゆっくりとしたペースであること」，「子どもがリードし，セラピストが従うこと」，「時に治療に必要な一定の制限を与えること」という有名なアクスライン，V.M.（1947）が提唱する遊戯療法の 8 原則をベースにして，発達や心理的な変化を促す関わりを意識することが望まれる．

ここでは他に，具体的な子どもへの支援の技術や工夫について以下の 3 点を紹介する．

(1) 言語や社会性の発達の課題を抱える子どもへの支援技術：インリアルアプローチ

言語や社会性の発達に課題を抱える子どものもつ潜在能力を信じ，主体性を重視して自然で生き生きとした状態で，実力を発揮できるような環境を提供するためのアプローチである[15]．

インリアルとはInter Reactive Learning and Communication（相互に反応することで学習とコミュニケーションを促進する）の頭文字である．その基本姿勢（SOUL）として，Silence（静かに見守ること），Observation（よく観察すること），Understanding（深く理解すること），Listening（耳を傾けること）が掲げられている．具体的な子どもへの関わり技法としては，①ミラリング（子どものしていることを観察しそのまま真似る），②モニタリング（子どもの声や言葉をそのまま真似る），③パラレルトーク（子どもの行動や気持ちを言語化する），④セルフ・トーク（大人自身の行動や気持ちを言葉にする），⑤リフレクティング（子どもの言い誤りを正しく言い直して聞かせる），⑥エキスパンション（子どもの言葉の足りない部分を意味的，文法的に広げて返す），⑦モデリング（子どもに新しい言葉のモデルを示す）などがある．

心理職自身が児童発達支援センターや母子保健センターなどで出会う子どもに接する際の姿勢や技術として重要であることはもちろんのこと，子どもの発達や自身の関わり方で悩みを抱えている保護者に助言する際にも有効である．

(2) 発達障害児への関わりの工夫：構造化

場面の理解が苦手で，自分が今何をすれば良いのかわからず混乱しやすい発達障害児に対して，状況をわかりやすく伝える関わりや環境設定の工夫の一つが構造化である．以下のような視点で環境が整理されると，心理的に安心して過ごすことができるようになる．

①**物理的構造化**：この空間は遊ぶ場所なのか，勉強をする場所なのか，どのような場所なのかがわかるようにするために，活動によって場所を定める．

②**個別のスケジュール化**：時間の概念を理解することが難しい子どもに，これから何をすればよいかを理解してもらい，不安を回避し，安心して活動を行えるようにするために，「スケジュール」を決める．また，視覚的な理解の方が得意な場合が多いため，写真やイラストを用いてスケジュールを提示すると理解されやすい．

③**視覚的構造化**：人の気持ちなど目で見えないものについて，会話によるコミュニケーションではなく，「実物」「絵，イラスト」「写真」あるいは「文字」など得意な視覚的刺激を通してわかりやすく示す．

④**ワークシステム**：先を見通すことに困難がある子どもの場合にも「一人で自立して」一連の学習や作業などの活動に取り組めるように作業工程に工夫を施す．「何を」「いつまで」「どのようなやり方で」「終わったら次に何をするか」といった作業の流れがわかるように，絵・形・文字・色・記号などによるマッチングや，リストなどを用いる．たとえば作業の最後の工程にフィニッシュボックスをおいて，作業が終了したことが理解できるようにする工夫も有効である．

心理職は，面接場面における不安の回避のためにこれらの視点を用いたり，生活場面や支援の場に取り入れられるアイディアを，保護者や多職種に伝えていくことが望まれる．

(3) 虐待を受けた子どもに対する支援技術：被虐待児の理解と「トラウマインフォームドケア」

被虐待体験のある子どもは日常生活においてさまざまな困難を抱えている可能性があり，その心理の理解を進めることは，トラウマの二次被害を防ぐために重要である．ここでは，まずそのような子どもを理解する視点と，支援の技術の一つである**トラウマイン**

フォームドケア（trauma informed care：TIC）を紹介する．

①被虐待児の理解

被虐待体験のある子どもは日常生活においてさまざまな困難を抱えており，大石は被虐待児に共通する特性を以下の9つの視点からまとめている[16]．

①落ち着かず過覚醒である．

②眠れない（入眠困難，中途覚醒，夜驚）．

③摂食の問題（偏食，異食）や排泄の障害がみられる．

④勉強ができない（集中ができず学習にマイナス作用を及ぼす）．

⑤自分のしたことを覚えていない：解離（思春期に入ると現実感覚が薄れ解離下での自傷が生じ，人格の交代現象などが生じる場合もある）．

⑥フラッシュバック（冷凍保存されていた記憶が，何かのきっかけで突如解凍されて侵入してくる．反復や非常に苦痛を伴いパニックになる）．

⑦こだわりや妙な癖がある（同じ服にこだわる，変なものを集めるなど，不安から一定に保とうとしたり，物に魔術的な意味をつけて安心を得ようとしたりする）．

⑧自傷してしまう（鈍麻させなければ生きてこられなかったため痛みの感覚に鈍い）．

⑨内省することができない（感情失認と万能感の肥大）．

たとえば，支援者がその点に気が付かず，施設内でやるべきことに集中できず，ぼんやりとしている子どもに叱咤激励を行った場合，子どもは親からの虐待の記憶が甦ってパニックを起こす可能性もあるだろう．心理職は，被虐待体験による心的外傷的出来事（トラウマ）が生活に及ぼす影響について生活全体を注視する必要がある．

②再トラウマ化を防ぐ支援技術[17-21]

トラウマインフォームドケア（TIC）はそのような課題を抱えた子どもと支援者の双方が，子どものトラウマ体験を理解し，どのような時にトラウマの症状が起こりやすいのかを知り，支援関係者全体でケアを提供するアプローチである．

具体的には，支援者は子どもの過覚醒状態や解離状態で行われる暴力などを，トラウマの視点から眺め，きっかけが生まれる状況を探る．そのなかで子どもの理解が進み，支援に見通しが生まれる．また，子どもが自分の心の状態に気が付くように「体と同じように，心もケガをする」といったわかりやすいイメージによる心理教育を通して理解を促す．さらに，心のケガも適切に手当てをすれば治るという期待をもてるよう，リラクセーションなどを取り入れて子どもを安心に導く．

これら心の傷の応急処置ともいえる支援は，学校の先生を含め，子どもに関わる支援者全体で取り組むことが望ましい．心理職は多職種が子どもの症状をトラウマの視点から眺められるよう，子どもが安心できる環境のなかで回復できるよう，支援環境全体を導いていく．

また，重篤な症状の子どもに対しては，心理面接においてトラウマのケアを行うこともある．その際，支援者全体に心理面接を定期的に行う意味や，心理面接が子どもと多職種との関係を好転させる呼び水となる点を説明し，チーム全体で支援を行うことの重要性について，あらためて理解を求める必要がある．

3）多職種との協働による心理支援

これまで心理職としての支援技術のいくつかを眺めてきたが，あらためて，心理職が子どもの心理を多職種に伝えることの重要性を確認したい.

特に留意したいことは，同じ施設の児童指導員や保育士や保健師など，さまざまな多職種も，それぞれ子どもの心理に働きかけている点に目を向けることである．たとえば，施設保育士の愛着形成を促進させる心理的な関わりは，子どもの情緒を安定に導く．このような点を心理職は見逃すことなく，多職種が子どもに与えている心理的な影響を俯瞰的に捉える．子どもの成長を共に喜び合い，さらに安定が続くように，心理職として理解した点をフィードバックする.

心理アセスメントを含めた子どもの心理の理解を多職種に伝える際に留意すべきことは，難解な心理専門用語を用いずに，わかりやすい言葉を用いることである．また，多職種が専門職として行っているアセスメントを尊重し学ぼうとする謙虚な姿勢も求められる.

専門職同士がチームとしてお互いに認め合い，学びサポートし合うなかで，子どもの心理的な理解を深めることが，子どもの最善の利益につながるのである.

（飯田法子）

4章 Q and A

Q1 児童福祉法上の児童についての次の5つの説明のなかで適切でないものはどれか.

1. 児童とは「満 18 歳に満たない者」をいう.
2. すべての児童のなかには，国籍は問わず，国籍不明，国籍を有していない児童も含まれている.
3. 要支援児童とは，具体的には，育児不安，育児ストレス，産後うつ状態，育児ノイローゼなどの問題によって，子育てに対して不安や孤立感を抱える保護者のもとで養育されている児童や，児童養護施設等退所又里親委託解除により，家庭復帰後の児童である.
4. 要保護児童とは，保護者のない児童又は保護者に監護させることが不適当であると認められる児童をいう.
5. 要保護児童とは，具体的には，孤児，保護者に遺棄された児童，保護者が長期拘禁中児童，保護者が行方不明や家出した児童や，不良行為をなしまたなす虞のある児童福祉施設に入所しなければならない児童である.

Q2 次の5つの説明のなかで児童福祉領域における心理職のあり方として正しいものを1つ選びなさい.

1. 遊戯療法での関わりにおいては，子どもとあたたかい友好的な関係をつくることが大切であるため，どんな場面でも一定の制限を与えるようなことは絶対にあってはならない.
2. 児童福祉領域において子どもの愛着を育む支援は，愛着理論を学んだ心理職のみが専門的知識をもって行うものである.
3. 自分が今何をすればよいのかわからず，困り感を抱える発達障害児に対して,状況をさまざまな手段でわかりやすく伝える関わりや環境設定の工夫を構造化という．

4. 児童福祉領域における保護者との関わりにおいては，受容的なカウンセリングに徹することが重要であり，教えるような視点をもつことは心理職としてはふさわしくない．
5. 心理アセスメントにおいては，心理検査によるアセスメント結果が何より優先されなければならない．

Q1

A…… 5

解説

児童福祉施設に入所しない児童であっても，児童福祉司などの指導を必要とする程度の場合も対象になる．

1. について：児童とは，「満 18 歳に満たない者」をいい，「乳児」（満 1 歳に満たない者），「幼児」（満 1 歳から，小学校就学の始期に達するまでの者）「少年」（小学校就学の始期から，満 18 歳に達するまでの者）に分けられている．

3. について：要支援児童とは，上記の内容に加え，育児や養育に関する知識やスキルが不十分なため，衣食住などにおいて不適切な養育環境におかれている児童も含まれる．

Q2

A…… 3

解説

1. 非指示的遊戯療法を提唱したアクスライン，V. は遊戯療法の 8 原則のなかで「ときに治療に必要な一定の制限を与えること」という原則を示している．時間や場所，身体的攻撃，玩具の破壊や持ち出しなど制限があることで，子どもにとって成長や安心感がもたらされることが想定される．ただし，制限を加えることについては，ケースによってその意図を考えながら慎重に関わることが大切である．
2. 心理職は愛着理論にも精通した心の専門家だが，保育士ら他の専門職も，関わりにおいて子どもの心理発達を支え愛着を育んでいる．だからこそ，心理職は多職種の専門性が子どもに与える心理的な影響を俯瞰的に捉え，理解した点を多職種にフィードバックする必要がある．
3. 正解である．心理職は，発達障害児の不安は構造化によって軽減される可能性がある点を理解している必要がある．また，構造化の種類や具体的な例について，生活に応用する視点をもち，保護者や多職種にそのアイディアを伝えていくことが重要である．
4. 保護者には，受容的な関わりをベースとしながら，心理教育的な指導を行うこともある．たとえば，ペアレントプログラムは行動療法の視点に基づき効果的に発達障害児への子育てを学べるものであり，心理教育に根差した保護者支援の方法である．
5. アセスメントを行う場合は多くの情報が必要であり，そのなかには多職種からの情報も含まれる．心理検査ですべて把握できるものではないことや，行動観察などを含めた情報が必要なことについて意識しておく必要がある．

文献

1）厚生労働省：児童福祉法　https://www.mhlw.go.jp/bunya/kodomo/pdf/tuuchi-01.pdf

2）厚生労働省：令和元年人口動態統計（確定数）の概況　https://www.mhlw.go.jp/toukei/saikin/hw/jinkou/kakutei19/index.html

3）厚生労働省：子ども・子育て支援　https://www.mhlw.go.jp/stf/seisakunitsuite/bunya/kodomo/kodomo_kosodate/index.html

4）内閣府：令和元年版子供・若者白書　https://www8.cao.go.jp/youth/suisin/hakusho.html

5）文部科学省：平成30年度児童生徒の問題行動・不登校等生徒指導上の諸課題に関する調査結果について　https://www.mext.go.jp/b_menu/houdou/31/10/1422020.htm

6）内閣府：子供の貧困対策に関する大綱　https://www8.cao.go.jp/kodomonohinkon/pdf/r01-taikou.pdf

7）網野武博：児童福祉学，中央法規出版，2002，pp25-26.

8）村瀬嘉代子：子どもと家族への統合的心理療法，金剛出版，2001.

9）村瀬嘉代子：ジェネラリストとしての心理臨床家，金剛出版，2018，p84.

10）西澤　哲：生活の中の養育―治療的養育とは（相澤　仁・他編）：生活の中の養育・支援の実際，明石書店，2013，p81.

11）相澤孝予：生活場面面接（相澤　仁・他編），生活の中の養育・支援の実際，明石書店，2013.

12）大原天青：感情や行動をコントロールできない子どもの理解と支援，金子書房，2019.

13）厚生労働省HP　児童養護施設運営ハンドブック　https://www.mhlw.go.jp/seisakunitsuite/bunya/kodomo/kodomo_kosodate/syakaiteki_yougo/dl/yougo_book_2.pdf（最終閲覧2020.7.1）

14）一般社団法人　日本心理研修センター監修：公認心理師現任者講習会テキスト，金剛出版，2018.

15）竹田契一，里見恵子：子どもとの豊かなコミュニケーションを築く インリアル・アプローチ，日本文化科学社，1994.

16）大石　聡：行動上の問題　幼児・学齢期を中心に（奥山眞紀子編），虐待を受けた子どものケア・治療，診断と治療社，2012.

17）杉山登志：発達性トラウマ障害と複雑性PTSDの治療，誠信書房，2019.

18）飯田法子：プレイセラピーにおいて「かくれんぼ」がみられた事例の検討.「乳幼児の精神発達」と「虐待」の視点から．別府短大紀要38：43-52，2019.

19）亀岡智美：子ども虐待とトラウマケア―再トラウマ化を防ぐトラウマインフォームドケア，金剛出版，2020.

20）野坂祐子：トラウマインフォームドケア―問題を捉えなおす援助の視点―，日本評論社，2019.

21）佐々木正美：自閉症児のためのTEACCHハンドブック，学研プラス，2008.

（相澤　仁，飯田法子）

column

児童養護施設入所児の情緒・行動上の支援

児童福祉法第 42 条において児童養護施設は,「保護者のいない児童, 虐待されている児童, その他環境上養護を要する児童を入所させて, これを養護し, あわせて退所した者に対する相談その他の自立のための援助を行うことを目的とする施設」として定められている. 日本では公的責任で社会的に養育・保護する社会的養護の対象児童の多くが児童養護施設に入所しており, 社会的養護の中核的な施設として機能している.

近年の児童養護施設では, 被虐待児および発達障害児の入所増加が大きな課題とされている. 厚生労働省の調査[1]では, 全国の児童養護施設において被虐待経験のある児童が約60%, 学習障害, 注意欠如・多動症, 自閉スペクトラム症など発達障害の診断やその疑いのある児童が約 20% 入所していることが明らかにされている. この被虐待経験と発達障害には深い関連性があることが知られている[2]. たとえば, 子どもが発達障害を有する場合に, 保護者の育児負担が直接的に増加することになり, そうした状況が保護者の育児意欲や子ども観にマイナスの影響を与え, 発達障害がない状況に比べて不適切な養育状況が生じやすくなる可能性が指摘されている[2]. また, 被虐待児のなかには注意欠如・多動症と似たような行動を示すこともあり, 被虐待と発達障害という 2 つの要因が混在して医学的な鑑別が非常に困難な場合も少なくない.

児童養護施設は環境上養護を必要とする児童の養育を主な目的とする施設であり, 障害児など発達に遅れのある児童への支援を主とした施設ではない. そのため, 発達障害のある入所児に対する支援方針も未だ確立しておらず, 入所児における不適応行動の悪化を防ぐためにも特別な配慮が求められている. したがって, 児童養護施設入所児の多くは, 被虐待や発達障害などの要因が入り混じった複雑な課題を抱えており, 一人ひとりに対する個別的な支援が求められている.

一方, 児童養護施設職員が抱えるストレスのなかで, 大きな要因となるのは入所児への対応の困難感である. 児童養護施設職員へのストレスに関する質問紙調査[3]では,「子どもの性格行動上の問題」への対応に過度な不満や負担感を感じる職員が約 92% と非常に高い割合であることを明らかにしている. 対応困難感を抱えやすい理由の一つとして, 入所児が起こす問題行動の発生理由を理解すること, および問題行動に対して具体的な対応方法を検討することに困難を抱えやすいことが指摘されている. つまり, 入所児への支援にあたっては, 子どもへの直接支援のみならず, 職員が入所児の問題を適切に理解するためのアセスメントや対応方法を習得することが必要とされている[4].

文献

1) 厚生労働省：平成 19 年度社会的養護施設に関する実態調査（中間報告書), 2008. http://www.mhlw.go.jp/bunya/kodomo/syakaiteki_yougo/dl/14.pdf
2) 宮本信也：発達障害と子ども虐待. 発達障害研究, 30：77-81, 2008.
3) 伊藤嘉余子：児童養護施設職員の職場環境とストレスに関する研究. 社会福祉学, 43：70-81, 2003.
4) 山地明恵, 宮本邦雄：児童養護施設職員のバーンアウトとその関連要因. 東海学院大学紀要, 6：305-313, 2013.

（佐々木銀河）

5章 障害者福祉の理解と心理支援

到達目標

- 発達障害の 6 種類とその主な特徴を述べることができる.
- 国際生活機能分類（ICF）の概要について述べることができる.
- 高次脳機能障害の障害特徴を理解できる.
- 心理職として高次脳機能障害の支援に必要な知識とスキルを理解できる.
- 統合失調症をはじめとする重症精神障害について，疾患（病気）としての側面だけでなく，障害としての側面について理解できる.
- 日本の精神障害者支援の歴史的経緯と必要な心理社会的支援について理解を深める.

日本の障害者福祉を理解するうえで，学んでおきたい国内外の重要な動きとして，2006 年に国連総会で採択された障害者の権利に関する条約（以下，障害者権利条約）[*1]への署名（2007 年），批准（2014 年）があげられる．通常，条約の起草に関する交渉は政府間で行われるが，障害者権利条約の起草会合では，「私たちのことを，私たち抜きに決めないで」という障害当事者のスローガンを体現した形で，障害者団体の同席と発言機会が設けられ，日本からも多くの障害者団体の関係者が傍聴したほか，日本政府代表には障害当事者が顧問として参加した．こうして成立した障害者権利条約への署名後，日本政府は，条約の締結に先立って国内法整備などの諸改革を進めるべきという障害当事者等の意見をふまえ，2009 年 12 月に内閣総理大臣を本部長，全閣僚をメンバーとする「障がい者制度改革本部」を設置し，制度改革を進めた．その結果，障害者基本法の改正（2011 年），障害者虐待防止法の成立（2011 年），障害者総合支援法の成立（2012 年），障害者差別解消法の成立（2013 年），障害者雇用促進法の改正（2013 年）などの国内法整備がなされ，2014 年の条約批准に至った．

障害者福祉を担う専門職として公認心理師も，障害者権利条約の成立に至る背景と趣旨を理解し一層の人権擁護と促進のための担い手として自らの役割を遂行していくことが求

〔キーワード〕 定型発達，発達障害，知的発達症，自閉スペクトラム症，注意欠如・多動症，国際生活機能分類（ICF），二次障害，高次脳機能障害，障害への気づき，神経心理学的評価，統合失調症，リカバリー，地域生活支援，多職種支援，Assertive Community Treatment（ACT），アウトリーチ支援

められていることを忘れてはならない.

障害者福祉の領域では，障害者総合支援法（18歳未満は児童福祉法）にもとづいて障害のある人に対してさまざまな障害福祉サービスを提供している．障害者総合支援法第四条において，障害者の定義を定めているとおり，その対象には身体障害，知的障害，精神障害（発達障害者支援法に規定する発達障害，器質性精神障害としての高次脳機能障害を含む），難病のある人が含まれる．さらに，身体障害には，視覚障害，聴覚又は平衡機能障害，肢体不自由，心臓機能障害，腎臓機能障害，呼吸器機能障害，ぼうこう又は直腸機能障害，小腸機能障害，免疫機能障害が含まれるなど，障害の範囲は広範にわたる.

当然のことながら，すべての障害のある人が心理支援の対象となりうるが，本書ではそのなかでも，近年福祉分野において心理支援のニーズが高まり，支援事例として取り上げられることの多い発達障害，高次脳機能障害，精神障害について詳述する.

（四ノ宮美恵子）

①発達障害

1. 障害者福祉の特徴：発達障害

1）発達障害とは

私たちは，誰でも生まれながらに一定の特徴をもっている．たとえば，幼児期から活発だった人もいれば，逆におとなしかった人もいるなどである．このように，それぞれの人が生まれつきもっている一定の行動特徴は，**気質**と呼ばれる．気質は，性格の土台となる.

一方，ほとんどの子どもは1歳～1歳半の間で意味のある言葉を話すようになるなど，人の子どもの発達に関しては，ある年代になるとほとんどの子どもにほぼ同じように備わる特徴がある．このような，ほとんどの子どもが示す発達における一定の特徴を，ここでは**定型発達特性**[*2]と呼び，定型発達特性とは異なる発達の特徴を**非定型発達特性**と呼ぶことにする.

発達障害とは，非定型発達特性があり，そのために日常生活や社会生活においてさまざまな困難や支障を抱えている状態をいう **[図5.1]**．困難とは，何かを行う際や何かの理解において本人が感じている難しさや，実際にうまくできていない状態のことである．支障とは，そうした困難を背景として，本人一人だけでは適切に対処できないほどの問題が生活上で生じている状態のことである．医療においても，発達障害の特徴（非定型発達特

＊1 障害者権利条約は，障害者の人権や基本的自由の享有を確保し，障害者の固有の尊厳の尊重を促進するため，障害者の権利の実現のための措置などを規定した，障害者に関する初めての国際条約で，市民的・政治的権利，教育・保健・労働・雇用の権利，社会保障，余暇活動へのアクセスなど，さまざまな分野における取り組みを締結国に求めている（条約全文は，外務省HP).

＊2 定型発達は，英語ではtypical development．日本語訳は，定型発達と典型発達の2種類が使われているが，前者が使用される頻度が多いため，ここでは定型発達の用語を選択している．なお，発達障害のある子ども（発達障害児）に対して，発達障害のない子どもは定型発達児（typically developed children or typically developing children）と呼ばれることも多い.

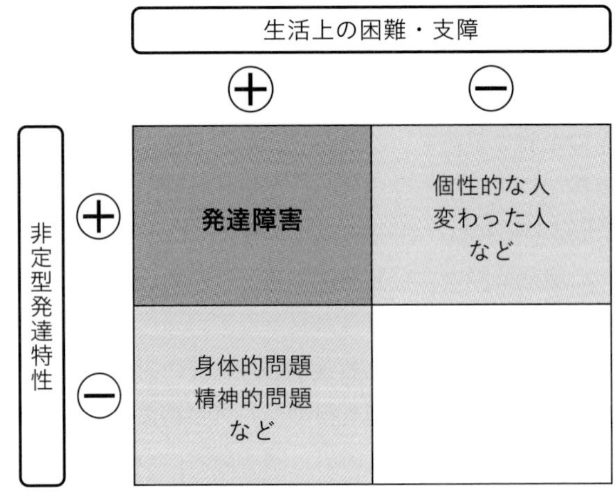

［図5.1］ 発達障害とは

性）と生活上の支障の両方があることが発達障害と診断するための条件となっている．

2）発達障害の頻度

現在，発達障害の頻度としては，知的発達症で1%，コミュニケーション症群のなかの言語症（話し言葉の遅れ）で3～5%，自閉スペクトラム症（ASD）で1%，注意欠如・多動症（ADHD）で3～5%，限局性学習症で5～15%，発達性協調運動症で5～6%という値が一般的にいわれている．日本では，文部科学省が全国の公立小中学校の児童生徒を対象に行った頻度調査[1)]で，知能障害がない発達障害と思われる児童生徒は小中合わせて6.5%と報告されている．

3）個々の発達障害の特徴

現在，医療の分野では，発達障害は米国精神医学会によるDSM-5[*3]において6種類に分類されている[2)]．なお，発達障害の医学的診断名には「障害」という用語を使わず「～症」とすることになっている[3)]．

（1）知的発達症

知能の遅れと適応行動の問題[*4]が発達期（18歳未満）に現れている状態をいう．知能指数（IQ）では，一般的に70未満が遅れの基準とされるが，IQには誤差があることなどから，知能の遅れは知能検査結果と臨床的評価結果から総合的に判断することが求められている．知的発達症は，IQと適応行動の問題の程度から，軽度，中等度，重度，最重

＊3 DSM-5

米国精神医学会は，精神疾患の分類と診断基準（Diagnostic and Statistical Manual of Mental Disorders；精神疾患の診断・統計マニュアル）を定期的に改訂して刊行している．DSMはその略語で，DSM-5は第5版で2013年に発行された．DSM-5では，発達障害に関して多くの改訂が行われた．

＊4 適応行動の問題

発達障害における適応行動は，日常生活を大きな支障なく送るために生活のなかで習得された適応スキル（概念的スキル，社会的スキル，実用的スキル）の集合とされる（AAIDD https://www.aaidd.org/intellectual-disability/definition）．概念的スキルとは言語や読み書きなどに関するスキル，社会的スキルとは対人行動や集団行動などに関するスキル，実用的スキルとは生活行動や仕事など個人の生活に関するスキルのことである．適応行動の問題とは，適応スキルの習得や習熟がうまくいかず，生活上で支援を必要としている状態をいう．

度に重症度分類されている．

(2) コミュニケーション症群

言葉の発達の問題を中心とするものである．言葉の遅れを中心とする言語症，不明瞭な発音を中心とする語音症，話し言葉のリズムの問題が中心の小児期発症流暢症（吃音），かみ合った会話ができないなどの言葉の使い方の問題である社会的コミュニケーション症などが含まれる．

(3) 自閉スペクトラム症（Autism Spectrum Disorder；ASD）

自閉的な特徴のある状態をまとめたものである．その特徴は，①社会的コミュニケーションおよび相互関係における持続的障害，②限定された反復する様式の行動・興味・活動とされる．前者では，状況に合わせたあるいは流れに沿った会話や対人交流ができず，一方的な言葉や行動などがみられる．後者では，何かが気になるとそのことを言い続けたり，気に入るとしばらくそればかりになったり，いつも同じようにやっていることが変更されると不安になるなどがみられる．以前は，自閉症では知能障害を伴うことが多いといわれていたが，現在では知能障害のない人のほうが多いと考えられている．

(4) 注意欠如・多動症（Attention-Deficit ／ Hyperactivity Disorder；ADHD）

ADHD の特徴は，不注意，多動，衝動性の 3 つである．不注意では，集中が苦手，気が散りやすい，忘れ物やなくし物が多いなどがあるが，ときに気に入ったものに没頭して切り替えられないということもみられる．ADHD の不注意の特徴は，注意のコントロールがうまくできないと考えたほうがよいであろう．多動では，動き回る，授業中の離席，常に体のどこかが動いているなどがみられる．衝動性は，待てないという特性で，並んで待つのが苦手，相手が話している途中で話し出す，他の人がやっているところに割り込むなどがみられる．ADHD と ASD の両方の特徴をもつ人が少なくないことがわかってきている．

(5) 限局性学習症

知能に遅れがなく，普通に教育を受けているにも関わらず，文字の読み書きや計算，算数的推論など算数処理が苦手なものである．教育分野では，学習障害（learning disability；LD）と呼ばれることが多い．読み書きの問題では，文字や文章の読み書きに苦労し時間がかかる，読み間違いや書き間違いが多いなどがみられる．算数処理の問題では，計算に時間がかかる，暗算・概算が苦手，応用問題・図形問題が苦手などがみられる．

(6) 発達性協調運動症

極端な不器用さを特徴とするものである．単純に運動やスポーツが苦手というのではなく，物にぶつかりやすい，衣服の着脱に時間がかかる，ハサミなどの道具をうまく使えない，書字に時間がかかる，素早くメモをとれないなど，生活上のいろいろな場面で問題が生じる．

2. 障害者福祉の今日的課題と取り組み：発達障害

1）成人の発達障害

発達障害の多くは知能障害を伴わないこともあってか，これまでは，発達障害に特有の行動特徴も性格や本人の意欲・努力の問題とみなされ，発達障害があることに気づかれないまま成人になる人も少なくなかった．発達障害に対する社会の認識が高まった現在，仕事上のミスや対人関係のトラブルが多い成人のなかで，発達障害の診断を受ける人が増えてきている．一方で，発達障害が疑われる成人を受け入れる医療機関や相談・対応機関の少なさが問題となってきている．

成人の発達障害を診療するのは精神科となるが，成人を対象とする精神科で発達障害の診療を行っている所は，現時点では多くはない．そのため，発達障害の診療を行っている小児科に成人が受診する状況さえ生じている．発達障害に関心を示す精神科医は増えてきてはいるものの，精神科医療全体に発達障害診療が広まるまでには，まだ時間がかかる状況となっている．

発達障害の診断を受けた成人に対して適切な生活指導や就労支援を行う機関は，さらに少ない現状がある．就労も含めたさまざまな相談や生活指導を行う機関としては，成人に限らず相談を受けている発達障害者支援センター[*5]がある．就労支援に関しては，国がさまざまな就労支援事業[*6]を行ってはいるが，十分な体制にまでは至っていない現状がある．

2）二次障害

二次障害とは，もともとは，脳性麻痺において使用されていた用語である．その意味には2つあり，何らかの理由により，①本来ある障害が悪化した状態，あるいは，②新たに生じた別の障害のどちらかを指して使われていた[*7]．これに対して，発達障害の領域で使われる「二次障害」という用語は，発達障害と関連した心理的ストレス状況を背景として**行動面・精神面の問題**[*8]が生じている状態を意味して使用されるのが一般的である．二次障害は，青年期以降に表面化することが多い．

二次障害は，発達障害のある人の生活の質を著しく低下させるので，二次障害を生じさせない対応が，発達障害のある人への支援においては最も重要ともいえる．発達障害への早期からの気づきや支援は，そのためにあると言ってもよいであろう．

＊5　発達障害者支援センター
　発達障害者支援法第14条で規定されている発達障害のある人への支援を行う機関．発達障害のある人とその家族に対する専門的な発達支援や就労支援，医療・福祉・労働などの関係機関に対する情報提供や研修及び連絡調整などを主な業務としている．

＊6　発達障害者への就労支援事業
　発達障害のある人に対するものとして，ハローワークにおける職業相談や職業紹介，地域障害者職業センターでの職業リハビリテーション，若年コミュニケーション能力要支援者就職プログラムなどが，事業主に対するものとして，特定求職者雇用開発助成金（発達障害者・難治性疾患患者雇用開発コース）が，両者に対するものとして，障害者トライアル雇用事業，職場適応援助者（ジョブコーチ），障害者就業・生活支援センターなどの各事業が行われている．

＊7　2つの二次障害
　①本来ある障害が悪化した状態の例としては，麻痺により関節が固くなり（関節拘縮）運動がさらに障害された状態が代表的なものである．②新たに生じた別の障害の例としては，脳性麻痺により胸郭変形が生じそのために呼吸障害という本来の麻痺とは違う障害が生じたという身体面の問題と不安や抑うつ状態などの精神面の問題があげられる．

＊8　二次障害の具体例
　行動面の問題としては不登校，かんしゃく，暴言・暴力，非行，自傷，無為などが，精神面の問題としては不安症，強迫症，抑うつ，幻覚・妄想，依存症などが，それぞれみられることがある．

3. 障害者福祉領域で大切なパラダイムと理論：発達障害

1）医学モデルと社会モデル

発達障害に限らず障害福祉領域で重要なことは，**障害**をどのように捉えるかという視点であり，その考え方に**医学モデル**と**社会モデル**がある．医学モデルとは，障害を生じているのは病気や外傷であり，医療的対応が必要と考えるものである．障害は個人の問題であり，対応も個人が対象となるという視点となる．社会モデルは，障害は個人が抱える問題から生じているというよりは，社会環境によって生じているとするもので，障害を社会の問題として捉え，対応においては社会環境の改善を必要とする視点である．

2）ICIDH と ICF

WHO は，障害を 3 つのレベルで考えた**国際障害分類（ICIDH）**を 1980 年に発表した．3 つのレベルとは，四肢麻痺や四肢切断など身体の働きや形の異常を意味する**機能・形態障害**，両下肢麻痺による歩行障害など機能・形態障害によりできなくなったことを意味する**能力障害**，両下肢麻痺や歩行ができないことによりタクシーの運転手の仕事ができなくなるなど，機能・形態障害や能力障害による生活上の不利益である**社会的不利**の 3 つである．この考え方は，当時としては画期的なものであったが，機能･形態障害から能力障害，能力障害から社会的不利という一方向の流れのみで障害をみていること，環境の要素の視点が欠けているなどの批判が生じ，2001 年，ICIDH の改訂版が発表された．それが，**国際生活機能分類（ICF）**である（3 章 034 頁参照）．

ICF は，医学モデルと社会モデルを統合させたものとみなされている．ICF では，「なにができないか」というマイナスの視点だけではなく，「どれだけできているか」というできている部分への視点も取り入れられていることが特徴である．生活機能に何らかの制限が生じている状態が障害であり，生活機能の制限，つまりは障害は，健康状態と背景因子とのダイナミックな相互作用により規定されると説明されている．ダイナミックな相互作用であることから，一つの要素への介入は他の要素へも影響し，結果として生活機能の状態（障害状態）を変化させることになる．

4. 障害者福祉領域における心理職の立場と役割：発達障害

1）心理職の立場

発達障害に関する福祉分野における心理職は，対象が子どもの場合は，児童発達支援センターや障害児入所施設などの障害児を対象とする児童福祉施設，児童相談所，発達障害者支援センター，民間の療育機関などにおいて，常勤あるいは非常勤の立場で業務にあたることが多い．対象が成人の場合は，発達障害者支援センターや就労支援の現場などで業務にあたることになるが，子どもの場合ほどその場は多くはない．

2）心理職の役割

発達障害に対する心理職の役割は，評価と支援に分けることができるが，福祉分野に特有の役割というものはない．

評価では，発達障害のある人の能力面や発達特性に関する評価が行われる．その他，二次障害や他の精神障害を合併している場合には，不安定あるいは病的な精神状態に関する評価も必要となることがある．

支援は，対象が子どもと成人では異なる部分がある．発達障害のある子どもに対しては，**発達支援**が中心となる．発達支援においては，子どもの能力向上のための訓練・教育だけではなく，生活上の困難・トラブルへの助言や介入，家族，特に保護者への育児支援，子どもや家族の心理面のサポート，関係機関との連携支援などが行われる[*9]．成人に対しては，生活上の困難・トラブルへの助言や介入，本人や家族の心理面のサポート，精神障害を合併している場合の心理面のサポートや心理療法などが行われる．子どもでは，特に保護者への支援が重要となるが，成人では本人への直接的支援が中心となる．

5. 障害者福祉領域における心理職の基本技術：発達障害

心理職に必要とされる基本的な技術は，前述した役割を果たせる技術ということになる．前提として，子どもの発達全般および成人の発達障害の特徴に関する知識は不可欠である．評価と関連しては，福祉分野では発達検査および知能検査を実施し，その結果を判断できることが求められる．文字の読み書きに関する検査は，教育分野で必要とされるものであり，福祉分野では必ずしも必要とはされない．発達障害のある子どもでは，親子関係が不安定になることも少なくないことから，親子関係，特に愛着の発達に関する知識も必要とされることが多い．

支援に関しては，行動科学に関する基本的知識と行動変容に関する技術は不可欠である．発達障害でみられる行動問題は，二次障害を除けば，心理的ストレスなどで生じているのではなく，もって生まれた発達特性を背景としているため，カウンセリングなどでの対応は困難で，行動自体を取り扱える知識と技術が求められるからである．また，発達障害のある子どもへの支援においては，育児支援が必要とされることが多いことから，障害のある子どもの保護者心理に関する知識，保護者と適切にコミュニケーションできる技術も必要とされることが多い．

（宮本信也）

＊9 発達支援

全国児童発達支援協議会は，発達支援を『障害のある子ども（またはその可能性のある子ども）が地域で育つときに生じるさまざまな課題を解決していく努力のすべてで，子どもの自尊心や主体性を育てながら発達上の課題を達成させ，その結果として，成人期に豊かで充実した自分自身のための人生を送ることができる人の育成（狭義の発達支援），障害のある子どもの育児や発達の基盤である家庭生活への支援（家族支援），地域での健やかな育ちと成人期の豊かな生活を保障できる地域の変革（地域支援）を包含した概念』と定義している．

（発達支援の指針：http://www.cdsjapan.jp/wp/wp-content/themes/cds/download/guideline_2016.pdf）

②高次脳機能障害

1. 障害者福祉の特徴：高次脳機能障害

1990年代の後半になり，ケガや病気により脳に損傷を受けた後，一見して元に戻ったようにみえるものの，社会生活や日常生活の場に戻ろうとすると適応できない一群の人々の存在が問題となった．当時は医療でも福祉でも対応するサービスや制度がなかったため支援を受けられず，結果として医療や福祉の谷間に落ちてしまう事態となっていた．社会的に孤立してしまったこのような人々が本来受けることができる医療から福祉までの連続したケアの提供を実現するため，厚生労働省は2001年度から高次脳機能障害支援モデル事業を実施し，そのなかで行政上の診断基準 **[表5.1]** [4] や医療，福祉での支援体制作りに取り組んだ [4]．

高次脳機能障害は，人生の途上でケガや病気による**脳損傷の後遺症**として発症する中途障害であり，記憶障害，注意障害，遂行機能障害，社会的行動障害などの認知障害が原因となり，日常生活または社会生活に制約が生じている状態と行政的に定義された．起因となるケガや病気はあらゆる年代で生じる．頭部外傷につながり得るケガの患者数は，**[図5.2]** のように受傷機転により年代ごとの発生数が異なり，10代後半以降の若年層で交通

[表5.1] 高次脳機能障害の診断基準 （中島，文献4より引用）

Ⅰ．主要症状等
脳の器質的病変の原因となる事故による受傷や疾病の発症の事実が確認されている． 現在，日常生活または社会生活に制約があり，その主たる原因が記憶障害，注意障害，遂行機能障害，社会的行動障害などの認知障害である．
Ⅱ．検査所見
MRI，CT，脳波などにより認知障害の原因と考えられる脳の器質的病変の存在が確認されているか，あるいは診断書により脳の器質的病変が存在したと確認できる．
Ⅲ．除外項目
脳の器質的病変に基づく認知障害のうち，身体障害として認定可能である症状を有するが上記主要症状（Ⅰ-2）を欠く者は除外する． 診断にあたり，受傷または発症以前から有する症状と検査所見は除外する． 先天性疾患，周産期における脳損傷，発達障害，進行性疾患を原因とする者は除外する．
Ⅳ．診断
Ⅰ～Ⅲをすべて満たした場合に高次脳機能障害と診断する． 高次脳機能障害の診断は脳の器質的病変の原因となった外傷や疾病の急性期症状を脱した後において行う． 神経心理学的検査の所見を参考にすることができる． なお，診断基準のⅠとⅢを満たす一方で，Ⅱの検査所見で脳の器質的病変の存在を明らかにできない症例については，慎重な評価により高次脳機能障害者として診断されることがあり得る． また，この診断基準については，今後の医学・医療の発展を踏まえ，適時，見直しを行うことが適当である．

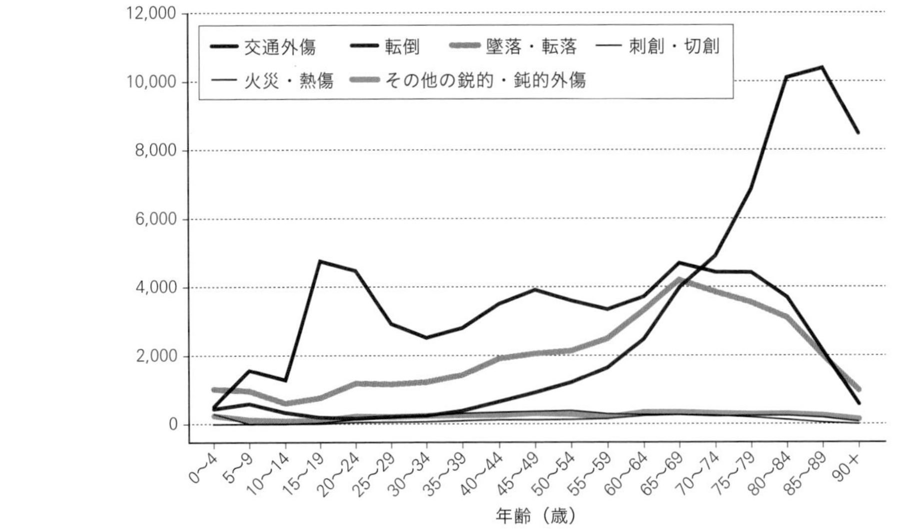

［図5.2］受傷機転別患者数の年齢分布　（中島，文献4より引用）

事故による外傷が大きな割合を占めている．また，病気では加齢が進むにつれて高次脳機能障害の起因となり得る脳血管疾患の患者数が増えていく．一方，インフルエンザなどによる脳症・脳炎は小児に多く発症している．

社会的行動障害は，依存・退行，欲求コントロール低下，感情コントロール低下，対人技能拙劣，固執性，意欲の低下，抑うつなど多岐にわたっている．さらに，**病識欠如**といわれる自分がそのような障害をもっていることを正しく認識することができないという症状がある．特に脳外傷後の前頭前野損傷例で，自己の行動の帰結を認知できず自己の行動を修正できない，あるいは外界の言外にある意味や自己の障害に対する認識が低下していて適切な行動がとれないというパターンがあることが報告されている[5]．こうした場合，支援者や家族が福祉サービスの利用を提案しても，当事者にその必要性がわからないこともある．このように，障害や支援の必要性の認識が十分ではない人たちを対象とする可能性があるということが，この障害の支援における特徴といえるだろう．

なお高次脳機能障害では，多くの場合，前述の症状を併せもち，一人ひとりの状態像の個別性が高いことも特徴である．

2．障害者福祉の今日的課題と取り組み：高次脳機能障害

前述のモデル事業は2005年度まで5年間行われた．まず実態調査が行われ，**高次脳機能障害診断基準**が定義され，「標準的訓練プログラム」「標準的社会復帰・生活・介護支援プログラム」が作成された．

2006年度からは**高次脳機能障害支援普及事業**（2013年度からは失語症への支援を念頭に**高次脳機能障害とその関連障害支援普及事業**と改称）が開始された．本事業は，障害者総合支援法に基づく地域生活支援事業のうち，都道府県が実施する特に専門性の高い相談支援事業の一つに位置づけられている．都道府県には支援拠点機関が置かれ，支援コーディ

ネーターが配置され，社会復帰のための相談 支援，地域の関係機関との調整などにあたっている．

また，この事業では本障害に関する普及・啓発事業や自治体職員，支援拠点機関職員，福祉事業者等に対する研修を行うことで地域の支援力を高め，高次脳機能障害者に対する支援体制を確立することを目指している．都道府県の障害者福祉の担当者と支援コーディネーターは年２回，高次脳機能障害支援普及全国連絡協議会および支援コーディネーター全国会議に参加し，全国の事業実施状況等に関する情報収集，情報交換等を行い，高次脳機能障害者に対する支援手法等の向上を図ることとされている[4]．

それらの機会に現場で起こっている出来事を報告し合い，施策への反映や厚生労働省からの運用についての周知につなげてきている．こうした情報は国立障害者リハビリテーションセンターにある高次脳機能障害情報・支援センター[6]で確認できるようになっている．

3. 障害者福祉領域で大切なパラダイムと理論：高次脳機能障害

1）自己認識ー気づきのピラミッド

中途障害である高次脳機能障害では，脳損傷の影響によりそれまでの生活や環境に適応できなくなり，社会生活を送るうえでさまざまな問題が生じることとなる．脳に損傷を受けたことで自分の身に生じるさまざまな問題を自分で理解することを**自己認識**（気づき）と呼ぶが，これこそ種々の情報を統合した最も高次な認知機能で，就労や社会生活全般に適応していけるかどうかの鍵になるものである．リハビリテーションのプロセスで自己認識の進んでいく様子は，以下の５つのレベルに分けて説明されている[7]．

①まったく気づいていない．また周りから障害を指摘されると，「そんなことはない」とか，「もともとできなかった」と障害を否定する．

②漠然と気づいている．周りから指摘されると「そうかもしれない」と否定しない．

③部分的に気づいている．自分の認知・行動障害について一般的な説明はできる．周りから指摘されると気をつけようとする．

④実際の場面でどのような問題が生じるかを，具体的に述べることができる．補償行動をとろうとする．

⑤起きそうな問題を予測することができる．補償行動をさまざまな場面で活用し，工夫して，自分なりの方法を見出したりする．

このような考え方をわかりやすく図で示したのが**気づきのピラミッド［図5.3］**といわれる考え方であり，このピラミッドの「知的気づき」は前述の③，「体験的気づき」が④，「予測的気づき」が⑤に対応する．

2）社会適応モデル

高次脳機能障害のリハビリテーションや支援には丁寧な対応と長い時間を要する．

名古屋市総合リハビリテーションセンターでは，前述のモデル事業の開始以前から脳外傷者の支援が行われてきた．**社会適応モデル［図5.4］**は医療の段階から社会生活に至る

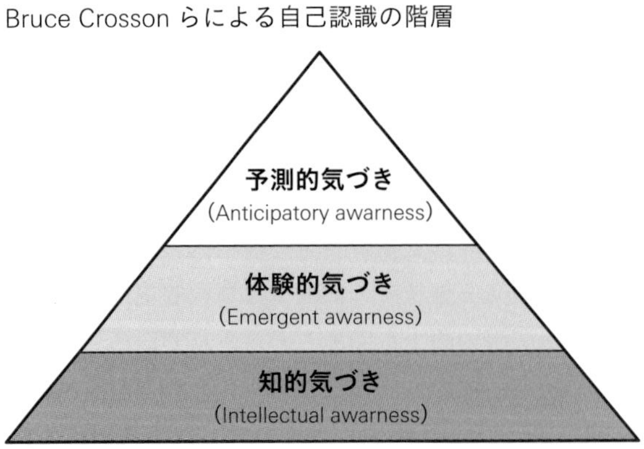

[図5.3] 気づきのピラミッド　(阿部, 文献7より引用)

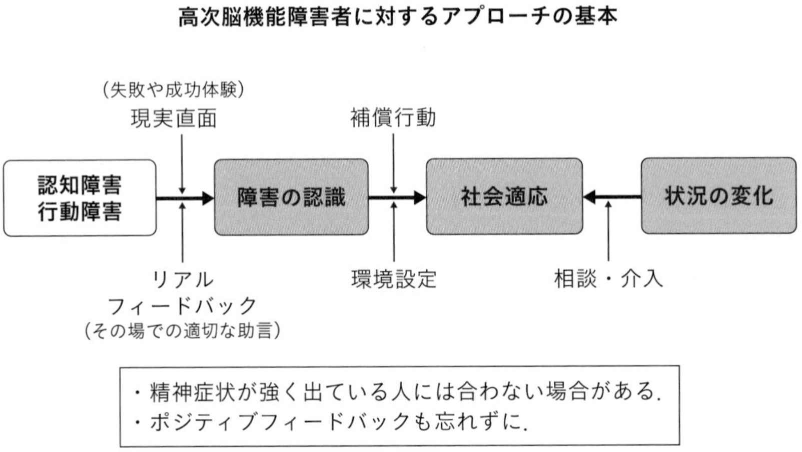

[図5.4] 社会適応モデル　(川嶋, 文献9より引用, 一部改変)

までの取り組みの経験に基づいており, 当事者の認知・行動の障害を明らかにして障害の認識を進め, 補償行動を身につけ, 環境調整を行うことによって社会適応に至るプロセスを表している[9].

高次脳機能障害のリハビリテーションの入り口, そして最大の難関は本人の気づきを得ることであるといっても過言ではないといわれる[5]が, その気づき, 障害の認識を進める好機は, 生活や活動で現実に直面したときである. その際に重要なことは, 問題が生じたその場で事実を直接本人に示し, 認識のずれを指摘し, 行動の修正や有効な行動を示唆する働きかけであり, これを**リアルフィードバック**と呼んでいる. その際重要なのは, どのようにすれば次の機会に失敗を回避できるのか, 何をするべきかを支援者も共に考え, 次の挑戦につなげることである. 具体的には, 当事者が身につける補償行動と周囲が行う環境設定を組み合わせた対応となる.

高次脳機能障害という見えにくい能力の低下は, 環境への適応障害という側面をもつため, 別の環境に入るとあらわになる[10]. そのため生活のなかで環境が整い, 一旦問題が解決して安定したようにみえても, その後のさまざまなライフイベントや生活環境の変化により問題が生じる可能性がある. このモデルでは, その度に相談や介入を通して状況の変化に関わる必要性が示されている.

4. 障害者福祉領域における心理職の立場と役割：高次脳機能障害

1）心理職が関わる立場や場面

中途障害である高次脳機能障害の当事者が医学的リハビリテーションのあと，障害福祉サービスを利用する状況は以下のように考えられる.

①復職や就労といった社会参加を目標としているが，いきなりは当事者の状況から難しいため，生活を整え，より負荷の小さい活動への参加を通してステップアップを目指している.

②家庭に復帰して生活を再開したが，受傷・発症前のような生活が難しく，生活リズムを整え，家族との適切な距離をとりつつ，当事者がやりたいことでできることを行うため日中活動の場を必要としている.

福祉サービスとしては，①のケースでは，障害者総合支援法における自立訓練事業や就労系障害福祉サービスである就労移行支援事業や就労継続支援Ｂ型事業の利用が考えられる．一方，日中活動時間への耐久性が乏しい②のような状況では，就労継続支援Ｂ型事業のほか，障害福祉サービス受給者証の必要のない地域活動支援センターの利用が考えられる.

このような場で心理職が高次脳機能障害に関わるときの役割の一つは，本人が活動や参加で困難に直面したとき，その基盤にどういう不具合や認知機能障害があるのかを脳損傷による症状という視点で捉えることである．その方法の一つが**神経心理学的検査**の活用である．医療機関で実施された結果や，必要に応じ自ら検査を実施して得られた検査結果を通して，高次脳機能障害のどのような症状が現れているか，外観からは把握できない障害の状況を示すことである.

一方で，臨床心理のスキルによって，当事者の認知障害の状況に加えて，心理的な状態を見極めて関わり，当事者が**発症前と変わってしまった**障害の事実と直面する苦しさに共感しながら心理的にサポートするという役割がある．むやみに困難に直面させることは二次障害のリスクを高めることになり，また追い込まれて不安を感じ防衛的になる状況では，障害の存在を認識して対処行動をとろうという行動はうまれない．自分の思いや気持ちが受け入れられたという安心感があって初めて，障害を受け入れて障害と付き合いながら活動しようと思うことができるのである.

また周囲のスタッフや家族に対して，当事者の発症後の変化や活動での様子について，背景にある認知障害の存在と当事者の心理的な状態から想定される状況を伝えて，必要な対応や環境調整を提案していくことも大切な役割である．家族は，家庭での本人の様子に戸惑い，どう関わったらよいかわからずに悩んでいても，相談ができずに抱え込んでいる可能性がある．特に本人がいる前では訴えがない場合であっても，機会をみて家庭での様子を聞き，必要があれば家族が相談できる時間をつくることが大切である.

2）高次脳機能障害に関わる障害者福祉における心理職の立場

国家資格のなかった心理職は，知的障害および精神障害を対象とした障害福祉サービスの専門職配置基準に明確には位置づけられてこなかったが，公認心理師という国家資格の誕生により，2018 年（平成 30 年）度障害福祉サービス等報酬の改定のなかで，いろいろな制度に横断的な事項として，福祉専門職員配置等加算の要件の見直しが行われた．そこで公認心理師が，精神障害者に対してより高度で専門的な支援を行うために，新たに福祉専門職員配置等加算における有資格者として評価されることとなった[11]．

精神障害者を主な対象とした事業所であっても，高次脳機能障害者の数は多くないために，受け入れる施設のスタッフが高次脳機能障害について知らないということもある．そのようななかで，心理職は前項で述べたような役割をもち，当事者とスタッフや支援者の間に立つ調整役になることが求められるであろう．

2 節で述べた高次脳機能障害支援コーディネーターは，地域にあってさまざまな支援機関を対象に前述の役割を果たしている．さまざまな医療福祉の専門職が高次脳機能障害支援コーディネーターとして活動しているが，心理職もこの職にあってその専門性を発揮している．2018 年度には 385 名のうち心理職が 29 名登録している(国立障害者リハビリテーションセンター 2019)．

5. 障害者福祉領域における心理職の基本的技術：高次脳機能障害

1）高次脳機能障害の評価（アセスメント）

心理職の仕事は，評価の必要性も感じていない当事者に，楽しくはなくむしろ負担である神経心理学的検査を受けてみよう，受けてもよいと思えるよう同意と協力を得るところから始まる[12]．そのためには，事前に情報提供書があれば熟読し，検査に先立っていまの生活状況や困り感を聞き取ったり，希望していることを話してもらったり，現状を知る意味を伝えるなどして信頼関係を築きながら，動機づけを高める必要がある．

代表的なものは **[表5.2]** に示すが，神経心理学的検査では，得られる数値だけではなく，検査場面の行動観察を通して，取り組みの態度や疲労の状況，反応のスピードや一貫性，慎重かどうか，さらに検査によっては，誤りのパターンや正答であっても進め方の特徴など，質的な情報を把握することが重要である．検査中の様子に，生活のなかでみられる行動の様子につながる特徴がみられることがよくある．

2）当事者とのコミュニケーション

アセスメントの結果や活動時の様子などから当事者に生じている障害の状況や課題を伝えることは，医療や福祉の場面で心理職に期待される役割である．その際，当事者は多かれ少なかれ情報を取り入れることが苦手になっていることを前提として，以下に十分配慮したい．

①**場面設定・時間帯・環境**：突然の声かけは避け，面談の時間は予定を伝えたほうがよい．また，当事者の体調や疲労の影響が少ないよう時間帯を設定し，少しでも集中しやすいよう，騒がしくない環境を用いたい．

［表5.2］主な神経心理学的検査

認知能力スクリーニング 知能	ミニメンタルステート検査（MMSE） 長谷川式簡易知能評価スケール（HSD-R） Kohs 立方体組み合わせテスト レーヴン色彩マトリックス（RCPM） ウェクスラー成人知能検査（WAIS-Ⅲ・WAIS-Ⅳ）
記憶	ベントン視覚記銘検査 三宅式記銘検査 リバーミード行動記憶検査（RBMT） ウェクスラー記憶検査（WMS-R）
前頭葉機能	ウィスコンシンカードソーティングテスト（WCST） 前頭葉機能検査（FAB） 遂行機能障害症候群の行動評価（BADS）
言語	標準失語症検査（SLIA）
その他	トレイルメイキングテスト（TMT） 日本語版 BIT 行動性無視検査（BIT）

②**伝え方**：一回に伝えることをしぼり，ゆっくり伝える．紙やホワイトボードなどにキーワードや関係を示す図を書きながら話すと，自然に話すスピードが抑えられる．書いたものはコピーしたり，写真に撮ったりして持ち帰ってもらうこともできる．話した内容を残すことで，次の機会に支援者側もそれを共に見ながら，振り返ることができる．

③**表現方法**：高次脳機能障害の症状を伝えたい場合，その内容は抽象的になりやすいが，一つの方法としてメタファーを用いると理解してもらいやすい．たとえば，易疲労について「同じ作業をするためにゆっくり歩く程度の頑張りから全力疾走の頑張りになり長時間続かなくなっている」と伝えたなどの例がある[14]．

④**心理への配慮**：自己認識を進めるためにはうまくいかなかったことを振り返り，事実への直面を促すこともある．そうしたときは，当事者が心理的に傷つきやすい状況にあることを十分理解して，表情などに留意しながら心理的なサポートをすることを忘れてはならない．

⑤**課題の共有**：好ましくない状況が起こったような場合には，現状をどう受け止めたか，次の機会にはどう対処したいか当事者の思いを聞き取っていく．さらにそれを実現するにはどうしていけばよいのかを共に考え提案する．ただし，患者の機能や気づきのレベルが低いほど，試行錯誤して関わっても当事者の気づきが深まりにくいこともある．その際は，環境調整に重点をおく行動的アプローチが中心となっていく[5]．

（大塚恵美子）

③精神障害

1. 障害者福祉の特徴：精神障害

精神保健福祉法は，精神障害者の社会復帰の促進や自立，社会経済活動への参加の促進のために必要な援助や障害発生の予防などに関する制度の運用について定めている法律である．本法における精神障害者は，「統合失調症，精神作用物質による急性中毒又はその依存症，知的障害，精神病質そのほかの精神疾患を有する者」と非常に広範な疾病・障害群を包括する定義となっている[15)]．

実臨床では，これらの精神疾患のなかでも，統合失調症，双極性障害，再発を繰り返す大うつ病などの診断をもつ人が「障害」の側面に焦点を当てた支援の対象となることが多い．これらの人は**重症精神障害**（Severe Mental Illness；SMI）と呼ばれ，医療機関による治療やケアと地域における環境調整の両輪による息の長い支援が必要な人たちである．

2. 障害者福祉の今日的課題と取り組み：精神障害

わが国の精神科医療においては長く入院中心の医療が展開されてきた．これは終戦後に増加した覚醒剤中毒者の治療のために精神科病院の整備が急がれ，この過程で国策として私立の精神科病院が増やされたこと，1964年に起こったライシャワー事件[*10]をきっかけに治安維持・社会防衛の視点から当時の精神衛生法が改正され，クラーク勧告[*11]を受けながらも1987年まで改正されずにいたことなどが影響している[16)]．このため1980年代初頭までは精神科病院の患者はその疾患や障害の特性から，一般社会と隔絶した環境で長く保護・治療を行うこともやむを得ない，との考え方があった．しかし1984年に起こった宇都宮事件[*12]を契機に，精神障害者の人権擁護と適正な医療の確保という観点から精神保健医療福祉システムの抜本的な見直しを求める機運が高まり，精神障害者の社会復帰の促進や福祉の増進を目指した動きが行政においてもみられるようになった．精神障害者の地域移行に関するアクション・プランは**精神保健医療福祉の改革ビジョン**としてまとめられ，これに沿って国や行政による取り組みが行われるなかで，地域における障害福祉サービスのあり方も大きく変化しながら現在に至っている **[表5.3]**．

精神障害について公認心理師がぜひ知っておきたい法律は下記の通りである．

(1) 障害者基本法

1993年に心身障害者基本法の改正を経て制定された．メンタルヘルスの視点から特に重要なのは，それまで「病気」としてしか扱われてこなかった精神疾患の「障害」として

＊10 1964年3月にライシャワー駐日アメリカ大使が統合失調症の19歳の少年に刺されて負傷した事件．

＊11 WHO顧問として日本に派遣された医師Clarkによる「日本における地域精神衛生－WHOへの報告」[20)]と題した報告書およびその内容．

＊12 栃木県の宇都宮市の精神病院「宇都宮病院」の看護職員等による患者への傷害致死事件や無資格者の医療行為などが発覚し，院長ほか職員が逮捕された事件．

［表 5.3］ 精神保健医療福祉施策年表

年	月	法律・文書名・その他重要事案	精神保健医療福祉施策への影響
1950		精神衛生法公布	精神障害者の私宅監置からの解放
1964		ライシャワー事件	精神衛生法が一部改正に
1965		精神衛生法一部改正	治安的性格の強化
1968		「日本における地域精神衛生－WHO への報告」（クラーク勧告）	「日本では非常に多数の精神分裂病患者が精神病院に入院患者としてたまっており，患者は長期収容による無欲状態におちいり，国家の経済的負担を増大させている」と指摘
1984		宇都宮病院事件	精神科病院における長期入院と患者の人権保護に対する関心の高まり
1987		精神衛生法一部改正による精神保健法の成立	法の目的に「精神障害者の社会復帰の促進・福祉の推進」が盛り込まれる
1993		心身障害者対策基本法を全面改正し，障害者基本法を制定	障害者の定義に精神障害を包含，福祉制度の対象となる
1995	5	精神保健福祉法の成立	法の目的に「精神障害者の自立と社会経済活動への参加を促進すること」が追加，福祉ホームと福祉工場が社会復帰施設として認可，精神障害者社会適応訓練事業（通院患者リハビリテーション事業）が法制化
	12	総務省「精神保健対策に関する調査結果報告書」に基づく勧告	「社会的入院」とその解消が法令上初めて明記
1999		精神保健福祉法一部改正	地域生活支援センターやホームヘルプサービス（居宅介護等事業），ショートステイサービス（短期入所事業）が法定化
2002		社会保障審議会障害者部会精神障害者分会「今後の精神保健医療福祉施策について（報告書）」	今後 10 年で「受け入れ条件が整えば退院可能」な約 72,000 人の社会的入院状態にある患者の退院・社会復帰を目指すとする数値目標をはじめて設定
		障害者施策推進本部による「重点施策実施 5 ヵ年計画（新障害者プラン）」の決定	「10 年間に 72,000 人の退院促進」を目標として掲げる，以下どの文書にも必ず記載されるように
2004		精神保健福祉対策本部「精神保健福祉の改革ビジョン」	「入院医療中心から地域生活中心へ」が国の施策のスローガンとなる
2005		障害者自立支援法の成立（精神保健福祉法一部改正を含む）	3 障害共通の福祉サービス体制に 法令上も「精神分裂病」の呼称が「統合失調症」に変更
2008		「STUDY VISIT ON COMMUNITYMENTAL HEALTH IN JAPAN」（WHO の国際コンサルタントであるメルボルン大学 Chee Ng 博士による報告書）	「費用対効果が高く，文化的に適切と考えられる地域サービスのモデルが広く普及しているとはいえない」と指摘
2012		障害者自立支援法改正による精神障害者地域移行・地域定着支援の法定給付化	支援者の手弁当で行われていた訪問支援が個別給付化されることによって，より利用しやすい制度に
2013	4	障害者総合支援法の成立	精神を含む 3 障害をもつ人に対するサービス基盤の計画的整備を明示 市町村は障害福祉計画を作成するに当たって障害者等のニーズ把握等を行うことを努力義務化，自立支援協議会等において当事者や家族の参画を明確化
	6	国連拷問禁止委員会による精神保健ケアに対する勧告	外来やコミュニティサービスの発展と入院患者数の低減等，8 項目を指摘
2014		診療報酬における精神科重症患者早期集中支援管理料および精神科訪問看護における精神科複数回訪問加算の新設	多職種による訪問，1 日複数回の訪問に報酬がつき，より重症の利用者を地域で支えることが可能に
2015		障害者総合支援法における訪問による自立訓練（機能訓練・生活訓練）の見直し	通所による訓練を利用しているものに限定されていた訪問支援が通所を前提としなくても可能に
2016	7	相模原障害者施設殺傷事件	厚生労働省研究班で措置入院患者の地域ケア体制の整備に関する検討を開始
	10	精神保健指定医不正取得に関する処分	再発防止と資質確保の観点から，精神保健指定医制度の見直しに着手
2018		第 7 次医療計画および第 5 次障害福祉計画等の開始	「精神障害にも対応した地域包括ケアシステムの構築」を掲げ，多様な精神疾患等に対応できる医療連携体制の構築に向けて，医療機関の役割を明確化，役割分担と連携を推進
		診療報酬における精神科在宅患者支援管理料の新設	精神科重症患者早期集中支援管理料を廃止し，算定要件を改めた上で新設

[表5.4] 入院形態の種別

任意入院	本人の同意に基づかない入院
医療保護入院	精神保健指定医(注)が「医療および保護のために入院が必要である」と判断したが，病状等によって患者の同意が得られない場合に保護者や市町村長の同意によって行われる入院
措置入院	自傷他害の恐れがある精神障害者に対して，2名の指定医によって入院が必要と判断された場合に都道府県知事または指定都市市長の権限で行われる入院
緊急措置入院	措置入院と同様の案件であるが，その手続きが取れない場合に，1名の指定医の診察で72時間まで実施できる入院
応急入院	患者本人，保護者，市町村長の同意が得られない状況で，指定医(注)が直ちに入院させなければならないと判断した場合の入院．応急入院は緊急性を要する比較的まれな入院形態であり，応急入院指定病院のみで実施可能．

注：精神保健指定医とは精神保健福祉法によって規定される医師の国家資格である．精神科を標榜しているだけの医師ではないことに留意が必要である．

の側面を認め，身体障害，知的障害と同様に福祉の対象とした点である．

(2) 精神保健福祉法と各種制度

本法で定められている事柄のうち，特に公認心理師が知っておきたい点をあげる．

①**入院形態**：精神科医療が身体を対象とする医療と大きく異なる点の一つが非同意入院の存在である．患者の意思に基づかない入院は人権擁護の観点から特に注意が必要であるため，その実施要件は本法によって詳細に定められている．入院形態の種別を **[表5.4]** に示す．

②**精神障害者保健福祉手帳**：1995年の本法改正時に規定された制度である．手帳が交付されることによって優遇措置（全国一律のものではNHK受信料や携帯電話の基本料金の減免など，地域によっては鉄道，バス，タクシーなどの運賃割引など）が受けられる．現時点では発達障害をもつ人も知的障害が認定されない場合（知能検査などの結果によって判断される），療育手帳（知能検査の結果に加え，日常生活上の援助の必要度も考慮し総合的に判断される）ではなく本手帳を申請することとなる．

(3) 障害者総合支援法と障害福祉サービス

それまで別々に運用されてきた3障害（身体障害，知的障害，精神障害）の支援制度を一つに統合し，2005年に制定された障害者自立支援法のもつ課題を改めた形で2013年に制定された新法が障害者総合支援法である．

本法で給付が規定される障害福祉サービスは非常に膨大であるが，このうち公認心理師が知っておきたいのは「訓練等給付」「自立支援医療」および「地域生活支援事業」に分類される支援群である．具体的な支援の内容については別稿[17]を参照してほしい．

3. 障害者福祉領域で大切なパラダイムと理論：精神障害

リカバリーとは直訳すると「回復」という意味だが，精神障害者支援の文脈では特別な意味をもつ言葉として普及しつつある．ディーガン（Deegan, P.E.）は「リカバリーは旅（過程）であり，生き方であり，構えであり，日々の挑戦の仕方」と指摘している[18]．

言い換えれば，リカバリーとは誰かが決めた目標を達成することではなく，当事者自身が一人ひとりが異なる希望をもち，そこに向けて取り組むことそのものを指している．このため，精神障害をもつ人すべてに共通するリカバリーは存在しない．ただ，各人のリカバリーの結果として現れてくるポピュラーな指標としては仕事をもつこと，パートナーをもつこと，家族や友人と近しい関係があること，などがあげられる．

リカバリー支援にあたっては，多様な職種の支援者（多職種）が当事者の生活の場に出かけて支援を提供することが非常に有効である．重症精神障害をもつ人の地域生活支援に関して，国内外でエビデンスが示されているのが**包括的地域生活支援**（Assertive Community Treatment；**ACT**）と呼ばれるプログラムである．

ACTは単一の支援技法ではなく，支援の哲学，システム，技法が一体となった包括的アウトリーチ支援である．ACTには支援の質を担保するための基準としてフィデリティ尺度（忠実度尺度）が開発されており，このなかで心理職の配置や認知行動療法，心理学的アプローチによる構造的なグループワークなどの実施が推奨されている[19]．たとえば，就労体験中に，環境の変化からくるストレスのために，同僚に対して被害的な感情や考えを抱きそうになっている利用者に対して認知的再体制化の技法を用いて，自分や状況を客観的にみられるような支援を行う．

4．障害者福祉領域における心理職の立場と役割：精神障害

地域支援では医療機関と比べて，より多くの職種，領域の支援者と連携をとることが必要である．加えて地域ではどの職種であっても「全員がケースマネージャー（生活支援担当者)」という立場で，場合によっては役割を相互乗り入れする形で支援を行うことが求められる．この際に「私は公認心理師だから○○はできない」というようにネガティブな方向で職種の専門性にこだわる態度は望ましくない．当事者にとって必要ならば，幅広い生活支援を行うのは当たり前という意識が必要である．

他方，支援が行き詰ったときには，専門性を発揮して新しいアイデアを提供することが求められる．たとえば，定期的に訪問を拒否する利用者がいた場合に「もっと話を聞いてほしいのでは？」「自分の心情をわかってもらいたいのでは？」といった，いわゆる「カウンセリングマインド」にもとづくアイデアは他の職種からも出てくる．そこで「前回訪問を拒否されたとき，チームはどんな対応をとったか」「その結果，この人にとって何か良いことが起こらなかったか」といった切り口でアイデアを出せたとき，その公認心理師はチームに対して専門性にもとづく貢献ができたといえるだろう．このとき，いきなり「オペラント条件付け」「強化子」といった専門用語を持ち出すのではなく，平易な言葉で話すことも大事である．もちろんこれは一例であり，アイデアは学習理論に基づくものだけとは限らない．臨床勘があれば他の職種でも容易に真似できる，思いつくような支援ではなく，心理学的支援を身につけたものでなければもてない視点や支援をチームに提供できるかどうかが重要である．

5. 障害者福祉領域における心理職の基本技術：精神障害

医療機関や相談機関の施設内で実施される心理学的支援，特にカウンセリングなどでは来談者の各種の認知的な変化や中長期的な「成長」などの構成概念を質問紙で測定し，これを支援のアウトカムとしている場合も多い．しかし，地域生活支援の場合，尺度得点の変化だけでは支援を受ける利用者にも家族にも，また他職種の支援者にもその支援の効果が理解されづらい．尺度などを利用するのと同時に，外からみてわかりやすいその人が目指す生活の変化や改善の指標におき，これを実現するための支援が求められる．こうした行動上の変化は簡単に起こるものではなく，特に重い精神障害をもつ人には粘り強い関わりが必要となる．しかし，「考え方がポジティブになってきた」といったところで支援を終わらせるのではなく，そのような変化とともにその人が何ができるようになったのか（もしくは何をしなくてもすむようになったのか）まで伴走できることが必要である．

（佐藤さやか）

5章 Q and A

Q1 以下の発達障害のなかで行動の問題が大きいものを２つ選びなさい．

1. 知的発達症
2. コミュニケーション症
3. 注意欠如・多動症
4. 限局性学習症
5. 自閉スペクトラム症
6. 発達性協調運動症

Q2 福祉分野の心理職による高次脳機能障害への対応で，誤っているものを１つ選びなさい．

1. 神経心理学的検査の結果を用いて当事者の困難について説明する．
2. 活動の中で生じた困難についてできるだけその場でフィードバックする．
3. うまく行かなかったことを振り返る時には当事者の心理的な状態に留意する．
4. 発症後できるだけ早く元の環境に戻れるよう本人を励ます．
5. 必要であれば活動の環境を整えることで当事者が活動しやすくする．

Q3 精神障害に関する記述のなかで正しいものを１つ選びなさい．

1. 精神保健福祉法では「精神障害」を重症精神障害である統合失調症，双極性障害，大うつ病と定義している．
2. 発達障害は精神障害に含まれない．

3. 精神障害は「病気／疾患」としての側面が大きいため，身体障害や知的障害と比べると利用できる福祉制度が限定されている．
4. 日本では1993年の心身障害者対策基本法全面改正による障害者基本法の制定で，初めて精神障害が「障害」として認められた．
5. 精神科医が必要だと判断すれば，患者や保護者の同意がなくても医療保護入院が可能である．

Q4 地域で活動する公認心理師として望ましい態度を記述した選択肢はどれか1つ選びなさい．

1. 心理学の専門家として，心理検査に専念する．
2. 支援の開始にあたっては自己決定が重要であるため，クライエント本人の来所を待つことが必須である．
3. 精神障害をもつ人すべてに共通するリカバリーは存在しないので，時間がかかっても当事者の希望を粘り強く引き出すことが重要である．
4. 地域支援では挫折が当事者に与える影響が大きいため，必要な機能や能力を備えているか，支援開始前に厳密な評価を実施することが望ましい．
5. 地域支援の正確な効果測定のために，各種の心理尺度の変化のみを重視する．

Q1 **A**…… 3と5

解説

注意欠如・多動症と自閉スペクトラム症は，行動問題で規定される概念であり，他の4種類の発達障害はいずれも成績の問題で規定される概念である．

Q2 **A**…… 4

解説

高次脳機能障害をもつ当事者は自分の問題がよく理解できていないために，早い復帰を希望することがあるが，現状をしっかりアセスメントして必要なリハビリテーションを行うことが重要である．無理な復帰は二次障害につながる恐れがある．

Q3 **A**…… 4

解説

1993年以前は精神障害は「病気／疾患」として扱われ，身体障害や知的障害と比べて福祉制度上の支援が手薄であった．

Q4 **A**…… 3

解説

日本では精神障害者の地域支援システムの整備が遅れたため，多くの当事者を同時に支援せざるを得ない支援者が，結果的に当事者の主体性を制限してしまうケースがこれまでも散見されてきた．たとえば，多くの当事者が就労を希望していることは事実だが，目の前の当事者を型にあてはめて支援を進めてしまうことがないように，支援者一人ひとりが肝に銘じるとともに，個別性の高い濃厚な支援が経済的にも成立するような制度設計が必要である．

文献

1）文部科学省：通常の学級に在籍する発達障害の可能性のある特別な教育的支援を必要とする児童生徒に関する調査結果について，2012.
http://www.mext.go.jp/a_menu/shotou/tokubetu/material/1328729.htm（閲覧日：2017.12.20）
2）American Psychiatric Association（2013）: Diagnostic and Statistical Manual of Mental Disorders 5th ed.（DSM-5）. American Psychiatric Association, 2013, pp31-86.（高橋三郎・大野　裕監訳：DSM-5 精神疾患の診断・統計マニュアル，医学書院，2014，pp31-85）
3）日本精神神経学会精神科病名検討委員会：DSM-5 病名・用語翻訳ガイドライン（初版）　精神神経学, 116(6)：429-457，2014.
4）中島八十一：高次脳機能障害の現状と診断基準．高次脳機能障害ハンドブックー診断から自立支援までー（中島八十一，寺島　彰編），医学書院，2006，pp1-20.
5）先崎　章：高次脳機能障害精神医学・心理学的対応ポケットマニュアル，医歯薬出版，2009，p93.
6）国立障害者リハビリテーションセンター：高次脳機能障害情報・支援センター
http://www.rehab.go.jp/brain_fukyu/shien/
7）阿部順子：社会適応に向けた援助の基本　そのプロセスと援助方法．脳外傷者の社会生活を支援するリハビリテーション（永井　肇監修，阿部順子編著），中央法規，1999，pp35-39.
8）Crosson,B.C. et al : Awareness and compensation in postacute head injury rehabilitation. Head trauma Rehabil, 4(3) : 45-54，1989.
9）川嶋陽平：高次脳機能障害についての基本的な理解．チームで支える高次脳機能障害のある人の地域生活ー生活版ジョブコーチ手法を活用する自立支援（蒲澤秀洋監修，阿部順子編著），中央法規，2017，p23.
10）先崎　章，中島友加，大塚恵美子：広義の認知機能障害（高次脳機能障害や認知症）における心理職ーリハビリテーション従事者の視点から．精神科治療学，**31**(9)：1185-1188，2016.
11）https://www.mhlw.go.jp/file/05-Shingikai-12201000-Shakaiengokyokushougaihokenfukushibu-Kikakuka/0000193391.pdf
12）山口加代子：脳損傷後のリハビリテーションにおける心理士の役割．リハビリテーション研究紀要（J Yokohama Rehabil Foundation），22：19-24，2013.
13）国立障害者リハビリテーションセンター：令和元年度高次脳機能障害及びその関連障害に対する支援普及事業第 1 回高次脳機能障害支援普及全国連絡協議会，2019，pp24-27.
14）阿部順子編：高次脳機能障害の方に上手に伝わる説明テクニック集．特定非営利活動法人「脳外傷友の会」2014，p17.
15）精神保健福祉研究会：四訂 精神保健福祉法詳解，中央法規，2016.
16）浅井邦彦：病院精神医療ー歴史と現況そして将来ー．最新精神医学 **3**：411-423，1998.
17）佐藤さやか：保健・医療の制度と関連法規　公認心理師養成のための保健・医療系実習ガイドブック（鈴木伸一，田中恒彦・他編），北大路書房，2018，pp9-13.
18）Deegan, P.E, : Recovery as a Journey of the Heart. Psychiatric Rehabil, **19** : 91-97, 1996.
19）吉田光爾：成長をうながすフィデリティ尺度．ACT の立ち上げと成長　特定非営利活動法人地域精神保健福祉機構（伊藤順一郎，久永文恵監），2014，pp112-136.
20）Clark, D.H. :（1968）ASSINGMENT REPORT. Geneva: World Health Organization.（クラーク，D.H．加藤正明監訳　日本における地域精神衛生ーWHO への報告．精神衛生資料，**16**：165-191，1968.

（四ノ宮美恵子，宮本信也，大塚恵美子，佐藤さやか）

column

障害者ピアサポート

ピアサポートの「Peer」とは仲間を指す言葉であり，「Peer support」とは同じ立場にある人同士の支え合いだといえる．いまや多様な領域で活用されており，学校や医療機関などでもピアサポート活動が活発に行われている．その有効性は，同じ経験をもつ人同士が経験を語り合い，分かち合うことで生きる力を高めることができる点にある．

障害者のピアサポート活動の歴史は18世紀に遡るともいわれているが，よく例に出されるのは，1907年にアメリカで自らの精神科病院入院の経験を出版したクリフォード・ビーアズ（Clifford, W. Beers）によって始められた精神衛生運動や，1935年に設立されたAlcoholics Anonymous（AA）のセルフヘルプグループなどである．1950年代以降のアメリカでは公民権運動を背景として，ロバーツ（Ed. Roberts）らを中心とした身体障害者の自立生活運動（Independent Living）が拡がりをみせ，日本のピアサポート活動にも大きな影響を与えた．それは，支援者主導で進められてきたリハビリテーションや福祉サービスが，当事者主体に転換されていく道筋を照らしていくことになったのである．

近年，国内外で障害当事者がサービス提供をする職員として働くことが注目を集めている．ピアサポーターを有効な福祉人材として活用できればと願う当事者，実践者，研究者の協力を得て，2016年度から3年間，厚生労働科学研究費補助金（障害者政策総合研究事業）により「障害ピアサポートの有効性を高めるための研修に関する研究」を実施した．その研究で構築してきた研修の特徴は大きく2つある．一つは，これまで障害種別毎に行われてきたピアサポーター養成を一元化し，すべての障害を対象として基礎研修を創り上げたという点である．

もう一つは，ピアサポーターの参加だけでなく，雇用する側であり，一緒に働く専門職にも研修への参加を依頼したことである．障害福祉サービス等の報酬改定により，2021年度からピアサポーターの配置による加算が一部の事業に関して認められた．しかし，福祉サービスにおけるピアサポーターの定着率が低いことは以前から課題とされており，そこには，福祉や医療のなかで働く専門職の差別意識や偏見が少なからず影響していると推測されたのである．そこで，専門職にもピアサポートを理解してもらい，お互いを尊重し合える関係性を構築できてこそ，ピアサポーターの福祉現場での定着が果たされると考えた．

もちろん，ピアサポーターの関わりがプラスの効果だけをもたらすわけではない．経験を共有することにより，支援対象者との距離を縮めるスピードは速いが，共感しすぎることにより共依存関係に陥ってしまうリスクがあることや，倫理的な問題を引き起こす可能性などが懸念される．また，誰よりもピアサポーター自身が当事者であることと，支援者であることの立場の二重性に悩むということがよく指摘されている．当事者としての経験をいかすためには，そうしたリスクに対応できる職場環境が必要なのではないか．同じような経験があることはピアサポーターの大きな強みであり，同じ障害のある人がその経験をいかして働いていることを目の当たりにすることは，大きな希望となる．その希望をピアサポーターと専門職が協働しながら育んでいく，そんな実践が福祉現場であたり前のこととして展開していければと願う．

（岩崎　香）

6章 高齢者福祉の理解と心理支援

到達目標

- 高齢者福祉に関連する分野の特徴を知り，心理支援のニーズを理解する．
- 心理支援のためのパラダイムや期待されている基本的技術を習得する．

1．高齢期・高齢者の特徴

1）寿命の伸長と高齢化率の上昇

現在，日本は世界有数の長寿国であり，戦後は一貫して平均寿命が伸び続けている．2020年（令和2年）の簡易生命表をもとに推計された平均寿命をみると，男性が81.64歳，女性が87.74歳である．同推計によれば，90歳まで生存する者の割合は男性が28.4%，女性が52.5%と推測されており，女性の半数以上が90歳まで生きる時代といえる．また，総務省統計局により公表された2019年（令和元年）の高齢化率[1]（全体の人口に対し65歳以上の人口が占める割合）は28.4%であり，年少人口（15歳未満人口の割合）の12.1%を大きく上回っている．いまや75歳以上の人口の割合（14.7%）でさえも年少人口の割合を超えている．

2）高齢期の見直しと高齢者の多様性

こうした長寿化の傾向に対し，2017年（平成29年）に日本老年学会・日本老年医学会は，高齢者の定義と区分そのものを変える提言を行った[2]．10～20年前と比べ現代の高齢者では，加齢に伴う身体的機能変化の出現が5～10年遅延しており，「若返り」現象がみられるという．そのため，これらの学会は，65～74歳を**准高齢者**，75～89歳を**高齢者**，90歳以上を**超高齢者**と定義することを提言した．この提言のように，65～74歳の人では「准高齢者」と呼ぶにふさわしい活力のある人が多く，さまざまな分野でボランティアの主力となっている．一口に高齢者といっても，現在の区分では，そのような比較的若い年代から超高齢者と呼ばれる年代まで，身体機能や介護のニーズはもとより，育った習慣

〔キーワード〕認知症，フレイル，IADL，BPSD，介護，高齢者虐待，ケアマネジメント，パーソン・センタード・ケア，認知活性化療法，応用行動分析学，回想法，HDS-R，MMSE，QOL，在宅ケア，施設ケア，地域支援事業

や文化が異なる人々が含まれている．

3）高齢期の個人差：認知機能を例に

高齢期では年齢差だけではなく，加齢とともに個人差も大きくなっていく．高齢者福祉の領域で実践を行う場合には，年代差に加え個人差に気を配る必要がある．ここでは認知機能を例に個人差をみてみよう．**［図6.1］**は75～102歳の修道院のシスターに簡便な認知機能検査（Mini-Mental State Examination；MMSE）を実施した結果を年齢別に示している[3]．この研究では，規律に沿って健康的な生活を送っているシスターを調べることで，より純粋な認知機能の加齢変化を捉えることができると考えられた．［図6.1］に示されているように，加齢とともに全体的な得点低下がみられるだけではなく，ばらつきも大きくなっている．また，平均付近にデータが集まっているわけではなく，認知機能が比較的保たれる人と低下する人に大別できる．高齢期で顕著な認知機能低下がみられた場合，主な影響因として考えられるものには，認知症，身体疾患，後述するフレイル，さらには寿命が近づき認知機能が急激に低下する終末低下（terminal decline）がある．

4）フレイル

かつて加齢により心身が衰えることは「虚弱」と呼ばれていたが，この言葉は元の状態に戻らない，不可逆的な印象を与える．そのため近年は「虚弱」に代わり，フレイルティ（frailty）という専門用語が使われるようになっている．この言葉は，老化に伴う種々の機能低下を基盤とし，さまざまな健康障害に対する脆弱性が増加し健康障害に陥りやすい状態を表している[4]．フレイルティは，しかるべき介入を行うことで，再び健常な状態に戻る可能性（可逆性）が含まれる概念とされ，日本老年医学会はこの言葉を短縮化し**フレイル**と表し，これまでの「虚弱」に代わる言葉として使用することを宣言した[5]．このフレイルの予防・改善は要介護状態を防ぐことにつながるとされ，高齢者の保健事業で重視されている[6]．

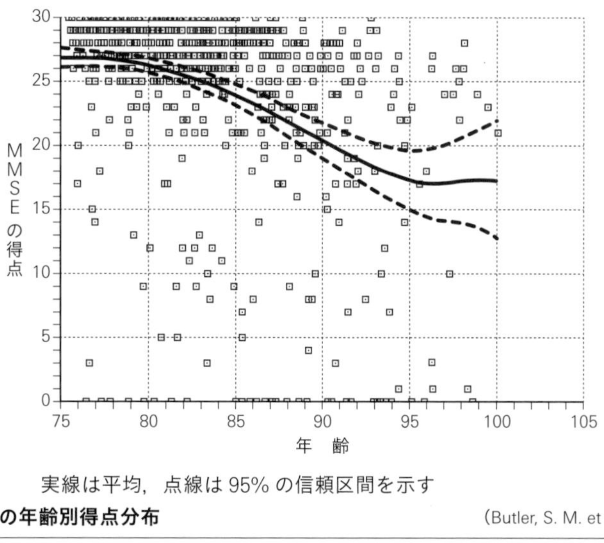

実線は平均，点線は95%の信頼区間を示す

［図6.1］MMSEの年齢別得点分布　（Butler, S. M. et al，文献3より引用）

2. 高齢期の今日的課題と高齢者福祉の取り組み

1）認知症を伴う要介護者の増加

前述の寿命の伸長により，わが国では要介護高齢者の数が増加し続けている．要介護高齢者では認知症を伴うケースが多く，介護保険の一次判定時の認定調査結果において，「認知症高齢者の日常生活自立度」のランクがⅡ以上であり，日常生活に支障をきたすような症状・行動や意思疎通の困難さがみられる人の割合は約6割にのぼる．その割合は要介護度（後述）が高くなるにつれ上昇し，要介護3では約8割，要介護5では約9割まで増加する[7]．

これまで行われた認知症の有病者の調査では，全国の認知症高齢者の数は462万人であり，高齢者人口に占める有病率は15%（65歳以上の7人に1人）であることが推計されている[8]．また2025年には，認知症の有病者数は約700万人（65歳以上の5人に1人）になることが予想されている[9]．

2）介護者の心理的負担や生活への影響

認知症の人では認知機能の低下や障害のみならず，**認知症の行動・心理症状**（behavioral and psychological symptoms of dementia；BPSD）がみられることが多い．たとえば認知症の人を5年間追跡した大規模な調査では，全体の97%になんらかのBPSDがみられたという報告がある[10]．もちろん，認知症の人ではいつもBPSDがみられるというわけではない．しかし，BPSDは介護を行う家族に大きな負担を与え，それにより精神症状や身体症状を訴える家族も少なくない．そのため，古くから家族は「隠れた患者」[11]と呼ばれている．アルツハイマー型認知症の人を介護する家族では，全体の55%に抑うつ症状がみられたという報告もある[12]．また認知症介護に限らず一般的に介護負担の影響は家族の生活全般に及ぶ．総務省統計局の2012年（平成24年）の就業構造基本調査によれば，家族の介護などを理由に転職や離職をした人の数は1年間で101,100人にのぼり，そのうちの8割を女性が占めていた[13]．

3）高齢者虐待

高齢者福祉において虐待は大きな問題となっている．2018年（平成30年）度の厚生労働省の報告によると，養護者（家族，親族，同居人等）による虐待では，「身体的虐待」（67.8%）が最も多く，次いで「心理的虐待」（39.5%），「介護等放棄」（19.9%），「経済的虐待」（17.6%）の順で多くなっていた（複数回答）．虐待の発生要因は「虐待者の介護疲れ・介護ストレス」（25.4%）が最も多く，次いで「虐待者の障害・疾病」（18.2%）が多かった（複数回答）．虐待者の続柄では「息子」（39.9%）が最も多く，次いで「夫」（21.6%），「娘」（17.7%）の順に多くなっていた．被虐待高齢者の67.7%は要介護認定者であり，そのうち認知症高齢者の日常生活自立度Ⅱ以上の者が71.7%を占めていた．

また，高齢者虐待では，養介護施設従事者等*1によるものが近年目立って増加している．2018年（平成30年）度の厚生労働省の報告によると，被虐待高齢者で「身体拘束あり」だっ

*1「養介護施設」または「養介護事業（居宅サービス他）」の業務に従事する者

たケースは 21.9% にのぼった．虐待の発生要因として最も多かったものは，「教育・知識・介護技術等に関する問題」（58.0%）であり，次いで「職員のストレスや感情コントロールの問題」（24.6%）が多くなっていた（複数回答）．

4）自殺，孤独死

全国の死亡者数に占める各死因の割合を年代別にみると，若い世代（10 代後半～ 30 代）では「自殺」が第 1 位となっている．一方，若い世代に比べ死亡者数が圧倒的に多い高齢者では，健康上の理由や老衰が死因の大部分を占めていることから，割合でみると自殺は目立たない[14]．しかし，年齢別自殺死亡率（人口 10 万対）の推移をみると，全体的に自殺死亡率が減少しているものの，若者に比べ 50 代以降の自殺死亡率は高いことがわかる**[図6.2]**．また，高齢者の死では孤独死が大きな問題となっている．

5）高齢者に関する施策

わが国の高齢社会全体をふまえた省庁横断型の法律として，1995 年（平成 7 年）に制定された**高齢社会対策基本法**がある．政府はこの法律のもとで高齢社会対策大綱を定め，各分野（就業・所得，健康・福祉，学習・社会参加，生活環境など）が連携し全体的に施策を進めている．

このうち，健康・福祉の分野では，**介護保険法**により介護保険制度が実施されている．これは核家族化による家族介護の担い手の縮小，介護する家族の高齢化などによる問題から，社会全体で介護を支える社会的介護を目指した制度である．この制度では，さまざまな介護サービスがあるが，利用するにはまず**要介護認定**を受け，介護サービスの必要度（要支援 1 ～ 2，要介護 1 ～ 5 の 7 段階）を判定してもらう必要がある．そのうえで，判定された区分で決められたサービスの月額支給限度額をもとに，介護保険のサービスを利用することができる．サービスによっては，施設サービス（平成 27 年度より原則要介護 3 以上）のように区分が限定されているものもある．

この介護保険法は，現状や課題の分析をもとに，定期的に制度・法改正が行われている．

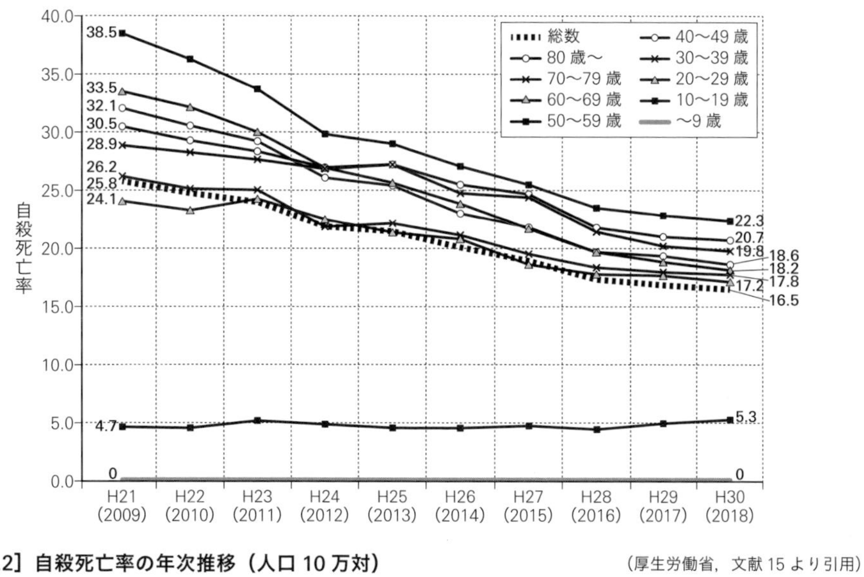

[図6.2] 自殺死亡率の年次推移（人口 10 万対）　（厚生労働省，文献 15 より引用）

2005 年（平成 17 年）の改正では，①予防重視システムへの転換（いわゆる介護予防），②住み慣れた地域で暮らし続けるための地域支援が唱えられた．②については，「地域支援事業」「地域包括支援センター」「地域密着型サービス」が創設された．

このうち**地域支援事業**とは，地域の高齢者が要支援・要介護状態にならないように予防したり，可能な限り住み慣れた場所で生活できるように生活支援全般を総合的にマネジメントする事業である．また，地域包括支援センターは地域の高齢者の総合相談，権利擁護や地域の支援体制づくり，介護予防に必要な援助などを行い，高齢者の保健医療の向上および福祉の増進を包括的に支援することを目的としており，地域支援事業や後述の地域包括ケアシステムの中核的な役割を果たしている．地域包括支援センターは市町村に設置され，原則として，①保健師，②社会福祉士，③主任介護支援専門員を置くことになっている[16)]．

その後の 2011 年（平成 23 年），2014 年（平成 26 年）の改正では，**地域包括ケアシステム**の整備が重点化されている．これは団塊の世代が 75 歳以上の後期高齢者となる 2025 年を目途に，要介護状態が重度化しても，最期まで住み慣れた地域で自分らしい生活を送れるように，住まい・医療・介護・予防・生活支援が一体的に提供される「地域づくり」を目指したものである．こうしたシステムの構築に向け，地域支援事業では **[表6.1]** に示す事業を展開している．

地域包括ケアシステムを構築するためには，高齢者個人に対する支援の充実と，それを支える社会基盤の整備とを同時にすすめることが重要となる．そうした点に関連して，「地域ケア会議」では地域の困難事例や関連する問題点について，保健医療や福祉の専門職等の多職種が参画し検討を行う．また，「生活支援体制整備」では，住民が地域での生活を継続する，あるいは住民の社会参加を推進するうえで必要な社会資源の開拓や調整などの整備を行い，そのために生活支援コーディネーターを置くことになっている．

6）認知症に関する施策

[表6.1] に示した地域支援事業のうち，**認知症総合支援事業**とは，地域で認知症の早期診断・早期対応や認知症ケアの向上などの体制整備を図るための事業である．具体的には，「認知症初期集中支援チーム」による支援と「認知症地域支援推進員」による地域の体制整備を行っている．このうち，認知症初期集中支援では，医療と介護の専門職がチームを作り，認知症が疑われる人や認知症の人およびその家族を訪問し，本人のアセスメントとそれに基づく自立生活の継続を目指した支援に加え，家族の支援を包括的，集中的（概ね 6 か月）に行うものである．一方，「認知症地域支援推進員」は，認知症の人が容態に応じて必要な医療・介護などのサービスを受けられるように，関係機関との連携体制の構築や認知症ケアパスの作成・普及などを行っている（医療・介護などの支援ネットワーク構築）．また，認知症疾患医療センターの専門医等による病院・施設などにおける処遇困難事例の検討や個別支援，介護保険施設などの相談員による在宅で生活している認知症の人や家族に対する相談支援，「認知症カフェ」などの開設といった事業の企画・調整を行っている（認知症対応力向上のための支援）．さらに認知症の人や家族等への相談支援を実際に行ったり，認知症初期集中支援チームなどで認知症の人や家族に必要なサービスを提供するための調整を図るといった役割を担っている（相談支援・支援体制構築）．

こうした認知症総合支援事業をはじめ，認知症施策を強化し総合的・横断的に推進する

［表 6.1］地域支援事業の各事業の目的等　（文献 17 より引用）

事業		目的	概要	補助経費
総合事業	介護予防・生活支援サービス事業	地域における生活支援や介護予防のサービスの充実を図る	訪問型サービス，通所型サービス等を実施する	サービス提供に関する人件費，間接経費等
	一般介護予防事業	高齢者が要介護状態等となることの予防又は要介護状態等の軽減若しくは悪化の防止を図る	住民主体の通いの場を充実，リハビリテーション専門職等の関与により，介護予防の推進を図る	通いの場の運営のための間接経費等
包括的支援事業	地域包括支援センターの運営	相談の受付や制度横断的支援，高齢者虐待への対応，支援困難事例の対応等を通じて住民の健康の保持及び生活の安定等を図る	総合相談支援，権利擁護，ケアマネジメントの支援，介護予防ケアマネジメントを実施する	センターに配置される保健師等の人件費等
	地域ケア会議の開催	地域の多様な関係者による検討の場を通じて，支援や支援体制の質の向上を図る	保健医療や福祉の専門職等が参画し，個別事例や地域課題の検討を行う	会議に参加する者への謝金等
	在宅医療・介護連携推進事業	地域の医療・介護の関係団体が連携して，包括的かつ継続的な在宅医療と介護を一体的に提供するための必要な支援を行う	地域の医療・介護関係者による会議の開催，在宅医療・介護関係者の研修等を実施する	会議開催，研修会開催に係る経費等
	認知症総合支援事業	認知症の早期診断・早期対応や認知症ケアの向上等の体制整備を図る	認知症初期集中支援チームによる支援と認知症地域支援推進員による地域の体制整備を行う	チームや推進員の運営費等
	生活支援体制整備事業	多様な日常生活上の支援体制の充実・強化と高齢者の社会参加を推進する	生活支援コーディネーターの設置による地域資源の開発等	生活支援コーディネーターの人件費等
任意事業	介護給付費等適正化事業	介護保険事業の運営の安定化のため，介護給付費等の費用の適正化を行う	認定調査状況のチェック，ケアプラン点検，住宅改修等の点検等	適正化業務を行う者の人件費等
	家族介護支援事業	現に介護を行う家族に対する支援を通じて介護負担の軽減等を行う	介護知識や技術に関する教室や介護者同士の交流会の開催等	教室や交流会の開催経費等

ため，政府は 2019 年（令和元年）6 月に「認知症施策推進大綱」を決定した．ここでは認知症は誰もがなりうる身近なものと基本的に捉えられており，認知症の発症や進行を遅らせる「予防」と，認知症になっても希望をもって日常生活を過ごせる社会を目指す「共生」を車の両輪として施策を推進していくことが述べられている．そのうえで団塊の世代が 75 歳以上となる 2025 年（令和 7 年）までに行うべき，①普及啓発・本人発信支援，②予防，③医療・ケア・介護サービス・介護者への支援，④認知症バリアフリーの推進・若年性認知症の人への支援・社会参加支援，⑤研究開発・産業促進・国際展開を 5 つの柱とした施策が打ち出された．

7）高齢者虐待に関する施策

2006 年（平成 18 年）に「高齢者虐待の防止，高齢者の養護者に対する支援等に関する法律（**高齢者虐待防止法**）」が施行された．この法律では，高齢者を 65 歳以上の者とし，高齢者虐待を①養護者によるものと，②要介護施設従事者等によるものに分け，虐待の防止や支援等について定義されている．また，虐待を発見した者には，市町村等の高齢者虐待対応窓口（地域包括支援センター等）への通報義務が課せられている．そのような通報や本人からの届け出などにより，同窓口機関は緊急性の判断と事実確認（必要に応じ立入検査）を行い，速やかに個別ケース会議を開催し，支援計画の作成と実施を行うことになっている．緊急性が高い場合で他に方法がない場合には，老人福祉法に規定されるやむを得ない事由による措置およびそのための居室確保により，養護者との生活を分離して特別養護老人ホームへの入所などを実施する場合がある．また，経済的虐待などについては，市町村長による成年後見制度利用開始に関する審判の請求を行うことが可能となっている．

3. 高齢者福祉領域で大切なパラダイムと理論

1）パーソン・センタード・ケアとケアラー・センタード／パーソン・フォーカスト・アプローチ

パーソン・センタード・ケアはイギリスのキットウッド（Kitwood, T.）[18] によって唱えられ，世界的に影響を及ぼしている認知症ケアのパラダイムである．キットウッドは「認知症の人」の「認知症」の部分，すなわち脳の器質的な障害に着目し過ぎていた従来の捉え方を批判し，一人ひとりで異なる認知症の「人」の部分に着眼したケア，すなわち**パーソン・センタード・ケア**を主張した．パーソン・センタード・ケアの根幹となっているのはパーソンフッド（personhood）の概念である．この言葉は人や個人としてのありさまやクオリティを指すものであるが，キットウッドの考えでは他者や社会との関係における「立場」や「地位」と，それにより本人が認められ，敬われ，信頼されるような関わり方が重視されている．

一方，ケアラー・センタード／パーソン・フォーカスト・アプローチとは，イギリスのジェームズ（James, I. A.）[19] によって提唱されたBPSDに対する心理的介入のパラダイムである．ここでは多くのBPSDは，何らかの困った状況に対する反応や行動と考えられている．通常のセラピーでは，本人が主体的に問題解決に取り組み，セラピストは本人の相談に応じ支援を行う．しかし，認知機能の障害により自己認識力が低下しBPSDを示している人にとって，主体的かつ適切に問題解決を行うことは難しい．そこでジェームズは，セラピストが臨床心理のフォーミュレーションなどに基づき介護者を支援し，介護者が中心となり（ケアラー・センタード），BPSDの原因と考えられる本人の状況を理解し（パーソン・フォーカスト），本人を支援する計画の立案・実行を行うチームアプローチを考案した．パーソン・センタード・ケアほどは広まっていないが，これはBPSDのみならず，背景に自己認識力の低下がある問題に対して広く活用できるパラダイムであると考えられる．

2）認知症による障害を理解するためのモデル

前述のパーソン・センタード・ケアにおいて，キットウッドは脳の器質的な障害と社会的な文脈の双方が認知症の人の心理（自己）に影響を与えていると考えた．イギリスのクレア（Clare, L.）[20] は，キットウッドの考えに世界保健機関（WHO）の国際障害分類（ICIDH）や国際生活機能分類（ICF）を関連づけ，認知症による障害を理解するためのモデルを考案した．**［図6.3］**はICFの部分を中心にクレアのモデルをまとめたものである．

それによると，まず認知症では発症や進行によって機能の異常や変化が生じる．それにより日々のさまざまな活動への参加が制限される．さらに対人交流や社会への参加にも制

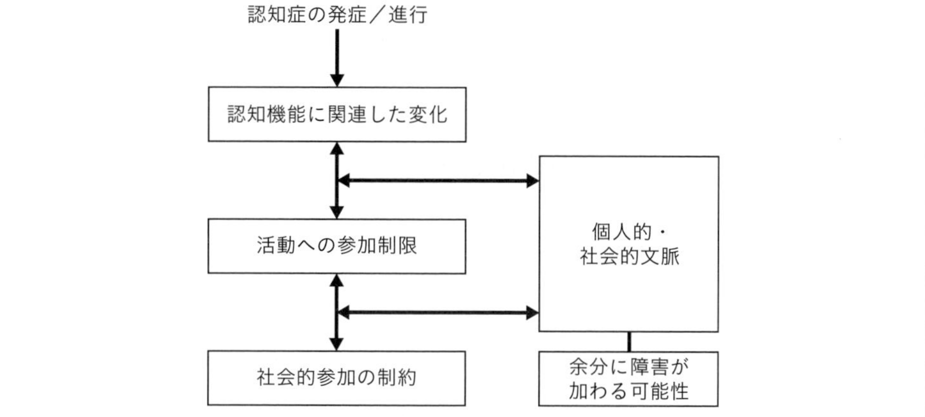

［図6.3］WHOの障害モデルをもとにした認知症の障害理解 （Clare, L.，文献20，10頁より和訳加筆・修正）

約が加わっていく（社会的不利）．このモデルはICFをベースにしているので，たとえば「活動への参加制限」が「社会的参加の制約」に影響を与えるだけではなく，逆に「社会的参加の制約」が「活動への参加制限」にも影響を与えると考えられている．また，個人的および社会的文脈次第で余分に障害が加わってしまう可能性が示されている．認知症ケアでは，こうした障害が加わらないようにしていくことや取り除くことが重要となる．そのためには，たとえば一見全般的に活動への参加が難しいと思われるような認知症の人であっても，認知機能検査の成績や反応，行動観察，周囲の状況などの情報をもとに参加しやすい活動やそのための条件・配慮を明らかにし，支援計画を立案していくことが重要となる．

3）さまざまな「予防」の考え方

高齢者介護の領域では「予防」という言葉を聞くことが多い．しかし予防といってもいろいろなタイプがある．一般的に予防医療の施策では，健康な人を対象とした**一次予防**，病気の早期発見・早期治療の**二次予防**，病気が発症した後の維持・回復に関する**三次予防**の3つの段階に分けて進められている．これに対し介護予防では，活動的な状態の人の生活機能の維持向上，要支援・要介護のリスクがある段階の人の早期発見・早期対応，要支援・要介護の段階の人の改善や重度化予防を，それぞれ一次予防，二次予防，三次予防と呼んでいる．また，認知症ケアでは，「認知症施策推進大綱」の説明で述べた通り「発症予防」と進行を抑制する「進行予防」の2つに分けて予防が考えられている．

4．高齢者福祉領域における心理職の立場と役割，心理職が関わる場面

1）高齢者福祉領域における心理職の立場や役割

前述のように高齢者福祉の領域では，関連する医療領域で認知症疾患医療センターに専任の臨床心理技術者を配置することを除き，心理職の配置基準は設けられていない．しかし，認知症ケアを例にあげれば，BPSDの対応では薬物療法に対し非薬物的介入の優先

的利用が推奨されている．非薬物的介入の代表的なものは臨床心理の技法といってよい．このことをはじめ，公認心理師が国家資格化された今日，この領域では心理職の活躍の場が広がっていくことが期待される．

また，高齢者福祉領域で支援の対象となる人は，さまざまな問題を同時に抱えていることが多い．たとえば認知症高齢者では，認知症に加え他の身体疾患や生活のニーズを有しているのが普通である．家族と暮らしている場合には，本人の介護が家族の生活に与える影響はもちろん，もともと家族が抱えていた問題にも注意を向けるべきである．家族から支援を受けづらい一人暮らしの場合にはインフォーマルなサポートが必要となり，身寄りのない人の場合には成年後見のことも考えなければならない．こうしたことから，この領域ではとりわけ多職種連携が重要となっている．

2）心理職が関わる場面

今後，心理職の関わりが期待される場面にはどのようなものがあるだろうか．ここでは認知症の人に対する非薬物的介入の提供が想定される介護サービスについてみていこう．現在の介護サービスの保険の給付は「居宅介護サービス」「地域密着型サービス」「施設サービス」からなり，さらにそれらは要介護度の区分によって「予防給付」と「介護給付」に分けられている．そのうえで，それらの給付は訪問，通所，短期入所，入所・入居などのサービス内容に細分化されている．このうち心理職は**通所サービス**で活動プログラムを実施・指導したり，施設などの**入所・入居サービス**で BPSD への対応に関わることが予想される．

通所サービスには，通所介護（デイサービス）と通所リハビリテーション（デイケア）がある．後者はリハビリテーションを主な目的としており，医師を置くことが義務づけられている．しかし，デイサービスであっても，機能訓練特化型（リハビリ特化型）のような内容的にデイケアに近いものや，認知症対応型通所介護（認知症デイサービス）などのさまざまなタイプがみられるようになってきている．

一方，施設などの入所・入居サービスには，要介護度が高く常時介護が必要な人を対象とし生活介護を行う介護老人福祉施設（特別養護老人ホーム：特養），リハビリテーションに重点をおき在宅復帰を目指す介護老人保健施設（老健），病院・診療所の病床のうち長期療養を必要とする人に対し，医学的管理のもとで介護や必要な医療などが提供される介護医療院がある．さらに少人数の共同住居の形態でなじみの関係や家庭的な環境を形成し，認知症の人の生活上のつまずきを軽減し，安定した生活を目指す認知症対応型共同生活介護（グループホーム）がある．

5．高齢者福祉領域における心理職の基本技術：認知症ケアを例に

1）認知症の本人に対して行われる非薬物的介入

認知症の本人に対して行われる非薬物的介入は認知機能低下の進行予防[*2]に関するも

＊2　進行抑制ともいわれる．

のと，BPSDに対するものに分けることができる．

このうち，認知機能の進行予防に関しては，これまで最もエビデンスが報告されていることから「認知的働きかけ」のプログラムが世界的に知られている．認知的働きかけとは，さまざまな課題，テーマに沿ったおしゃべりを通じて認知機能全般に働きかけ，同時に対人交流を通じて社会機能に働きかける技法である．単に認知機能の向上を目指すならば，個別に認知トレーニングを行うのがよいが，失敗やミスにより本人や実施する側の尊厳を傷つけてしまうことが少なくない．そのようなことから，認知症ケアでは生活の質（QOL）を配慮し，楽しみながら認知機能を維持できるアプローチが重要となる．

認知的働きかけの代表的なプログラムに**認知活性化療法**[＊3]がある．このプログラムは軽度・中等度の認知症の人を対象とし，小グループで実施されるものである[21]．全部で14回の活動からなり，週に2回ずつ実施する．各回にはテーマが設定されており，それに沿った活動を展開する．**［図6.4］**は第2回の「音や音楽を楽しみましょう」の音当てクイズの例を表している．この技法は他の職種の職員やボランティアと実施されることが想定されており，スタッフ同士のグループワークが重要となる．また，参加者の認知機能レベルに応じた内容や進行の調整などの技術が必要となる．

一方，BPSDに対する非薬物的な介入としては，応用行動分析学の技法の効果が世界的に認められている．基となる実験的行動分析学とは，独立変数（環境）を操作することで従属変数（行動）がどのように変化したかを調べ，行動の「原理」や「法則」を導き出す学問である．詳しくは13章でふれられるが，実験的行動分析学を臨床的に応用したものが応用行動分析学である．その基本的な技法がABC分析である．これは行動（Behavior，例：大声をあげる）の前の状況（先行条件：Antecedent，例：誰も関わってくれない．職員が遠くに見えた）や，行動の後の状況（結果：Consequence，例：職員が関わってくれた）が行動の増減に関係していると仮定し，そうした前後の状況を変えることで（例：座る位置を職員の近くに変える）行動を制御する技法である．“Antecedent”“Behavior”“Consequence”の3つの枠組みから行動を捉えることは「三項随伴性」といわれており，この原理に基づく分析は一般的に英語の頭文字をとりABC分析（上述）と呼ばれている．

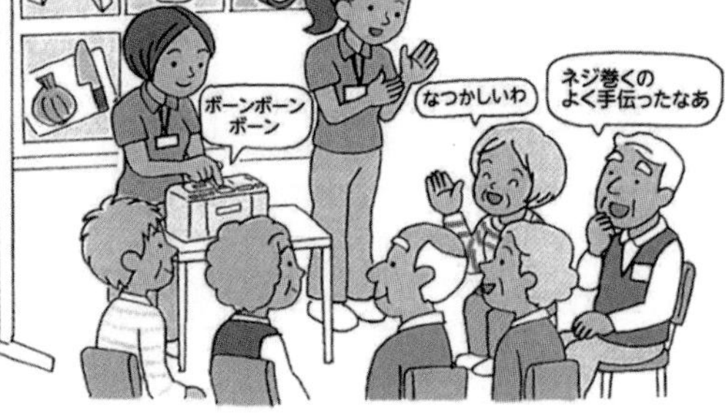

［図6.4］認知活性化療法の活動例　（山中・他，文献21より引用）

＊3「認知的働きかけ」は「認知刺激」，「認知活性化療法」は「認知刺激療法」と呼ばれることもある．

2）介護職や家族への相談・研修

認知症ケアに関する介護現場の職員からの相談で最も多いものは，BPSDへの対応といってよい．**［図6.5］**はその対応について，介護現場の職員の立場から支援の流れを系統的に示している．最初職員は自らの経験をもとに対応を行う．しかし，それがうまくいかない場合に専門家に相談をもちかけることになる．この時点で激しい興奮や抑うつなどの精神症状がみられる場合，あるいは原因として身体疾患が疑われる場合には，医学的な治療を優先する［図6.5右］．そうでない場合は専門家から助言を受け実践してみたり，それでも難しい場合には，応用行動分析学の専門家に直接介入に関わってもらったり，専門的な対応に関する研修を受け自分たちで実施してみる［図6.5中央下］．しかし，それでも改善が難しい場合には薬物療法などの医学的治療を検討するのが基本である［図6.5右下］．しかし，実際には医師と連携をとりながら非薬物的介入と薬物療法を併用しているケースも少なくない．

また，日頃の活動の乏しさがBPSDの原因となっていることが少なくないので，予防的な意味で日頃の活動の充実化を図る［図6.5左］．その場合，単なるレクリエーションではなく，援助技術として体系化されている技法（前述の認知活性化療法や回想法など）を現場で実施してもらうのが望ましい．その際，心理職は職員に研修を行ったり，あるいは職員の負担を考え外部支援者（リーダー）として関わる．

一方，家族への支援では，彼らのさまざまな状況を考慮しなければならない．本人の妻や夫などで年齢が高い場合，家族自身も医療的問題を抱えていることが少なくない．子どもが世話をしている場合も子ども自身も高齢で「老々介護」の状態であったり，現役世代

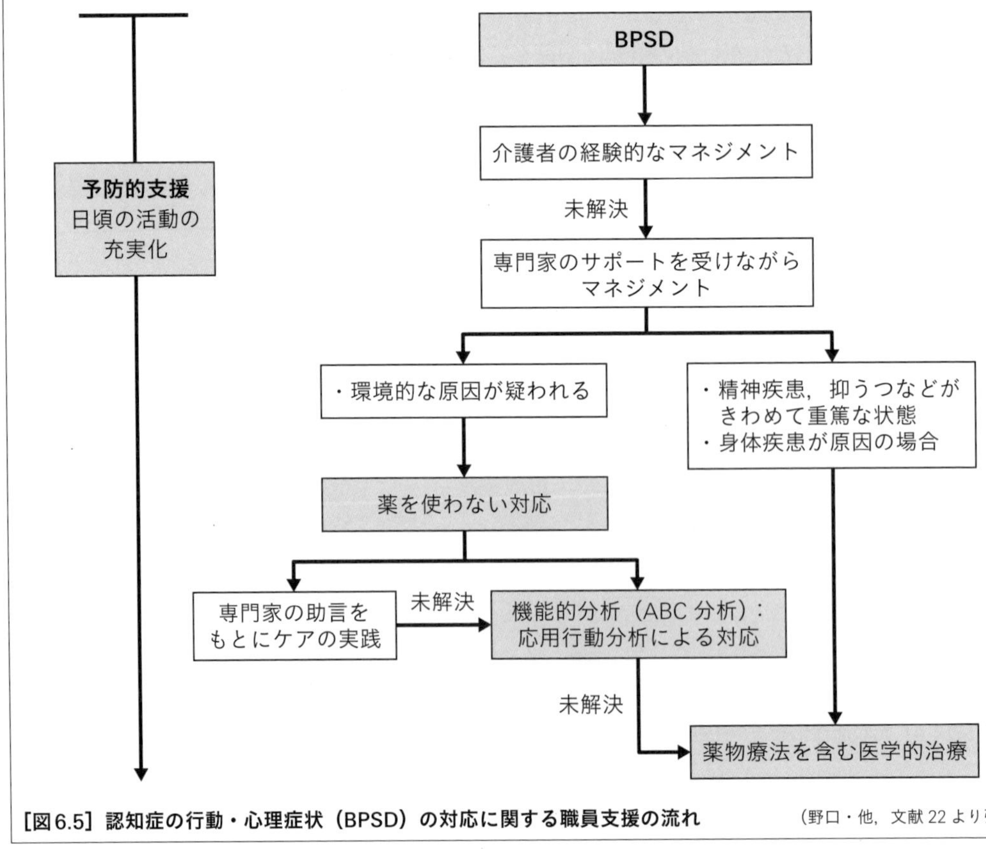

［図6.5］認知症の行動・心理症状（BPSD）の対応に関する職員支援の流れ　（野口・他，文献22より引用）

の場合は責任ある立場で介護休暇を取りづらい場合が多い．さらに子どもがひきこもりの状態のところに親の認知症介護の問題が加わった場合や，貧困で追い詰められていることもある．

このような場合，介護保険だけではなく公的サービス全体の活用状況について調べると同時に，インフォーマルサポートの活用状況も把握し，必要なサービスをうまく使えるように家族を支援していくことが重要である．そのためには，地域包括支援センターの職員や介護現場のケアマネジャーと連携を図っておく必要がある．たとえば，BPSDの対応に困っていた場合であっても，老齢であったり医療・介護や認知症に関する専門知識をもち合わせていない家族に専門的な対応を学んで実施してもらうことは難しい．まずは負担を軽減できる制度やサポートにつないでいく．そのうえで対応では単純な方法を提案し家族に試してもらうことや，本人に外部のサービスを利用してもらったり，身近な人にも助けてもらうように促していく．

3）心理アセスメント

これまで介護現場に心理職として関わった経験では，利用者の特徴をもとに日頃の活動を組み立てたり，BPSDの予防や対応を検討したりするうえで，認知機能や行動・心理症状などの心理アセスメントを実施していくことはとても有用であると思われる．ただし，介護現場の職員は身体介護をはじめさまざまな業務に携わっており忙しい．そのため，アセスメント結果のフィードバックの際はあまり時間をかけず，わかりやすく伝えることを心がける．また介護現場は医療現場と異なり生活空間である．本人にとって時間的・精神的負担が少ない検査を選ぶことが重要である．

介護現場の心理アセスメントでは，①生起頻度などの事実確認による行動観察，②質問票に基づき面接や観察を行うもの，③課題を実施し回答してもらうものがある．また，それらの主な用途としては，①機能や状態（スクリーニングも含め）を把握するため，②介入前後で比較し介入の効果を検証するため，③活動や介入中の変化をみるためのものがある．**［表6.2］**はこれらの枠組みをもとに評価法やスケールをまとめたものである．

このうち，認知機能検査の代表的なものにはMini-Mental State Examination（MMSE[23]，日本版[24]など），改訂長谷川式簡易知能評価スケール（HDS-R）[25]がある．これらは本来認知症のスクリーニングを目的とした検査であるが，各項目の得点状況をもとに認知機能上，日頃の活動やケアでどのような配慮が必要かを検討し情報提供できる．しかし，認知機能の測定は本人からすれば能力を試されるようなものである．本人にとって生活圏である施設内で職員が検査を実施すれば人間関係に影響を与えかねない．そうしたことから検査は外部機関の心理職が実施するのが望ましい．課題ベースの検査に気が進まない様子がみられれば，日常会話を通じてその受け答えから認知機能上の問題を把握する日常会話式認知機能評価（CANDy）[26]を利用するとよい．また，「地域包括ケアシステムにおける認知症総合アセスメント（DASC）[27]」は，記憶，見当識，問題解決・判断力の認知機能と関連する手段的日常生活活動（IADL），身体的な日常生活活動（ADL）について，在宅場面を中心に本人の観察や本人をよく知る人への聞き取りをもとに把握できる評価票である．

BPSDに関しては，ターゲットとなる行動について，タイムインターバル法などを用いて行動の有無や頻度を測定する．ただし，職員に記録してもらう場合は負担を考慮し，一日当たりあるいは場面ごとで報告してもらうとよい．一方，尺度の代表例としては，Neuropsychiatric Inventory（NPI[28]，日本版[29]）がある．この尺度には看護や介護の職員に領域ごとの症状の頻度，重症度，職務上の負担度を尋ねる版（NPI-NH）や，家族などの一般の介護者に重症度と負担度のみを尋ねる版（NPI-Q）がある．また，高齢者ではうつ症状がみられることが多いが，本人に尋ねるスクリーニング検査に Geriatric Depression Scale（GDS）がある．これは「はい」「いいえ」の 2 件法で回答できる 30 項目からなる質問票だが，介護現場では 15 項目の短縮版[30]を用いるのがよい（日本版は総説など[31]を参照）．

介入前後だけではなく介入中のコミュニケーション，注意・関心，感情の様子を評価する観察尺度としては東大式観察評価スケール[32]がある．さらに近年，介入では認知症の

[表 6.2] 認知症ケア（介護）のための心理評価法やスケール

評価法やスケールの名称	開発者	評価方法			主な用途			備　考
		頻度など事実確認による行動観察	評価票に基づく面接や観察	課題に回答してもらう	機能や状態の把握	介入前後で比較	活動中の様子の把握	
認知機能								
Mini-Mental State Examination（MMSE）	Folstein et al., 1975; 日本版は杉下の MMSE-J, 2012 など			○	○	○		見当識，記銘（即時再生），注意と計算，再生（遅延再生），構成他 からなる．
改訂長谷川式簡易知能評価スケール（HDS-R）	加藤他，1991			○	○	○		言語性の課題のみのスクリーニング検査
日常会話式認知機能評価（CANDy）	大庭他，2017 http://cocolomi.net/candy/		○		○			日常会話形式で認知機能の評価を行う．
認知機能とそれに関わる ADL，IADL								
地域包括ケアシステムにおける認知症総合アセスメント（DASC）	粟田，2016 https://dasc.jp/		○		○	○		在宅場面を中心に本人の観察や本人をよく知る人への聞き取りをもとに把握する．
認知症の行動・心理症状（BPSD）								
行動分析のための行動観察	—	○			○	○	○	タイムインターバル法などを用いて行動の有無や頻度を計測する．ただし職員に記録してもらう場合は負担を考慮し，一日当たりあるいは場面ごとで報告してもらう．
NPI Nursing Home Version（NPI-NH）	Cummings et al., 1994; 日本版は博野他，1997		○		○	○		看護や介護の職員向け
NPI-Brief Questionnaire Form（NPI-Q）	同上		○		○	○		家族などの一般の介護者向け
Geriatric Depression Scale（GDS）短縮版（15 項目）	Yesavage et al., 1986; 日本版は笠原ら，1995 など		○		○	○		高齢者向けのうつのスクリーニング尺度
コミュニケーション，注意・関心，感情								
東大式観察評価スケール	黒川他，1999 ほか		○			○	○	各領域に関する活動中の様子を簡便に評定できる．
生活の質（QOL）								
DEMQOL	Smith et al., 2005; 日本版は Niikawa et al., 2019 https://www.tmghig.jp/research/release/2019/1010.html		○		○	○		認知症に特異的な QOL の国際的尺度で，本人用と代理評定者用がある．

人自身の生活の質（QOL）が向上・改善したかどうかをみることが重要とされている．そのような質問票の代表例としてはDEMQOL[33]（日本版[34]）がある．これは認知症に特異的なQOLの国際的尺度で，本人に直接実施するものと，理解・判断力低下により本人に実施できない場合に，本人をよく知る人が代理評定を行うものがある．

4）その他

認知症ケアについて，介護サービスだけではなく，関連する施策全体を視野に入れて考えると，今後心理職の活躍が期待される役割は多く存在していると思われる．地域支援事業の認知症総合支援事業はその一例と考えられる．同事業では**認知症初期集中支援**や，認知症に対する正しい知識と理解をもち，地域で認知症の人やその家族に対してできる範囲で手助けを行う**認知症サポーター**の養成を行っている．特に認知症施策推進大綱では，認知症の人と地域で関わることが多いと考えられる小売業・金融機関・公共交通機関などの従業員をはじめ，人格形成の重要な時期である子ども・学生に対する養成講座を拡大することになっている．心理職はその専門性からこうした活動の担い手としてふさわしい職種であると思われる．

さらに認知症施策推進大綱では，医療・介護従事者等の専門職向け認知症対応力向上研修や認知症サポーターのステップアップ講座などで「認知症の人の日常生活・社会生活における意思決定支援ガイドライン」の内容を盛り込み普及することになっている．心理の専門家の中にはすでにこうしたガイドライン化に関わっている人もいる．これら以外にも，今後心理職はさまざまな職域で専門性を生かしていくべきである．

6章 Q and A

Q1 高齢者福祉領域の心理技術に関する事柄で誤りを含むものはどれか選びなさい．

1. 認知症の人の介護にあたる家族は古くから隠れた患者と呼ばれている．
2. キットウッドは認知症の人のパーソンフッドについて，その人が他者との関係や社会において得た「立場」や「地位」や，認められ，敬われ，信頼されることを重視した．
3. セラピストが介護者を支援し，介護者が中心となり，BPSDの原因と考えられる本人の状況を理解し，本人を支援する計画の立案・実行を行うチームアプローチは，ケアラー・センタード／パーソン・フォーカスト・アプローチと呼ばれている．
4. クレアの「生物・心理・社会的モデル」では，個人的および社会的文脈次第で余計に障害が加わってしまう可能性が示されている．
5. 介護予防の「一次予防」とは，発症後の病気の重症化の予防のことである．

Q2 高齢者福祉領域の心理アセスメントについて正しいものはどれか選びなさい．

1. 介護現場では，本人をよく知る職員が認知機能検査を実施するのが望ましい．
2. 本人の生活空間で心理アセスメントを実施する場合には，時間的・精神的に負担が少ない検査を選ぶことを心がける．
3. HDS-R や MMSE はうつ病の尺度である．
4. CANDy は課題を実施するタイプの認知機能検査である．
5. NPI-NH は認知症の人の BPSD について，家族などの一般の介護者に尋ねるものである．

Q1 **A**…… 5

解説

介護予防の「一次予防」とは，健康な段階にある人が要支援・介護状態になることを予防するために行われる諸活動全般を指す．

Q2 **A**…… 2

解説

詳細な心理アセスメントは，病院などの専門機関で実施するのが望ましい．

文献

1）総務省統計局：人口推計全国：年齢（各歳），男女別人口・都道府県：年齢（5 歳階級），男女別人口（2019 年（令和元年）10 月 1 日現在　https://www.stat.go.jp/data/jinsui/2019np/index.html

2）日本老年医学会：高齢者の定義 と区分に関する，日本老年学会･日本老年医学会 高齢者に関する定義検討ワーキンググループからの提言（概要），2017.　https://www.jpn-geriat-soc.or.jp/proposal/pdf/definition_01.pdf

3）Butler, S. M., Ashford, J. W., et al : Age, Education, and Changes in the Mini-Mental State Exam Scores of Older Women: Finding from the Nun Study. Journal of American Geriatric Society, 44(6), 675-681, 1996.

4）葛谷雅文：老年医学における Sarcopenia & Frailty の重要性．日老医誌；46(4)，279-285，2009.

5）日本老年医学会：フレイルに関する日本老年医学会からのステートメント．（2014 年 5 月）

6）厚生労働省保険局高齢医療課　高齢者の特性を踏まえた保健事業ガイドライン（2018 年 4 月）https://www.mhlw.go.jp/file/05-Shingikai-12401000-Hokenkyoku-Soumuka/0000205007.pdf

7）厚生労働省：認知症施策の推進について　社会保障審議会介護保険部会（第 47 回）資料 2　Retrieved from http://www.mhlw.go.jp/file/05-Shingikai-12601000-Seisakutoukatsukan-Sanjikanshitsu_Shakaihoshoutantou/0000021004.pdf（2020 年 1 月 29 日）

8）厚生労働省：都市部における認知症有病率と認知症の生活機能障害への対応：平成 23 年度〜平成 24 年度総合研究報告書．厚生労働科学研究費補助金認知症対策総合研究事業．

9）厚生労働省：日本における認知症の高齢者人口の将来推計に関する研究：平成 26 年度総括・分担研究報告書．厚生労働科学研究費補助金厚生労働科学特別研究事業．

10）Steinberg, M., Shao, H., et al : Point and 5-year period prevalence of neuropsychiatric symptoms in dementia: the Cache County Study. International journal of geriatric psychiatry, 23(2) : 170-177, 2008.

11）Fengler, A. P. Goodrich, N. : 'Wives of Elderly Disabled Men: The Hidden Patients', The Gerontologist, 19(2) : 175-183, 1979.

12）Cohen, D. Eisdorfer, C. : 'Depression in Family Members Caring for a Relative With Alzheimer's Disease', Journal of the American Geriatrics Society., 36(10) : 885-889, 1988.

13）総務省統計局：平成 24 年就業構造基本調査　結果の概要　Ⅱ－2 就業を取り巻く状況　3 育児・介護と就業（2）介護と就業　Retrieved from http://www.stat.go.jp/data/shugyou/2012/pdf/kgaiyou.pdf（2020 年 1 月 29 日）

14）厚生労働省：平成 30 年（2018）人口動態統計月報年計（概数）の概況（結果の概況）．https://www.mhlw.go.jp/toukei/saikin/hw/jinkou/geppo/nengai18/dl/kekka30-190626.pdf

15）厚生労働省自殺対策推進室・警察庁生活安全局生活安全企画課（2019）平成 30 年中における自殺の状況．p6 https://www.mhlw.go.jp/content/H30kakutei-01.pdf

16）「『地域包括支援センターの設置運営について』の一部改正について」（厚生労働省老人保健課，2018 年 5 月 10 日）https://www.mhlw.go.jp/file/06-Seisakujouhou-12300000-Roukenkyoku/0000205731.pdf

17）地域支援事業の事業ごとの目的等（2018 年　2-2【老健】02 180613 地域支援事業概要・見直し案資料「地域支援事業交付金について」より）　https://www.mhlw.go.jp/jigyo_shiwake/dl/h30_jigyou02a_day2.pdf

18）Kitwood, T. : Dementia reconsidered: The person comes first. UK: Open University Press, 1997.

19）James, I.A. : Understanding behaviour in dementia that challenges: a guide to assessment and treatment. London: Jessica Kingsley Publishers, 2011.（山中克夫監訳：チャレンジング行動から認知症の人の世界を理解する，星和書店，2016.）

20）Clare, L. : *Neuropsychological Rehabilitation and People with Dementia*. East Sussex: Psychology Press, 2008.

21）山中克夫，河野禎之・他：認知症の人のための認知活性化療法マニュアル：エビデンスのある楽しいプログラム．中央法規，2015.

22）野口　代，山中克夫：よくわかる！ 行動分析による認知症ケア，中央法規出版，2019，p17.

23）Folstein, M. F., Folstein, S. E., et al : “Mini-mental state”: A practical method for grading the cognitive state of patients for the clinician. Journal of Psychiatric Research, 12, 189-198, 1975.

24）杉下守弘：MMSE-J 精神状態短時間検査改訂日本版　日本文化科学社，2012.

25）加藤伸司，下垣　光・他：改訂長谷川式簡易知能評価スケール（HDS-R）の作成　老年精神医学，2（11）：1339-1347，1991.

26）大庭　輝，佐藤眞一・他：日常会話式認知機能評価（Conversational Assessment of Neurocognitive Dysfunction; CANDy）の開発と信頼性・妥当性の検討，老年精神医学 28（4），379-388，2017.

27）粟田主一：地域包括ケアシステムにおける認知症総合アセスメント　DASC-21　標準テキスト．メディア・ケアプラス，2016.

28）Cummings, J. L., Mega, M., et al : The Neuropsychiatric Inventory: Comprehensive assessment of psychopathology in dementia. Neurology, 44（12）: 2308-2314, 1994.

29）博野信次，森　悦朗・他：日本語版 Neuropsychiatric Inventory　ー痴呆の精神症状評価法の有用性の検討ー．Brain and Nerve 脳と神経．*49（3）*：266-271，1997.

30）Yesavage, J. A. Sheikh, J. I., Geriatric Depression Scale（GDS）: Recent evidence and development of a shorter version. Clinical Gerontologist, 5（1-2）, 165-173, 1986.

31）笠原洋勇，加田博秀・他：老年精神医学領域で用いられる測度　うつ状態を評価するためのの測度（1）．老年精神医学，6：757-766，1995.

32）黒川由紀子，丸山　香・他：回想法グループマニュアル．ワールドプランニング，1999.

33）Smith SC, Lamping DL, et al : Measurement of health-related quality of life for people with dementia: development of a new instrument（DEMQOL）and an evaluation of current methodology. Health Technol Assess ; 9（10）: 1-93, 2005.

34）Niikawa, H., Kawano, K., et al : Reliability and validity of the Japanese version of a self-report（DEMQOL）and carer-proxy（DEMQOL-PROXY）measure of health-related quality of life in people with dementia Geriatrics and Gerontology International, 19（6）: 13646, 2019.

（山中克夫）

column
認知症の人が暮らしやすいコミュニティづくり

「認知症の人にやさしいまち」という言葉を聞いたことがあるだろうか．認知症という言葉が社会に浸透するようになり，最近ではさまざまな自治体や団体が「認知症にやさしいまち」や「認知症になっても安心して暮らせるまち」などをキャッチフレーズに，認知症に関する取り組みを進めるようになった．この場合の「やさしい」は，「認知症の人に優しく接しましょう」とか「認知症の人をあたたかく見守りましょう」という主旨で用いられている場合がほとんどである．しかし，これらは実は本質的な意味ではない．

「認知症にやさしいまち」という言葉は，もともと英語圏での「Dementia Friendly Community」(DFC)という言葉の訳語である．ここでのFriendlyが「やさしい」となったわけである．もちろん，Friendlyには上記の「優しい」という意味合いもあるが，その範囲に限らない．たとえば，英国のAlzheimer's SocietyによるDFCの概念図には「ビジネスやサービスが認知症の人を顧客として考慮されている」や「(認知症の人が利用するのに)適切な移動手段がある」，「認知症の人の力を後押しし，(地域や社会に)貢献できる存在として認識している」などの要素が含まれている．「認知症の人にやさしい」のは，「人」というよりもインフラやシステムを含んだ「まち」そのものの仕組みや考え方なのである．

DFCの考え方は，いわゆる医学モデルと社会モデルから考えてみるとわかりやすい．これまで認知症は「疾患」としてとらえられ，疾患を有する「個人」に対する「治療」や「予防」が重視されてきた．認知症の課題の原因は「個人」の側にあるものとして扱われてきたのである．しかし，認知症の人にとって現実的な課題はむしろ社会の側にある．公共交通機関を利用するにしても，銀行から現金を引き出すにしても，複雑な機器の操作を求められる．周囲からは「失敗ばかりする困った人」「認知症だから何もできなくても仕方ない人」として扱われる．認知症という診断を受けることで，社会から分断されてしまったように感じる人も多いのが現実である．

たしかに「医学モデル」は重要である．しかし，「医学モデルのみ」で扱うことには限界があることも明らかである．認知症の課題の原因を「個人」にのみに帰するのではなく，むしろ認知症の人と社会との間にある障壁こそが問題であるとして，「社会モデル」から考え直してみることが必要なのである．

上記のような「社会モデル」から認知症をとらえ直したDFCの取り組みは，日本でも少しずつ増え始めている．代表的な事例として，東京都町田市や福岡県大牟田市，京都府宇治市等の取り組みをあげることができる[1)]．これらの地域では，医療・介護・福祉の専門職だけではなく，企業や商店，地域住民といった「まち」を構成するさまざまなステークホルダーが活動に参加することでDFCの実現を目指している．福祉心理学の成果が還元されるべき世界は，もはや「特定の場面」(病院や施設，学校等)における「特定の人」だけではない．地域や社会のさまざまな人々との協働が求められているのである．

文献

1) 100dfc立ち上げ実行委員会・認知症フレンドリーコミュニティ，2018．100dfc．https://dac.tsukuba.ac.jp/100dfc/（2020年5月22日参照）

（河野禎之）

各　論

7章 児童虐待

到達目標

- 児童虐待の定義と種類を理解できる.
- 被虐待児に関わるうえで留意すべき点を述べることができる.

CASE

小学2年生（8歳）の太郎君（仮名）の両親は，5年前に父のDVを理由に離婚し，3年前に母が現在の養父と再婚しました．間もなく異父妹が生まれ，以降，母，養父，異父妹の家族4人で暮らしています．太郎君は落ち着きがなく，集団生活のなかで保育士から注意されることがしょっちゅうあったようです．

小学校に入学してからは，太郎君の役割として与えられた妹の世話をしていないのに「やった」と答えたり，養父の財布から現金を持ち出すことなどがみられたようです．学校でも，ちょっとしたきっかけで友達とトラブルを起こすことが多くなってきました．教室を立ち歩き，机を蹴飛ばしたり，先生に注意されると反抗してしまうありさまです．クラスでも孤立しがちになってしまいました．

ある日，友達の文房具を壊しても知らんぷりしていたので，スクールカウンセラーが「太郎君も大変なんだよね」と話を聴いていくと，養父からしつけと称して，外からは発見しにくいお腹や頭を拳骨で叩かれたり，「出て行け」と罵声を浴びせられ，母からは「妹のほうがかわいい」「何でお前はダメなんだ」「お前なんか生まれてこなければよかった」と言われるようになっていることがわかりました．さらに聴いていくと，「お養父ちゃんから何されるかわからない」「家に帰りたくない」と語ったため，校長や教頭と協議して虐待通告に至りました．

〔キーワード〕 児童福祉法，児童虐待の防止等に関する法律，子どもの最善の利益，安全・安心，非暴力，エンパワメント，ストレングス，トラウマインフォームド，自己効力感，成功体験

INTRO

学校などの集団生活においてみられる子どもの問題に対処する際，目の前の子どもの問題行動だけに注目するのではなく，その背景を含めた全体のアセスメント（情報を収集・整理し，統合していく一連のこと）をしていく必要がある．

保育士や教師をはじめ，スクールカウンセラー，心理職等の子どもの専門家は，自閉スペクトラム症や注意欠如・多動症の傾向についての知識をもつとともに，児童虐待という子どもの安全・安心が阻害されている可能性についても疑う“目”が必要である．

子どもの安全について問題がありそうなときは，必要に応じて，校長等上司の了解のもと，保育所などでの様子を聞いたり，教育委員会，市区町村の要保護児童対策地域協議会の調整機関に通告や情報照会する．虐待を疑ったときの情報収集に際しては，必ずしも親の同意を必要としない．要対協構成メンバー間の情報は個別ケース検討会議などを通して，適宜，関係者で共有する．児童虐待対応の場合には，子どもの問題をメインとするよりも，子どもの福祉が以降についても侵害されないように，親の子どもに対する行動や言動の改善に向けた話し合いをしていくことが求められる．CASE のように，子どもが家に怖くて帰れないなどの状況があれば，そのまま説得して家に帰すことをせず，調査のための一時保護を目的にした児童相談所への通告が必要になる．

1. 児童虐待の定義と子どもへの影響

1）児童虐待の定義と早期発見のポイント

児童虐待の定義は，**児童虐待の防止等に関する法律**（以下，虐待防止法）に「保護者（親権を行う者，未成年後見人その他の者で，児童を現に監護するもの）による児童（18 歳未満の子ども）に対する**身体的虐待**，**性的虐待**，**ネグレクト**，**心理的虐待**」と記載されている．この虐待の 4 種類の詳細は **[表 7.1]** のとおりである．

保護者は親権者や未成年後見人であっても，子どもの養育を他人に委ねている場合は，保護者ではなくなる．一方，親権者や未成年後見人でなくても，たとえば子どもの母親と内縁関係にある者も，子どもを現実に監護，保護している場合は保護者に該当する．

子どもへの福祉侵害となる児童虐待は，子どもが所属する保育園や幼稚園，学校などで発見されることが多い．近年，社会的な問題意識がたかまったこともあり，近隣・地域から，**通告受理機関**となる市区町村担当課や児童相談所への通告も多くなっている．通告受理機関側は，通告がないと地域で起きていることを知り得ないため，地域で発見されたら，まずは通告につながることが必要となる．地域での発見のポイントを，**[表 7.2]** に示す．

2）虐待を受けることによる子どもへの影響

保護者や子どもを監護する者からの暴力や暴言など不適切な養育は，子どもの成長・発達，心身に多大な悪影響を与える．

多くの子どもが，暴力被害を受けたとの認識よりは「自分は悪い子」という認識に陥る傾向がある．繰り返される叱責体験は，「自分はどうしたら良いか」をわからなくさせ，自身の感性を信じることや肯定することができなくなる．これらが心的外傷性のダメージ

[表7.1] 虐待の類型　（千葉県，文献2より引用）

身体的虐待	・打撲傷，あざ（内出血），骨折，頭蓋内出血などの頭部外傷，内臓損傷，刺傷，たばこなどによる火傷などの外傷を生じるような行為． ・首を絞める，殴る，蹴る，叩く，投げ落とす，激しく揺さぶる，熱湯をかける，布団蒸しにする，おぼれさせる，逆さ吊りにする，異物を飲ませる，（体罰の意図を持ち）食事を抜く，戸外に締め出す，縄などにより一室に拘束するなどの行為． ・意図的に子どもを病気にさせる．　など
性的虐待	・子どもへの性交，性的行為（教唆を含む）． ・子どもの性器を触る又は子どもに触らせるなどの性的行為（教唆を含む）． ・子どもに性器や性交を見せる． ・子どもをポルノグラフィーの被写体などにする．　など
ネグレクト	・子どもの健康・安全への配慮を怠っているなど． たとえば，「重大な病気になっても病院に連れて行かない」，「乳幼児を家に残したまま外出する」など． なお，親がパチンコに熱中している間，乳幼児を自動車の中に放置し，熱中症で子どもが死亡したり，誘拐されたり，乳幼児だけを家に残して火災で子どもが焼死したりする事件も，ネグレクトという虐待の結果であることに留意する． ・子どもの意思に反して学校等に登校させない．子どもが学校等に登校するように促すなどの子どもの教育を保障する努力をしない． ・子どもにとって必要な情緒的欲求に応えていない（愛情遮断など）． ・食事，衣服，住居などが極端に不適切で，健康状態を損なうほどの無関心・怠慢．たとえば，「適切な食事を与えない」，「下着など長期間ひどく不潔なままにする」，「極端に不潔な環境の中で生活をさせる」など． ・子どもを遺棄したり，置き去りにする． ・祖父母，きょうだい，保護者の恋人などの同居人や自宅に出入りする第三者が身体的虐待，性的虐待又は心理的虐待に掲げる行為と同様の行為を行っているにも関わらず，それを放置する．　など
心理的虐待	・言葉による脅かし，脅迫など． ・子どもを無視したり，拒否的な態度を示すことなど． ・子どもの心を傷付けることを繰り返し言う． ・子どもの自尊心を傷付けるような言動など． ・他のきょうだいと著しく差別的な扱いをする． ・配偶者やその他の家族などに対し暴力をふるう．　など

を持続的に与え続けることになる．反復されるダメージは，記憶障害や意識がもうろうとした状態，解離など精神的に病的な症状を呈するまでになってしまうことがある．

暴力・暴言は，自信，自己肯定感・効力感をもてなくし，徐々に他者を信頼し，信頼関係を構築することを難しくする．孤立化と無力化を招くことは，愛着関係を形成することを困難にさせる．そして，対人関係，社会適応や人格成熟における問題を生じさせてしまうのである．

また，暴力を受けた子どもは，暴力で問題を解決することを学習し，学校や地域で攻撃的・衝動的な行動をとるなど，行動コントロールの問題が顕著となる場合がある．さらに，暴力は子どもを刺激に対して過敏にさせることがあり，欲求のままに行動したり，落ち着きのない行動として現れることがある．みるからに注意欠如・多動症に似た症状が呈されると，子どもの問題とされ，注意叱責を受けてしまうという悪循環に陥ることもある．

一方，大人の顔色を伺い，大人の欲求を先取りした行動をとることから，一見よくできた子どもにみえてしまったり，精神的に不安定な保護者を心配するあまり，密着して離れられず，しだいに親に代わり大人としての役割分担を果たすようになるなど，ある面で大

[表7.2] 虐待の早期発見のためのチェックリスト （千葉県，文献2より引用）

家庭や地域において

（子どもの様子）

□ 不自然な外傷（特に首や顔の傷や痣，火傷など）がある
□ 極端にやせているなど，栄養失調状態にある
□ 不自然な時間に徘徊している
□ 季節に合わない服装をしていたり，極端に衣類や身体が不潔である
□ 常におなかをすかせていて，与えると隠すようにしてがつがつ食べる
□ 学校に行く姿をあまりみかけない
□ 近所で悪質ないたずらや万引きを繰り返している
□ 保護者などがいると顔色をうかがう反面，保護者がいなくなるとまったく保護者などに関心を示さない
□ 凍りついたような眼であたりをうかがったり，暗い顔をしていて周囲とうまく関われない
□ 傷や家族のことについて，不自然な回答が多い
□ 年齢に合わない，性的な遊びをする

（保護者などの様子）

□ 子どもがけがをしたり，病気になっても医者にみせようとしない
□ 小さな子どもを置いたまま頻繁に外出している
□ 心身の状態が悪く（慢性疾患・精神疾患など），子育てが負担になっている
□ 地域や親族などとの交流がなく孤立状態にある
□ 転職や失業を繰り返す，借金など
□ 夫婦関係が悪い
□ 極端に偏った育児観や教育観を押しつけたり，体罰を肯定している
□ 子どもの養育について拒否的であったり，食事をきちんとさせないなど子どもを放置している

保育所・幼稚園・学校など集団生活場面

（子どもの様子）

□ 傷に対する説明が不自然だったり，説明を嫌がる
□ 表情が乏しく，受け答えが少ない
□ 過度に緊張し，視線が合わせられない
□ 連絡もなく登園（登校）してこない
（訪問すると保護者などが不在であったり，まだ寝ていたり，食事を与えていなかったりする）
□ 予防接種や検診を受けていない
□ 特別な病気がないのに，体重や身長の伸びが悪い
□ 他の子どもたちと上手く関われない
□ 基本的な生活習慣が身についていない
□ 過食，がつがつとした食べ方をしたり，人に隠して食べるなどの行動をみられる
□ 衣服を脱ぐことに異常な不安をみせる
□ 年齢不相応な性的な遊びや言葉，行動がみられる
□ 他の人との身体接触を異常に怖がる
□ 落ち着きがなく，一つのことに集中できない
□ 虚言が多い
□ 家に帰りたがらない，家出を繰り返す
□ 理由がはっきりしない欠席や遅刻が多い

（保護者などの様子）

□ 子どもの身体症状（打撲傷，火傷など）を確認すると，一貫性のない説明をする
□ 経済的に困窮しており，集金などの滞納が多い
□ 体罰や年齢不相応な教育などを「しつけ」「家庭の教育方針」などと正当化する
□ 保育所・幼稚園・学校などからの連絡に応じない
□ 子どもの扱い方が極端に乱暴であったり，冷たい，きょうだいとの差がある

人びた偽成熟的な行動を子どもがとらざるを得なくなってしまうことがある．子どもが子どもらしく振る舞えない経験は，のちに思春期の問題として表れることもある．

子どもの反応性愛着障害あるいは脱抑制性社交障害につながる影響を少なくするためにも，私たちが児童虐待の“目”をもち，アセスメントに向けた早期発見・対応につなげられることが望ましい．

2. 心理職が児童虐待の問題に関わる場面

1）児童虐待対応に関係する主な機関の役割と特徴

[図7.1] は，**子育て世代包括支援センター**（法律上は母子健康包括支援センター）と**子ども家庭総合支援拠点**と**児童相談所**の3機関の関係を，リスクの程度とあわせ，**市区町村の要保護児童対策地域協議会**（以下，要対協）ともからめて図示したものである．

図中右側の楕円に連なっている部分が，要対協の構成メンバーである．保育所・幼稚園，学校，地域子育て支援拠点などは，子どもが日中多くの時間を過ごすところとなり，子どもの様子に気づくことができ，また子どもが家であったことを開示する場所ともなり得る．それら機関に勤務する心理職も「もしかして？」と気づくことができる一員であり，気づいたら各組織内で諮ったのち，通告を受理する機関に連絡をする．保健・医療機関に勤務する心理職も同様である．なお，通告を受理する機関とは，子ども家庭総合支援拠点と児童相談所が中心である．

子育て世代包括支援センターでは，妊産婦や保護者の子育てに関する悩みなどに関し

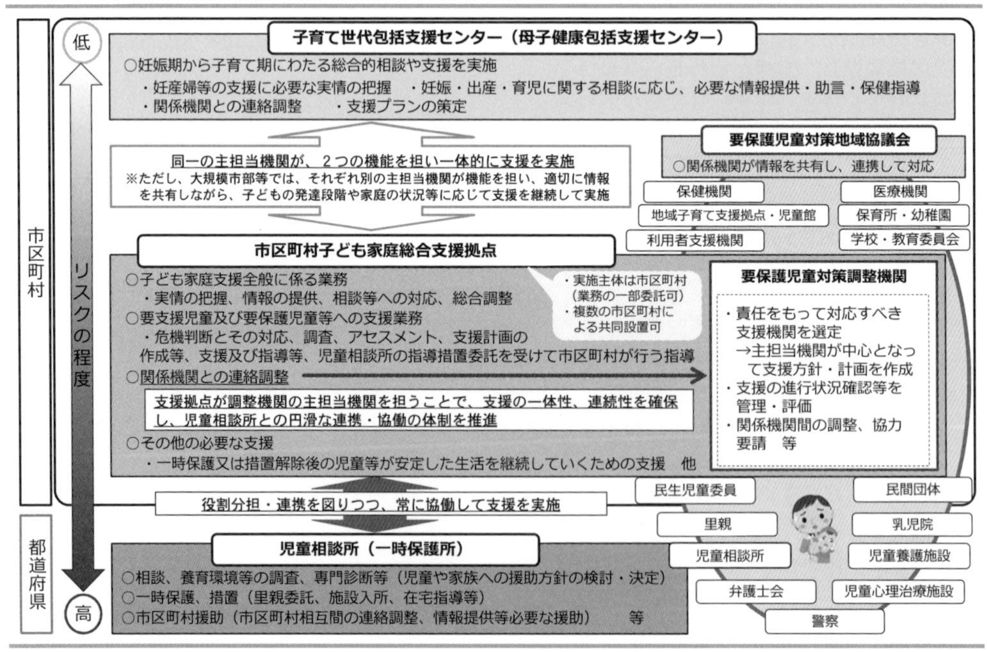

子どもの安全の確保の度合い．グラデーションの上が安全で，下がリスクが高い．

[図7.1] 市区町村における児童等に対する必要な支援を行う体制の関係整理（イメージ図）

（厚生労働省，文献3より引用）

［表 7.3］ 市区町村と児童相談所の基本的な役割分担の考え方

市区町村を中心に対応するもの
・虐待に至る可能性のある要因を抱えた子どもや保護者への支援 ・軽度から中度の虐待ケースにおける在宅指導，支援
児童相談所を中心に対応するもの
・虐待に起因する行動面や心理面の問題が生じている子どもへの支援 ・出頭要請など，子どもの安全確認のための緊急対応 ・保護者からの分離による支援が必要な子どもの保護 ・児童福祉法第 27 条による措置や児童相談所による各種判定を必要とする子どもと保護者への対応

て，主に保健師や助産師が対応している．子ども家庭総合支援拠点は，要対協の調整機関となり，関連する各組織（保健医療機関，子育て支援機関，児童相談所，教育委員会など）との連絡調整の中核となる．配置される心理職（心理担当支援員）は，市区町村の規模に応じて最低配置人員が定まっている．児童相談所には多くの心理職（児童心理司）が配置されており，子ども，保護者等からの相談に応じ，診断面接，心理検査，観察などによって，子どもや保護者の心理診断に従事している．なお，市区町村と児童相談所の基本的な役割分担の考え方は［**表 7.3**］のとおりである．

2）児童虐待に関わる際の留意点ーオープンにすること

児童虐待は，子どもの心身の成長および人格の形成に悪影響を与える，子どもに対する重大な人権侵害である．「家庭」という密室のなかで起き，かつ親自身もその行為・言動が虐待にあたる可能性があるとの認識をもちにくいため，その発見は極めて難しいものとなる．虐待を受けている子ども側も，「自分が悪いからしょうがない」と受け止めていることが多いだけに尚更である．

虐待による影響は，虐待の態様，受けていた期間，子どもの年齢や性格などによりさまざまである．長期に及べばそれだけ心身に深い悪影響を残すため，周りも虐待の可能性を疑い，早期発見により虐待の防止と再発防止につなげる必要がある．

児童虐待問題は，子どもの**安全・安心の問題**である．これは一人の支援者で，一つの機関だけで対応することは難しい．一個人，一機関だけで抱え込んでしまうことなく，多くの人や多機関の連携と協働のもとで対応していくことが望まれる．一方，通告した側の情報となる通告元個人は秘匿され，通告受理機関から当事者（保護者）に開示されることはない．「虐待かな？」と気づいたら，市区町村の虐待対応担当部署や都道府県（児童相談所）にいちはやく通告し（ダイヤル 189），連携による支援につなげていくことが必要となる．

以前は，通告の対象は「**児童虐待を受けた児童**」であったが，2004 年（平成 16 年）の虐待防止法改正により，「**児童虐待を受けたと思われる児童**」に拡大されている．一般の人の目からみて児童虐待があったと思われる場合であれば，そこに国民の一人として通告義務が生じることになる．こうした通告が虐待防止法の趣旨に基づくものであれば，それが結果として誤りであったとしても，基本的には通告者などはそのことによって刑事上，民事上の責任を問われることは想定されないと考えられている．

なお，福祉的な通告は，刑事的訴追を趣旨とするものではない．福祉の立場で行う子どもの安全・安心を確保するそのプロセスは，誰がやったかを明らかにするよりも，対話により家族と協働関係をつくり，家族を主体者として子どもの安全づくりの構築を支援するスタンスとなる．通告を支援のはじまりと位置づけ，早期発見・対応につなげることが重要である．

3. 児童虐待への対応

1）非暴力の共有

児童虐待対応は，当事者自らが求める申請相談よりも，通告に基づく行政判断で開始され，対立構造のなかで家族との関係をスタートせざるを得ない業務がメインとなる．しかし，このような場面であっても，家族との信頼関係を早急に作りあげ，**対話（ニーズ喚起）**をする工夫が求められている．どうしたら対立モードではなく，本来の主旨からブレずに，当事者と共に“子どもの安全”の話ができるようになり，「保護者主体での子どもの安全づくり」が可能となる当事者性を喚起することができるのか，という現場の工夫が求められている．

虐待家族への支援の骨子は，リスクだけに偏らない，家族全体の包括的なアセスメントから，家族がもつ子どもの安全に関する強みを引き出すところにある．児童相談所と家族が協働で行う虐待再発防止に向けた支援策は，権利侵害行為や言動が発生し子どもの安全が阻害されたポイント（4W1H）のメカニズムを円環的に捉え,「いつもと違って何があったからこんな大ごとになった？ いつもはどううまくやってる？」など例外的にできているdoを明確化する基本質問から始まる．家族がうまくやれているポイントを行動レベルで具体的に焦点化･明確化･言語化し，家族の成功体験や効力感を高めていく．さらに「その状況が続けられるためには誰のどんな協力があって，何があればいい？」と，自分たちで親子間の衝突を回避し歯止めをかけられるよう，家族の自己組織化を促進する．支援者は，子どもが同じ目に遭わないよう恒常的な“安全”が保持される家族主体のシステムの構築に向けてファシリテートする．つまり，まずは回避する状況（4W1H）を明確化して，危害発生のパターン“環境”を変えていく．人は変わりたいと思う人しか変わらない．特に虐待状況下で，内発的なモチベーションが伴わない当事者を変えようとする努力は，徒労に終わることが多い．保護者の価値観などの転向に働きかけるのではなく，仕組み，ルールなどを明確化することで，考え方が徐々に変化するように工夫する．保護者が変わるから成果が出るのではなく，回避策による成果が出ることによって，保護者の対応が変わることにつなげていく．

2）支援者が家族と取り組みたいこと

子どもが「嫌な思い」「恐い思い」「痛い思い」をしないですむことに向けて，支援者がご家族と取り組みたいことは，例外的にできている“do”を明確化し，何があるから保護者が子どもを同じ目に遭わせずにすむのかの仕組みを明らかにしていくことである．

虐待通告受理機関は，地域に住む子どもの“安全・安心”に問題があるという疑いがあるという通告がなされた際には，家族が望んでいなくても突撃の訪問をし，声掛けをする．そうすると，「通告したのは誰だ」とか「勝手に家庭のことに口出ししやがって」など，支援者の介入を不本意に感じる保護者も多くいる．特に子どもと離れて生活を送らざるを得なくなっている場合（**一時保護**）には，一刻も早くわが子に会いたい，少しでも早く引き取りたいと思う保護者が多い．そのことが可能となるために，今後これからどんなことを支援者とともにすればよいのか，児童相談所が家族と取り組みたいことを“見える化”したリーフレットを作成しておくなどは有効である．

家族にしてほしいことは，「反省した，もう叩かない，怒鳴らない，一人にしないと約束する」といった精神論的な“誓約”のようなものだけでなく，子どもを同じ目に遭わないようにするために，子どもの安全を守る具体的な“仕組み”を作ってもらうということである．

①何があったのかを教えてもらう

支援者は保護者に何があったのかを教えてもらう．心配なことや同じようなときでも今回のような大ごとにならずにすんでいたことなど，既にできていること，強みや良いことすべて，これからできるとよいこと，今起きている問題が続いてしまったら子どもの将来にどんな悪影響が起きるのかなどを参加者全員で共有し，「このまま状態が変わらず同じ問題が今すぐにでも子どもに起きるが 0，子どもが同じ目に 6 か月程度遭うことがないを 10 として，今いくつか」の“安全のものさし”を作り，子どもの思いが大切にされていることなどをミーティングの度に今はいくつかを共有していく．ホワイトボード上にまとめられた安全のための地図（マッピング）は，ミーティングのあと参加者全員に渡し，共有する．

②子どもに教えてもらう

子どもに心理職等が面接し，3 つの家（心配の家，安心の家，夢・希望の家）を書いてもらう．これを，子どもに許可をとって保護者や協力者全員にみてもらう．

③安全を守ることを手伝ってくれる人（セーフティーパーソン）を紹介してもらう

これは，公的機関の人ではなく，家族に身近な親戚，友人，知人等のインフォーマルな人で，今回の出来事をオープンに伝えられ，子どもの安全づくりに協力してくれる方を紹介してもらう．

④安全づくりの行程表の作成

おおよそ，ここまで進んでくると「これ」をするといった，家庭引取りまでの安全づくりの行程を共有する．

⑤子どもとの面会・交流

行程表に基づき子どもとの面会が実現したときに「何が起きて一時保護になったのか，あなた（子ども）が同じ目に遭わないようにするために，今，父母は誰とどのような話をして，これからはこうする」といった“これからの生活”について「言葉と絵（ワーズアンドピクチャーズ：Words&Pictures：ワーピク)」という方法で子どもに説明してもらう．

⑥安全プランの作成

家族と安全を守ることを手伝ってくれる人たちで，安全プラン，万が一今回のようなことが起きそうになったときでも再び同じことが起きないようにするための回避のための具体策を作ってもらう．

⑦子どもに安全プランを説明する

安全プランが完成したら，家族と安全を守ることを手伝ってくれる人同席で，子ども版安全プランを⑤で行った「言葉と絵（ワーピク)」の方法を使って説明してもらう．

⑧安全プランの稼動テスト

安全プランが実際に子どもの安全を守る仕組みになっているか帰宅訓練などを行って確認し，必要な修正，メンテナンスを行う．

⑨安全プランの完成と家庭引き取り

安全プランの完成版が整ったら安全を守ることを手伝ってくれる人たち全員に配付する．そして，安全プランが誰の目からみても大丈夫と思えたら家庭引取りになる．

⑩モニターと定期的なミーティングの実施

家庭引取り後も安全を守ることを手伝ってくれる人たち全員と定期的にミーティングを行い，安全プランの稼動状況を確認し，その間のヒヤリハットなどを参考にプランのメンテナンスを行う．日々の安全プランの稼動状況は記録（ログ）し，みんなで共有する場合もある．

⑪関わりの終了

一定期間，安全プランの稼動状況が確認できれば，安全プランを家族と安全を守ることを手伝ってくれる人たちに引継ぎ，終結とする．

以上が支援者が家族と取り組みたいことのおおまかなプロセスである．保護者家族が自主自立的に子どもの安全を保つ責任を果たせるようファシリテートするのが支援者の役目となる．

4. 児童虐待の問題に対する心理職の基本的な技術

1）アセスメント

(1) チームとしての一般的なアセスメント

通告受理機関である市区町村や都道府県（児童相談所）には，警察や保育園，学校といった機関からだけとは限らず，近隣住民や知人，親族など，さまざまな機関や個人から通告がある．また，虐待者本人や虐待を受けている子ども自身からのSOSということもある．前述したとおり，市区町村や児童相談所がすることは基本的に同じであり，いずれの機関であっても，子どもが今おかれている状況が虐待状態であるのかどうか，その後の安全確認や調査を行うために必要な事実を聴き取ることが肝要である．なお，起きている事象（何があったのか）を「虐待」として捉えるかどうかは，親の意図（しつけのつもりなど）ではなく，その行為･言動を子どもがどう捉えるかを起点とする．特に，2019年（令和元年）の虐待防止法改正で「児童の親権を行う者は，児童のしつけに際して，体罰を加えることその他民法第820条の規定による監護および教育に必要な範囲を超える行為により当該児童を懲戒してはならず，当該児童の親権の適切な行使に配慮しなければならない．」とされ，**体罰**が民法上の懲戒権の範囲外であることが示されたことは画期的であった．つづく2020年（令和2年）2月21日に発出された「**体罰等によらない子育てのために（≒体罰禁止ガイドライン）**」では，しつけのためだと親が思っても，身体に，何らかの苦痛を引き起こし，または不快感を意図的にもたらす行為（罰）である場合は，どんなに軽いものであっても体罰に該当すると述べられており，2020年（令和2年）4月から体罰は法律で禁止された．また，体罰以外に怒鳴りつけたり，子どもの心を傷つける暴言なども，子どもの健やかな成長・発達に悪影響を与える可能性があるとされ，子どもをけなしたり，はずかしめたり，笑いものにするような言動は子どもの心を著しく傷つける行為で，子どもの権利を侵害するものであるとされている．

(2)「何があったのか？」通告者から周辺情報の収集をする

以下，児童相談所でのアセスメントを中心に記載する．まずは虐待の具体的内容と事実としての経過を明らかにできるとよい．その際のポイントは「**危害の事実を 4W1H**」で整理して聴くということである．いつ頃からどれぐらいそのようなことが起きているのか（時間，When，頻度），そこに誰がいるのか（人，Who），家のなかなのか外なのか，室内ならリビング，寝室，風呂場などのどこでなのか（場所，Where）．その際に何（What）がどのように（How）起きたのか，意識して聴き取れたらよい．通常 5W1H といっている，もう一つの W である Why は，パターン推察をしながら，後ほど当事者とすり合わせをしていくものである．

また，虐待をしている保護者，虐待を受けている子どもの具体的な言動はどのようなもので，それらは目撃か伝聞か推測か．当該家族の構成や子どもの所属，親に関係のありそうな機関がわかるかを確認する．また，通告者と保護者はどのような関係か，その他の人から情報を集めることは可能か，そもそも通告者はなぜ今回通告しようと思ったのか（その意図），虐待かどうかわからないので調査確認してほしいのか，一時保護をしてほしいのか，などもある．これらは，関係する機関とも併行して調査をする．

(3) 子ども，家族に直接聴く

通告情報（周辺情報）がある程度収集できたら，次のステップとして，虐待者本人や虐待を受けている子どもに直接会って，(2)で聴取した内容について「思いあたるか？」を聴いていく．

その際，当事者自らの相談であれば，ニーズが伴うので大きな問題は生じない．しかし，通告に基づいた介入であれば，当事者側にとっては突然で唐突であり，ニーズがないなかでの対話の場面となる．「通告したのは誰だ」とか，「勝手に家庭のことに口出ししやがって」など，児童相談所の介入を不本意に感じる人も多い．何があったのか，実際にどうだったのか，今起きている問題が続いてしまったら子どもの将来にどんな心配なことが起きるかなどを聴き，共有していく．その際は，これからどんなことを家族は児童相談所とともにすればよいのかをまとめたリーフレットなどを渡し，説明をすると，家族も見通しがもてて協力も得やすくなる（107 頁参照）．

このように，地域に住む「子どもの安全（心身が健全な状態にあること）」に対して，共同責任がある市区町村と児童相談所は当事者側にニーズがなくても声をかけ，関係をつくってオープンにし，今後，子どもが同じ目（“怖い”“辛い”“痛い”“嫌な”思い）に遭わないようにするために「養育の第一義的な責任（親権）者は『何があるから』繰り返さずにすむのか」の仕組みを明確化し，「見える化」することに着手することになる．

(4) 子どもへの心理アセスメント（心理診断）

児童虐待対応局面において活用される心理学的検査として，知能検査はウェクスラー式知能検査，田中ビネー知能検査Ⅴが，描画テストは HTPP テストが多用されている．虐待体験を含むトラウマ体験の影響の程度を評価するためのセルフレポート形式の質問紙である**日本版 TSCC**（子ども用トラウマ症状チェックリスト：Trauma Symptom Checklist for Children）も 8 ～ 16 歳の子どもを対象に比較的活用されるようになった．「怒り」「不安」「抑うつ」「解離」「外傷後ストレス」「性的関心」の 6 つのサブスケールから，診断の確定をすることはできないまでも，その傾向をこれにより知ることができる．児童相談所では「性的関心」に関するサブスケールを含まないTSCC-Aを活用することのほうが多い．6歳以上の児童・青年のトラウマ体験への曝露に関するスクリーニングとDSM-5におけるPTSD症状の重症度を評価する自記式質問紙である**日本語版UPID-5**（DSM-5版UCLA心的外傷後ストレス障害インデックス：UCLA PTSD reaction Index for DSM-5）などを使用する児童相談所も増えている．

子どもが虐待の事実を話すことは，子どもに心理的な負担をかけることが多い．何度も話すことはトラウマ的な出来事の再体験ともなり得る．家庭内で起きていたことを話すことで今後家族がどうなっていくのか，自分が話したことを聴いた人はどう捉えるのか，話すことで自分が怒られたり罰せられたりするのではないか，そもそも他人に話してはいけないと親（虐待者）に口止めされていることもあるなど，緊張や抵抗，不安などがあるなかで子どもは話すのである．子どもは「内緒にするなら話す」ということもある．その際，「誰にも話さないよ」と対応したくなるが，虐待対応は「秘密」に加担せずオープンにするなかで対応するものであるため，それは現実的な反応ではない．この事実をふまえて，子どものペースを尊重し配慮するとともに，真摯で誠実かつ現実的な姿勢が必要となる．また，子どもにこれからの見通しをもってもらうためにも，今後に予想される展開について説明する．親を含めた周りの大人が何をしているのかを知らされないと，子どもは過度に不安定になるものである．あわせて子どもの意向についても聴いておき，今後の方針の重要な参考とする．

このように諸検査や聴取法を活用しながら，子どもの能力や適性の程度，生来的な要因によるものか虐待による影響かを見立てたり，問題の心理学的意味，心理的葛藤や適応機制の具体的内容，家族の人間関係，子どもの発達状況や認知能力，情緒の状態，虐待によるダメージの度合い，家族への感情，子どものこれからの意向などについて解明するのである．

2）心理支援の方法

児童虐待における**支援**は，子どもとその家族の双方に対して行われるものである．子どもの心理的ケアの前提として，**子どもの安全・安心**の確保が基盤となる．そのため，保護者に対しては，家族が主体となって子どもの安全づくりが構築できるようにするとともに，暴力的コミュニケーションの修正に向けた**ソーシャルスキル獲得**などの支援が行われることが多い．子どもに対しては，現象としてみえる子どもの問題にあてた対応がなされる可能性があるが，本来的には，児童虐待は子どもの問題ではない点に留意する必要がある．「今回の件は，あなたが悪いからではない」ことを前提として，心理職はさまざまな技法の存在を知って，子どもが健やかに家族のなかで成長できるよう，子どもの状態に応じたトラウマケア，愛着修復支援，発達支援的関わり，自己効力感向上支援など柔軟に支援できるとよい．

(1) 親への支援

保護者が，子どもに対してつい暴力的に接してしまうときにみられる子どもの行動は，落ち着きがない，感情を抑えることが困難，不注意，こだわり，衝動性，切り替えの悪さ，自傷，睡眠の問題，パニック，固まる，家出，不登校などがあげられる．これらの行動が出現する背景には，子どもの生来的な特徴としての**自閉スペクトラム症**（ASD）や，**注**

意欠如・多動症（ADHD）などの発達障害，知的障害による可能性もある．これらは避けがたい要因的な問題であり，それぞれの特徴に配慮した周りの大人による適切な接し方が求められる．しかし，問題として捉えられるこれらの行動が生起するもう一つの背景として，度重なる叱責や暴言などによる子どもの傷つき，子ども自身ではどうすることもできない無力感や，世の中とのつながりから切り離される孤立無援感など，トラウマティックな体験やうつ，愛着形成の障害などに**「起因する症状としての問題」**である可能性も含まれている．

一方，虐待者である保護者をみていくと，自身に衝動性，攻撃性，怒りのコントロール，偏った考え，感情の起伏などの問題が見受けられ，さらに保護者の生活環境の背景には，夫婦間の不和，親族との対立や地域社会からの孤立なども認められることが多い．これら保護者自身の問題と子どもの問題などが輻輳し，保護者の子どもへの行為（言動）反応として，否定的感情・態度，褒めず，疎ましく思い，けなし，態度を急変させるなど，子どもを逆境的な環境に曝してしまいやすい構造ができてしまう．

このような家庭内で起きている状況に，保護者の多くは何らかの困り感を抱き，指摘された虐待行為（言動）を認め，支援機関に援助を求める姿勢を示すものである．したがって，虐待通告をきっかけとして，子どもの権利と尊厳が尊重されることに向けて，児童相談所などの公的支援機関が介入し，保護者の孤立解消や子どもにあわせた対応が可能となるよう，保護者に子どもの特徴や問題発生のメカニズムを解明し説明するなど，家族関係の調整・支援に入ることは，意義があることと思われる．

また，子どもの安全・安心を確保することに向けては，保護者と支援者も協働が必要となる．そのため保護者の話に耳を傾け，当該家族のもつ健康な側面，可能性などのプラス要因**「強み（ストレングス）」**に関心を払うことにも力を注がなければならない．家庭という密室において子どもの安全をつくっていく主体は，私たち支援者ではなく家族である．支援者が単に上から目線で注意喚起や抑止，再発防止を謳うだけでは，家族がどうしたら再危害に至らずにすむかの認識や，モチベーションを喚起することにはつながりにくいものである．そこには例外的にできているdoを明確化していく支援が求められる．家族の“できる”をつなぎ，“これをすればいいんだ”“これならば大丈夫だ”という自信を回復するアプローチが必要になる．その際，保護者との関係性を重視するあまり，子どもの虐待による被害の認識が薄れてしまったり，子どもの安全確保が後回しになることは，最も避けなければいけない．支援者が一生懸命になるのではなく，家族が一生懸命になって子どもの安全確保を確実にできたほうがよいのである．目標は常に子どもの安全・安心，子どもの最善の利益である．援助方針の決定にあたっては，対応の資質向上を図り，子どもが自らの意見を表明するしくみを整えることが求められる．

①家族が主体者として子どもを支援する（回避モデル）

「反省したからもうしません」と保護者と支援者で“約束”だけをして子どもを家庭に帰してしまうと，残念ながら多くの家庭で虐待状況が再発してしまう可能性が非常に高い．何らかの環境調整が必要であり，誰かの協力を得て，同じ状況でも虐待状況に陥らずにすむ仕組みをプランとして作成し，その回避策を明確化するプロセスが必須である．

児童虐待の問題は，子どもの問題ではなく，子どもにどんな問題があったとしても“こと”が起きた際の保護者の行為（言動）選択の問題である．とはいえ，特に何らかの障害を有している子どもを養育している親の場合には，その子どもの理解促進に向けたアプローチにおいて，支援者は保護者の行為のみを責めることのないような配慮も必要となる．

その際，支援者は「気持ちはわかります」と寄り添う姿勢をとるだけではなく，「その行為は子どもの安全･安心の視点から考えると，どのような意味をもつでしょう」と，子どもの安全について話せる関係性を構築し，寄り添いすぎてしまわないようなスタンスがあわせて必要である．

あるいは逆に，支援者の目の前にある“親が子どもの安全を阻害している事実”というストレスを素早く除去しようとして「それは虐待ですよ！」「やってはダメなことです !!」と，当事者の背景にある話を十分に聞かずに，一方的に決めつけた“上から目線”の強い指導になりすぎることもある．

問題が起きたときと同じような状況であっても「落ち着いて安全に配慮できているときもあるんですね」と，うまくいっているときがあることを言語化して明確化する声かけが可能となれば，保護者自身の“これでいいんだな”という効力感や自信が向上し，自身が主体的に子どもの安全に対応できる可能性を高めることにつながるものである．

このような対応の趣旨やスタンスが多くの支援者と共有できたら，寄り添い過ぎの対応，あるいは強い姿勢など，どちらか一方に偏りすぎない，お互い声をかけあえる支援者チームづくりが可能となると思われ，対話による家族との協働関係づくりが円滑に促進されていくと思われる．

②各種保護者支援プログラムの提供（変容モデル）

保護者の子どもの接し方などをプログラムの適応により直接的に変えていく試みである．

保護者支援プログラムは国内外で多数開発されている．市区町村や児童相談所などの虐待対応受理機関では，子育てスキルの向上を目的としたプログラムが多く導入され，主には心理職によって実施されている．受講者へのアプローチ法はさまざまで，その際，保護者の受講に向けてのモチベーション喚起が重要となり，プログラムとの相性（マッチング）によって，実施効果も大きく左右される．また，多くのプログラムが実施者資格習得の要件として有料研修への参加が定められている．心理職であれば誰でもすぐに活用できるというものではないため，養成のためのトレーニングの機会の確保は必須となる．体系的に一連の支援として提供できる代表的なプログラムを紹介する **[表 7.4]**．

(2) 子どもへの支援

虐待により心に傷を負った子どもへのカウンセリングなどの心理的ケアや，家族の関係性改善に向けた支援などを行う心理職への期待が高まっている．心理職は，TF-CBT などのプログラムを直接子どもに提供することもできるが，子どもに関わる教師や施設の指導員等に対する**心理コンサルテーション**により，コンサルティの対処能力を賦活し，子どもが脅かされることがない“安全･安心が確実に担保された生活”を提供することによる，生活のなかでの治療的効果として波及させることも可能である．

子どもが示すさまざまな問題，たとえば感情を抑えることができず，すぐに癇癪をおこす，暴力をふるう・暴言を吐く，気持ちの切り替えができず次の活動に移れない，集中できずすぐ気が散る，危険をかえりみない行動をするなどがあるときには，親を含めた周りにいる大人は，つい頭ごなしに決めつけ感情的に叱ってしまうことがある．叱られること

［表 7.4］代表的な保護者支援プログラム（抜粋）　（厚生労働省，文献 5 より引用，一部改変）

ⅰ．PCIT 親子相互交流療法（Parent-Child Interaction Therapy）	子どものこころや行動の問題，育児に悩む親（保護者）に対し，親子二者の様子をマジックミラー越しでセラピストがモニターを見ながらトランシーバーなどでライブコーチングをするなどで親子の相互交流を深め，その質を高めることによって回復に向かうよう働きかける遊戯療法と行動療法に基づいた心理療法である．
ⅱ．CARE$_{\text{TM}}$（Child-Adult Relationship Enhancement）	CARE は CARE-Japan によって提供されるペアレンティングプログラムである．子どもとよりよい関係を築く上で大切とされる養育スキルが体験的に学べるように工夫されている．
ⅲ．TF-CBT（Trauma-Focused Cognitive Behavioral Therapy）	トラウマとなるでき事を体験し，PTSD や関連するうつ，不安，問題行動を呈する子どもの症状や，その子どもの保護者（非加害親）が呈するうつ，不安，罪責感，PTSD 症状を軽減するために有効な，治療的要素が強いプログラムである．
ⅳ．精研式ペアレントトレーニング	ADHD の子どもをもつ保護者向けのプログラムからスタートしていたが，現在は発達障害全般が対象になり，児童虐待事例にも応用されているペアレンティングプログラムである．養育スキルを向上させることで，子どもの適応行動を増やし，親子関係の悪循環を断ち安定した親子関係をはぐくめるようにすることを目指している．
ⅴ．MY TREE ペアレンツ・プログラム	子どもへの虐待言動を繰り返してしまう親のセルフケア力と問題解決力の回復を促し，親子関係の修復を目的としている治療的要素の強いプログラム．子ども虐待をこれまで人として尊重されなかった痛みや悲しみを怒りの形で子どもに爆発させている行動として捉え，その感情，身体，理性，魂のすべてに働きかけるプログラムである．

が日常において多い子どもは，たくさんの失敗体験を経験することとなり，「自分はダメなやつだ」と自信を失い，自己効力感，肯定感が低くなってしまう．周りの大人は，逆境的な**子ども時代の体験**（Adverse Childhood Experiences；ACEs）が子どもの行動に悪影響を及ぼすことへの理解を深め，あわせて家庭内暴力（DV），親の精神疾患，アルコール薬物問題，いわゆる**トキシック・トリオ**（Toxic Trio：**有害トリオ**）が子どもに及ぼす影響についても認識しておいたほうが望ましい．理解していれば，ACEs や Toxic Trio に曝された子どもに関わる際，「早くしなさい」「ちゃんとしなさい」「勉強しなさい」など，頭ごなしに指導し叱る割合を減らせる．子どもが“してほしいことをしない”“してほしくないことをした”そのときに，過剰な注意・叱責をすることは，人の心や尊厳を傷つける精神的暴力につながってしまう可能性がある．教育や福祉現場において，過誤を矯正善導するために制限的な関わりや指導を是とした考え方がとられがちであるが，今は，子どもの権利へのバランス感覚が求められ，子ども自身の意見表明や自己決定の保障が配慮される必要がある．

それならば，どのように対応することが望ましいか．それは，できているところに注目する対応，つまり，「してほしいことをした」「してほしくないことはしない」とき，あるいは，「こういうときにはこうしよう」とあらかじめ子どもに教えておいて，教えておいたことができたら**“褒める”対応**である．“褒める”とは，相手が「してほしいことをした」「してほしくないことはしない」その行動そのものを表現することである．ある行動を示したら“褒められる”という強化，つまり“いいこと”が起きると，その行動は繰り返されやすくなる．たとえば，子どもが朝起きてきて，自ら「おはよう」と言えたら，「すごい」「さすが」「すばらしい」と，はじめに注目を惹いて，「おはようって言えたね」「ありがとう」と感謝すると，「おはよう」と言えるようになる可能性が高まるものである．このように，子どもの問題行動にだけ目がいきやすいのが常であるが，できていることに注目をする．叱ることは，それにより不正を正したり，規律の維持をはかることである．しかし，その目的が達成できるなら，叱るという手法は不要となる．できたら褒めることによる強化・評価によって，社会的に望ましい行動を少しずつ増やす発想である．そして，どんなことがあっても見捨てず護りぬく“保証”のなかで，より適応的な行動ができるように導き，評価することにより成功体験を培い，自己肯定感や自信を高めていくのである．

心理職が週に1回など，定期的な面接のなかでケアの機会をつくることも重要であるが，子どもの直接支援者が，子どもの心理面に配慮した上記の関わりができるよう，心理職がコンサルテーションできる機会が増えていくことは，周りの大人が子どもに接する際により望ましいスタンスを共有することにつながるのである．

7章 Q and A

Q1 コンサルテーションに関する記載について，正しいものを1つ選びなさい．

1. 公認心理師による子どもへのカウンセリングやケア
2. 学校や保育園などで問題を起こしている子どもへの直接的な援助
3. 対象は心の問題を抱えた当事者本人ではなく，当事者に直接関わっている人
4. 児童指導員が個人的な悩みを児童心理司に相談する．
5. 方向性としては当事者の心の苦悩を軽減し，長期的に当事者の自己成長を促す．

Q2 児童虐待対応における守秘義務に関する記載について，正しいものを1つ選びなさい．

1. 要保護児童対策地域協議会の構成員には守秘義務が課せられる．このため，守秘義務が職務上課されていない民間団体などとも，積極的な情報交換や連携を図ることができる．
2. 要保護児童対策地域協議会の構成員は，正当な理由なく，協議会の職務に関して知り得た秘密を漏らしてはならない．なお，過去構成員だった者はこれに含まれない．
3. 通告者から，対応についての情報提供や対応の変更を求められた場合には，通告者の気持ちや考えに配慮し，全てではないまでも調査の結果をフィードバックできる．
4. 虐待に関する調査を行う際に「これまで何回も通告があって保護しているのですが…」など，これまでの調査結果などの情報を話しても，守秘義務違反にならない．
5. 医師や公務員，弁護士など職務上守秘義務を負っている人が，児童虐待を受けたと思われる児童を児童相談所などに通告することは，守秘義務違反になる．

Q1 **A**……3

解説

心理職が心身の問題を抱えた子どもなどの当事者に直接関わるのではなく，子どもを直接援助しようとする施設のケアワーカーや保育士等に間接的に支援することがコンサルテーションとなる．よって，1. は直接の関わりであるため誤り．2. 4. 5. はカウンセリングに関する記述である．児童虐待対応の局面で心理職は，子どもへの直接的なカウンセリングを担うよりは，コンサルテーションにより，子どもが多くの時間を過ごしている学校や施設の先生に役立つ，子どもをケアするうえでの視点の提供やアドバイスが求められる．

Q2 **A**……1

解説

2. は過去の構成員も知り得た秘密を漏らすことはできない．
3. 市町村や児童相談所は守秘義務があり，個人情報に関する調査の結果などは，通告者に情報提供することはできない．
4. これまでの調査結果などの情報を話してしまうことは守秘義務違反になる．
5. 通告は守秘義務違反にならない．

文献

1）菱川　愛，渡邉　直・他：子ども虐待対応におけるサインズ・オブ・セーフティ・アプローチ実践ガイド～子どもの安全を家族とつくる道すじ，明石書店，2017.
2）千葉県：千葉県子ども虐待対応マニュアル，2020.
3）厚生労働省：子育て支援施策について，2019.
4）渡邉　直：非暴力コミュニケーションパッケージ機中八策．発達 157　虐待対応のこれから，ミネルヴァ書房，2019，pp47～51.
5）厚生労働省：児童心理司の業務実態と専門性向上に関する調査研究事業報告書，2020.
6）衣斐哲臣，渡邉　直・他：児童虐待対応現場における家族療法的視点の活用　第 37 回日本家族療法学会，2020.

（渡邉　直）

column

虐待のさまざまなタイプと違い

虐待は人間の尊厳を害する行為であり，深刻な人権侵害の一つである．また，虐待は人権侵害であるだけでなく，脳の変性やPTSDを引き起こすなど，人体への大きな影響があることが知られている．児童虐待防止法，児童福祉法，高齢者虐待防止法，障害者虐待防止法の各法は，虐待を受けたと思われる児者を発見した場合の速やかな通告・通報とともに，虐待と判断された場合の保護と，保護者または養護者への支援などの措置を規定している．

虐待の類型としては，身体的虐待，性的虐待，心理的虐待，ネグレクト，経済的虐待の5類型がある．身体的虐待とは，暴力や体罰によって身体に傷やあざ，痛みを与えることであり，身体を縛りつける，過剰な投薬によって身体の動きを抑制することを含む．性的虐待とは，性的な行為やそれを強要することである．性交，性器への接触，性的行為を強要する，裸にする，キスする，本人の前でわいせつな言葉を発する，わいせつな映像を見せる，更衣やトイレの場面をのぞいたり映像や画像を撮影したりする行為などが該当する．心理的虐待とは，脅し，侮辱などの言葉や態度，無視，嫌がらせによって精神的に苦痛を与えることである．ネグレクトとは，食事・排泄・入浴・洗濯などの身辺の世話や介助をしない，必要な福祉サービスや医療，教育を受けさせないなどによって生活環境や身体・精神的状態を悪化，または不当に保持しないことを指す．経済的虐待は高齢者虐待防止法及び障害者虐待防止法のみで規定される虐待類型であり，本人の同意なしに，あるいはだますなどして，財産や年金，賃金を使用したり勝手に運用したりし，本人が希望する金銭の使用を理由なく制限することである．

早期発見した後の通告・通報，事実確認，対応といった虐待防止措置は，虐待者によって異なる．直接的虐待防止措置が法に定められるのは，保護者（養護者），施設従事者，使用者である．児童虐待防止法，高齢者虐待防止法，障害者虐待防止法は，それぞれ，**保護者（養護者）による虐待**について規定する．一方，児童福祉法，高齢者虐待防止法，障害者虐待防止法は**施設従事者による虐待**を規定する．雇用関係にある**使用者による虐待**の虐待防止措置を規定するのは障害者虐待防止法のみである．また，障害者虐待防止法は，学校，保育所，医療機関の長または管理者に対して障害者虐待を防止するための必要な措置を講ずる，いわゆる間接的虐待防止措置を行うように規定している．

各法は虐待防止の対象を定めている．児童虐待防止法，児童福祉法は0～18歳未満の子ども，高齢者虐待防止法は65歳以上の者を対象とする．障害者虐待防止法は，養護者による障害者虐待と使用者による障害者虐待では18歳以上の者を対象とする．障害者福祉施設従事者による障害者虐待では18歳以上の者が基本であるが，入所以外の障害者福祉施設を利用する0歳以上の子どもも対象となる．

（大村美保）

8章　非行

到達目標

- **子どもの成長発達と家族関係の影響について説明できる.**
- **子どもの非行の成立機序についてその関係要因を含め説明できる.**
- **児童福祉における非行児童に関する対応, 処遇の理念や内容について説明できる.**

CASE

健介君（仮名）は中学１年生の男子です. 家族は母親のひとり親家庭で妹と弟がいます. 父親による母親や健介君への暴言や暴力が酷かったため, 健介君が小学校２年生のときに母親は離婚し今の家族形態となっています. ひとり親となった母親は生活に追われ子どもたちの養育はネグレクト状態で, 子ども達がかまってほしくて寄り付くことも面倒に思って拒否しがちでした. 家にいても落ち着かない健介君は, 小学校高学年から家庭外の交友関係に傾斜するようになりました. グループ内で強い態度を示す友達に引きずられるように, 自転車窃盗, 万引きなどの逸脱行動をするようになり, 中学入学後は学習についていけず, 校内では教師への反発や暴力行為などが目立つようになりました, 警察に深夜補導された健介君を迎えに行った母親が指導しようとしても,「勝手なことばかり言うな！」と反発しては家を飛び出すことが繰り返されていました. 警察から“ぐ犯通告”が児童相談所になされ, 児童相談所による在宅での通所指導が始まりましたが, 事態はなかなか改善しないなかで傷害事件を起こしてしまいました. 警察は“触法通告”を児童相談所に行い, 児童相談所は健介君を家庭からいったん分離して社会的養護のなかでの育ち直しを選択し, 健介君は児童自立支援施設へ入所しました. 健介君は当初は乱暴な言動で周囲と衝突することが目立っていましたが, 彼の主張や表現が受け止められ評価されることで変化が生まれてきました. 課題に挑戦し, 周囲の援助のなかで達成する体験が彼の学習意欲や生活意欲を向上させ, 対人関係にも改善が認められるようになりました.

〔キーワード〕 反社会的逸脱行動, ぐ犯, 触法, アタッチメント, 小児期逆境体験, 虐待, 生物・心理・社会（BPS）モデル

INTRO

非行という現象は，子どもが成長する過程で出現する．多くは社会規範，大人の求める行動や考え方からの逸脱や抵抗という形で表現されるということができる．“逸脱行動”や“反社会的行動”と呼ばれる所以である．身近な例を考えてみても，ヒトが前思春期から青年期にかけてこのような行動や表現をとることは成長の一過程として理解される面もあるが，経験や学習を経て社会適応に向かう群が多い一方で，破壊的に非行から犯罪へと問題が深刻化する群があることも事実である．また，近年深刻な社会問題として指摘される児童虐待についても，非行との関係が深いことが知られるようになってきた．

福祉分野では，主に子どもの健やかな生活と成長を促進するという健全育成の立場から，さまざまな支援の制度を行政機関である児童相談所を核にして整備してきた．いい換えると，非行を理解し対応するうえで子どもの養育環境とそこにおける適切な養育のあり方，すなわち処遇にあたってアタッチメントを再構成することを重視してきたということもできる．この点は，もう少し上の年齢層を対象とする司法矯正領域との違いでもある．

1．子どもの発達課題と非行との関係

子どもは親の元に生まれ，親の養育上の関わりを通じて成長していく．授乳や食事の世話，保温と睡眠の確保，あるいは清潔を保つための排泄や入浴の世話，衣服の交換など，平均的な親は子どもに関心を向け，その様子をみながら世話の程度や内容を調節する．世話を受ける子どもは，世話の手技に笑顔や優しい声が付随していることに心地良さや安心を感じ充足する．このようなコミュニケーションの蓄積によって，子どもは自分にとっての“養育者”とそれ以外の見知らぬ人を区別するようになっていく．子どもは，他の人とは区別された特定の対象（養育者）に関心を向け，その養育者からも自分に関心を向け承認してほしいと思う．また，怖いときや痛いときのように一時的に負の情動を経験したときには，この特定対象に近接し慰めてほしいと思う．養育者から“大丈夫”と保証され癒されることで，子どもの心的状態は回復する．この「関心－承認－満足」と「不安－近接－回復」の循環を繰り返すことによって，両者の間で強化されていく情動的な絆を，ボウルビィ（Bowlby, J.）は**アタッチメント**と呼んだ[1)]．

子どもは自分を承認し，回復させてくれる特定対象（養育者）を安全基地として，そこからさまざまな探索活動が活性化されるが，同時に特定対象（養育者）に同一化してさまざまな情報を取り入れる．養育者からの励ましや称賛，指示や制止を通じて，養育者の考え方や価値観が子どもに移植される．一般的には躾（しつけ）と呼ばれる行為である．このなかには後に社会適応の枠組みとなる社会規範や行動原則も含まれており，アタッチメントとセットで幼児期という人生早期に子どもに移植される意義は重要である．一方で，養育者の生活態度や価値観そのものが平均的な社会規範からズレたものであれば，それも同じように移植されるので，子どもが非行文化に早期から触発される要因ともなる．

子どもが幼い間はほぼすべてにわたって養育者が子どもの生活を管理し，判断し，決定することが行われているが，やがて子どもの側にも成長発達するに伴い自分の意思や自律性が芽生えてくる．子どもの側の自律性の獲得に歩調を合わせて，養育者の支配性が円滑

に後退していけば両者間の衝突はそれほど問題にはならないが，現実には養育者も長年慣れ親しみ自信をもった養育スタイルを後退させることは意外に難しく，多くの場合，小学校中学年から思春期にかけては両者間で衝突が多発しやすい時期といえる．またこの時期，子どもの側に“比較する”ことができる認知能力が発達することもこのような現象が発生する背景となっている．それまでは養育者が要求する指示や考え方を不満であっても受け入れるしかできなかったのが，世間一般，あるいは身近な友人の家庭と比較して養育者を批判することが可能になるからでもある．

養育者は社会規範や自分の価値観で子どもの行動や生活態度を制御しようとし，子どもも自分の判断に基づいて自律性を発揮しようとする．養育者に自分の考えや判断を理解されず承認されない場合，子どもは養育者に対する関心や共感を低下させ，同意や承認を受けることができる仲間関係へと関心を移行させる．以前のような養育者を絶対視する二者関係から，自分を認め受け入れてくれる友人関係に重きをおくように変化するのは，社会性の発達にともなう必然な成り行きでもある．

このギ**ャングエイジ**（ギャングは仲間の意）と呼ばれる発達段階は，仲間・友人と考え方や価値観，関心，行動原則を共有することに重心をおくので，このグループ内でのコミュニケーションや行動の過熱が，ときに法律やその時代の社会規範を超えて暴走することがある．これが社会的には**非行**と呼ばれる現象である．もちろん非行に至る前にグループ内の段階で，それぞれの幼児期に移植された養育者からの行動規範や価値観が抑止力として機能することは現実には多く，非行に至ってしまった後でも養育者との間でかつて蓄積したアタッチメントが行動原則を修正する原動力として機能することは現実には多い．

8章

非行

2．虐待，小児期逆境体験と非行

非行全体からみれば，前述のような思春期や青年期に一過性で終わるタイプ（青年期限定型）のほうが大部分である．一方で，問題行動が早期から発生し，それが改善せずに持続し深刻化する群（ライフコース持続型）がある[2)]．全体からみれば一部であるが，事例の深刻さと印象の強さは際立っており，このライフコース持続型逸脱者は一過性で非行行動が終わらずに，反社会的行動が繰り返され犯罪に至る予後不良群である．彼らと小児期逆境体験[*1]との関連が指摘されており，松浦らは非行少年（少年院在院者）と虐待を中心とした小児期の逆境体験との強い関係を明らかにした[3)]．

また，神経学的・生物学的要因として，発達障害の非行に至る脆弱性が指摘されているが，繰り返される虐待（小児期逆境体験）によって，脳がダメージを受けることも知られてきた[4)]．生物学的に発達障害を有するためにその行動特性上育てにくさがあり，養育者の虐待行為を誘発しやすい事情があるし，逆に繰り返される虐待被害のために脳や中枢神経系がダメージを受けて生得的な発達障害と同じような行動特徴を示すという双方向性の可能性もある．

しかし，生物学的要因であれ，心理学的・社会学的要因であれ，どのような危険因子も

＊1　小児期逆境体験（adverse childhood experience）とは，日常的な身体的暴力，言語などによる心理的暴力，性的被害，心理的拒否や無関心，ネグレクト，離婚等による実親との分離体験，DV の目撃，親のアルコール依存や薬物乱用，親の精神疾患などのために安全で安心な生活が脅かされた養育状況を指す．

単独で作用する力は必ずしも強くはなく，それらが重なった場合に相乗的に影響することが知られている．発達障害のリスクをもった子どもであっても養護性の高い家庭に育てば非行につながる可能性を少なくできるが，養護性の低いネグレクト家庭に育てば非行に発展するリスクは非常に高まるであろう．その意味においても，非行少年や非行児童の理解にあたっては，**生物・心理・社会（BPS）モデル**（3章034頁参照）に基づいた包括的な理解が求められる．この分野で活動する公認心理師は，支援計画を立案するための心理アセスメントを実施する際に，発達障害のリスクや青年期限定型とライフコース持続型の鑑別も含めた生活歴における被虐待体験の影響を把握することが重要な鍵となることを改めて強調したい．

3．児童福祉における非行

反社会的な行動や法を犯す行動に関して，成人の場合は刑法や刑事訴訟法の手続きの対象となるが，20歳未満の未成年者（少年）の場合は**少年法**の適用を受ける．少年法では，犯罪少年，触法少年，ぐ犯少年を総称して非行少年と呼び，成人同様の刑事処分を課すのではなく，福祉的機能と司法的機能を併せ持つ少年保護手続を適用し，教育や保護によって更生を促すことを目的としている．さらに，刑法には“14歳に満たない者の行為は，罰しない”の規定（刑法第41条）があるため，14歳に満たない場合は，原則として**児童福祉法**の対象となる．14歳未満で犯罪を犯した場合は，**触法少年**として警察から児童相談所に通告され児童福祉法での処遇を受ける．犯罪は犯していないものの，そのまま放置していては犯罪を起こしたり巻き込まれ被害者となったりする可能性があるために警察が保護の対象としているのが**ぐ犯少年**である．これには年齢による区分は特にないが，少年が14歳未満の場合は，警察は児童相談所に通告することとされている．また，ぐ犯少年が14歳以上18歳未満の場合は，児童相談所に通告するか，あるいは児童相談所の福祉的な処遇では指導が困難で，家庭裁判所の審判に付すべきと判断した場合は，家庭裁判所に送致するかのいずれかになる．なお，ぐ犯少年が18，19歳の場合は，家庭裁判所に送致される．このように，14歳を一つの線引きとして，それ未満の子どもは児童相談所を中心とした児童福祉法システムにおける処遇に，14歳を超えると家庭裁判所を中心とした少年法システムにおける処遇に原則[*2]として分けられている．

［図8.1］に未成年（少年，児童，子ども）の非行に関する概念を整理する．点線で囲われた部分が少年法で規定されている非行少年（20歳未満）で，刑罰法令を犯した14歳未満の触法少年と14歳以上20歳未満の犯罪少年，それに加えそのまま放置しては刑罰法令に触れる行為をするおそれのあるぐ犯少年から構成されている．これに対して，児童福祉法が対象としている非行児童（18歳未満）は，実線で囲まれた部分で，触法少年と概ね中学生のぐ犯少年，それに刑罰法令とは直接関係しない（被害届まで至らない）家庭や学校での反抗や暴力的言動，あるいは金銭持ち出しや窃盗などの逸脱行動や性的逸脱行動などが対象となる．

本章では，主に少年法で規定される非行少年ではなく，児童福祉法が対象とする非行児

*2　もちろん14歳未満でも殺人などの重大事案の場合，児童福祉法ではなく少年法の適用となることもある．

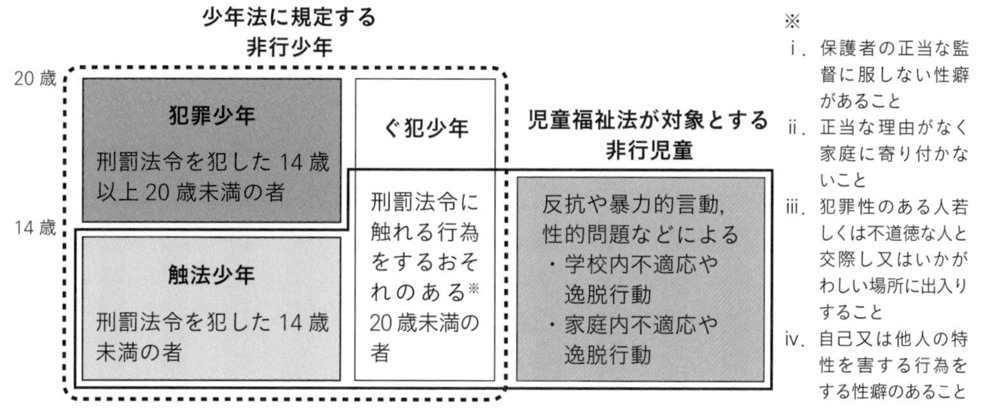

[図8.1] 少年法と児童福祉法の関係

童の理解と対応について述べるが，このなかには先に述べた逸脱行動が早期から発生し，改善せずに持続するライフコース持続型と呼ばれる予後不良群の早期の段階での事例が含まれることになるため，アセスメントの段階で慎重な対処が求められる．

4. 児童福祉システムにおける非行児童の処遇

児童福祉システムにおける非行の処遇の要となっている機関は，**児童相談所**である．少年法システムの代表的機関である家庭裁判所や少年鑑別所，少年院が国の機関であるのに対して，児童相談所は都道府県，政令市などの地方自治体の機関である．その主な機能は，①市町村の児童福祉相談を援助する「市町村援助機能」，②子どもや家族からの相談に応じて調査・判定に基づいた援助を行う「相談機能」，③必要な場合には子どもを家庭から分離する「一時保護機能」，④子どもや保護者を児童福祉司等に指導させ，あるいは子どもを児童福祉施設などに入所させる「措置機能」，⑤親権喪失宣告の請求や未成年後見人選任などの「民法上の権限」の 5 つとされている[5)]．

児童相談所で取り扱う相談の種類には，主なものとして，「養護相談（虐待相談が含まれる）」「障害相談」「非行相談」「育成相談」がある．2018 年度の全国の児童相談所で取り扱った**非行相談**は福祉行政報告例（2020）によれば，13,006 件で，これは相談受付総件数 504,999 件の 2.6% に当たる．ちなみに虐待相談を含む養護相談は，231,772 件で 45.9% を占めている．**[図8.2]** は児童相談所で受け付けた非行相談の件数の推移を，政府が公表している福祉行政報告例のデータを元に筆者が作成したものである．これをみると 2010 年を過ぎた頃から，児童人口の減少に伴い非行相談も少しずつ減少を続けていることがわかる．

[図8.3] は，非行児童や非行少年の処遇の流れを筆者がまとめたものである．両者は児童福祉法システムと少年法システムという本来別の体系であるが，実際には密接に関連し運用されている．学習する際には，両者を包括的に理解する必要がある．

14 歳未満で犯罪を犯した場合は「触法少年」として，犯罪は犯していないものの，たとえば中学生が深夜に盛り場で有職無職少年らと交流・徘徊していれば「ぐ犯少年」として，警察から補導され児童相談所に通告される．このほかにも，学校や家庭でさまざまな

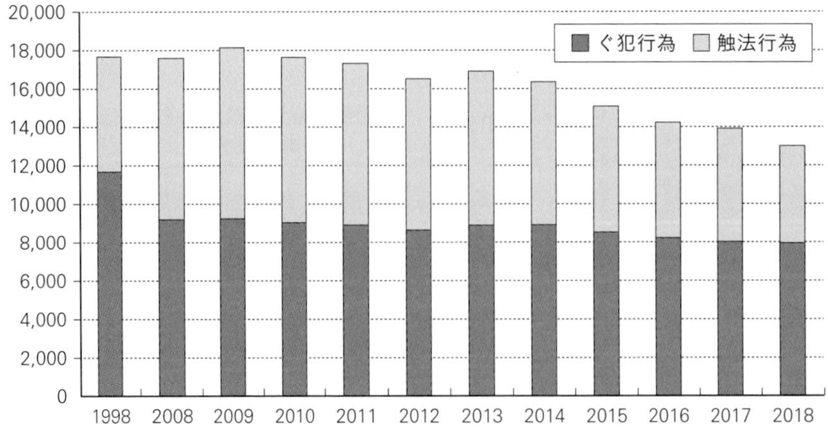

[図8.2] 児童相談所における非行相談の推移　（福祉行政報告例のデータを元に筆者が作成）

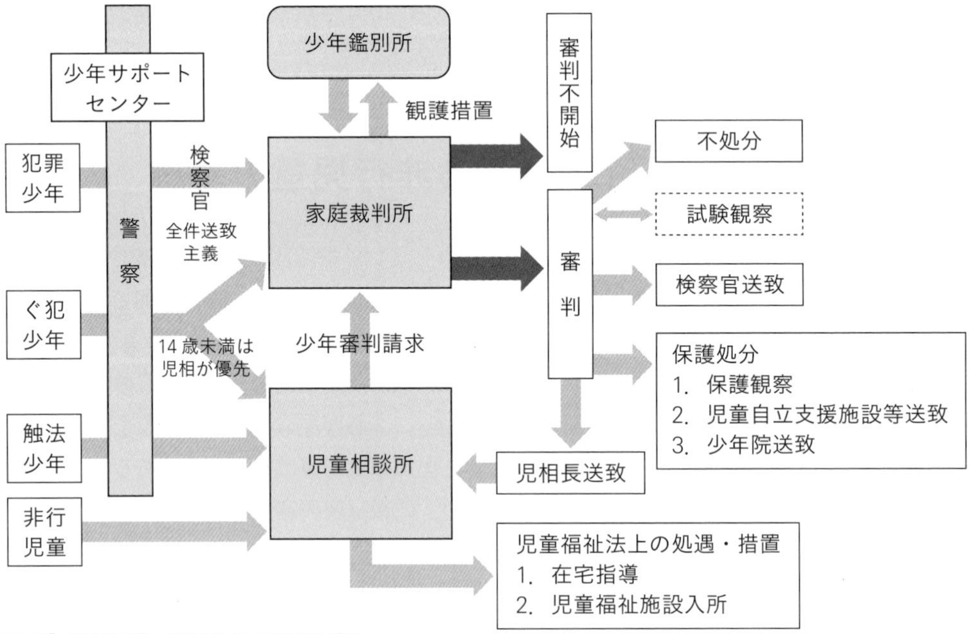

[図8.3] 非行児童・非行少年の処遇の流れ

逸脱行動のために大人の指導に応じない状況があれば，児童相談所に保護者や学校から相談がなされる．

通告や相談を受けた児童相談所は，子どもと保護者に接触し状況を調査する．調査は主に児童福祉司と呼ばれるソーシャルワーカーが中心となって行う．この段階で，児童相談所の心理職である児童心理司が子ども本人や保護者との面接を担当し，心理的アセスメントを実施して，その結果を処遇に活用することもある．児童相談所が非行の事例に行う在宅での援助の種類を，児童相談所運営指針[6]をもとに **[表8.1]** にまとめる．

措置によらない指導は，子ども本人や保護者との合意のうえで，改善に向けた援助関係が構築できる場合に採用される．1回ないし数回の指導で終結する①**助言指導**と，継続的に通所指導を受ける②**継続指導**，別の適切な援助機関に紹介あっせんする③**他機関あっせん**に分類される．措置による指導は，事例の深刻さや子ども本人，保護者の援助に対する

［表 8.1］児童相談所での非行事例の在宅援助

1．措置によらない指導	①助言指導 ②継続指導 ③他機関あっせん
2．措置による指導	①児童福祉司指導 ②児童委員指導 ③児童家庭支援センター指導
3．訓戒，誓約措置	※訓戒，誓約措置は一過性の軽微な事案であって，注意を喚起し反省を求める（誓約し署名する）ことで再発の可能性が少ないと認められる場合にとられる形式的な措置である．

「措置」とは児童福祉法上の行政処分で，決定を文書で通知し指導命令と同等の意味をもつ．行政処分であるため，当事者がその決定を承知できない時には，行政不服審査請求を行う必要がある．

姿勢を考慮したときに，行政処分（指導を受けることを命ずる）の枠付けをしたほうが良いと判断される場合に用いられる．**措置**とは，児童福祉法上の行政処分で，決定を文書で通知し指導命令と同等の意味をもつ．行政処分であるため，当事者がその決定を承知できないときには，行政不服審査請求を行う必要がある．訓戒，誓約措置は一過性の軽微な事件であって，注意を喚起し反省を求める（誓約し署名する）ことで再発の可能性が少ないと認められる場合にとられる形式的な処遇である．

また，処遇の一環で**一時保護**が実施される場合がある．一時保護とは，①子どもの安全を迅速に確保して適切な保護を図るため，あるいは②子どもの心身の状況やその置かれている環境その他の状況を把握するために，子どもを都道府県等が設置する一時保護施設などに保護することをいう[5)]．

非行児童の場合，夜間徘徊や自宅以外の場所を泊まり歩き自宅に戻らない事情があると，ぐ犯少年として安全確保目的に警察から緊急保護され一時保護になる場合がある．また，在宅であったとしても，非行事案の内容やさまざまな働きかけにも関わらず改善しないというような状況がある場合，アセスメントを目的として処遇内容を検討するために一時保護を実施することがある．どちらの場合も，さまざまな事情で保護されている異年齢の子どもたちとの集団生活になるので，非行児童の対人関係や価値観，家族観や将来への意識などを理解し，立ち直りに向けた支援計画作成のためのアセスメントとして活用することが可能である．また，非行児童自身が家族との生活から離れて自らの行動を振り返ることができる貴重な機会ともなる．一方で，非行児童はその文化の影響から支配的，攻撃的な言動を習得している場合が多く，一時保護所で生活を共にすることがある虐待被害児童の一部には，被害体験の再燃という点で負担がかかるので，運用にあたっては相当な配慮を必要とする場合がある．

一時保護の結果，在宅での指導に戻る事例もあれば，家庭に戻れば再非行の危険性が高く，非行を重ねることで児童の福祉を損なうと判断される場合，家庭や地域から分離して児童福祉施設に入所しそこでの改善を目指す場合もある．また，一時保護以前の段階で年齢は 14 歳未満であるが触法行為の内容が重大であって少年法の適用を検討する場合は，児童相談所は家庭裁判所へ送致する．ぐ犯少年についても，子どもの最善の利益や専門的観点から判断して家庭裁判所の審判に付することがその子どもの福祉を図るうえで適当と認められる場合は，家庭裁判所に送致をする．

5. 非行児童の心理アセスメントから心理支援へ

非行児童の心理支援においても，まず理解のための**心理アセスメント**が先行する．この際に注意しなければならないのは，一般的に年長児童ほど反社会的逸脱行動のために大人に対する不信や反発があり，そのままでは適切な心理アセスメントを行うための同意や協力を得るうえでの障害となる．この大人や社会に対する不信や反発の感情は，自身の言動に対する周囲の大人からの対応の結果だけではなく，家庭において適切な養育を提供してこなかった保護者に対する怒りや失望の感情が影響している場合もある．

非行児童から行動について聴取し，その流れのなかで児童の自身の行動に対する主観的な思いや認識を聞き取る．その際，児童の意思や感情については理解をしながらも，不適切な行為については許容する態度を示さない．同様に非行の交遊関係についても，保護者はじめ関係者の多くは交遊関係が非行の原因と考え，交遊関係そのものを非難しがちであるが，これは禁忌である．家庭に居場所のない非行児童は交遊関係によって心理的に支えられており，友人の逸脱行動を認めることはできないが，友人の存在を非難し関係を否定することは非行児童本人の存在を否定することにもつながるからである．逸脱行為と存在を分けて考えることが必要である．

また，家族や学校の教師，その他の児童の周囲の人々との関係を聞きながら，児童の人に対する基本的信頼関係を確認し，児童のアタッチメントを評価していく．同時に，家族との生活史や生活の様子を通して被虐待体験の有無や状況について確認していくが，それは被害の状況だけでなく，それがやがて反転し児童が支配する側になった場合の加害の可能性を評価することでもある．小児期の逆境体験の有無が一過性の非行行動で終わるのか，繰り返すことで，しだいに深刻化するタイプのものであるのかを判断するうえで大きな鍵となることは先に述べたとおりである．

生物学的リスクとしての発達障害の可能性や知的機能の限界についても，たとえば情報処理の特性や事態を見通す能力は，事にあたっての判断能力や課題解決能力に直結しており，立ち直りに向けての周囲の支援がどのくらい必要であるかを判断するうえでの有用な情報となる．

非行内容でいえば，一般的に万引きや家庭からの金銭持ち出しは非行の入り口であると理解されることが多いが，経過の長さや罪悪感の消退とともに行動そのものが快刺激となり強化となっている場合もあるので注意を要する．非行進度が進み同年齢集団だけでなく，有職無職の少年らとの交遊に進んでいれば，飲酒，シンナーから薬物へと身体的にも物質依存が進行していることもあり，そこからの離脱には医療的な支援も含めてより大きな力を必要とする．

性的な逸脱行動に関しては，たとえばネグレクト家庭で育ち適切な監護のもとにない現代の子どもたちは，大人が考える以上に早期から性的な情報に曝されている場合も少なくない．性被害も性加害も念頭において話を聞く必要がある．女子児童の場合，性的逸脱行動の背景に家族内の性的虐待や交友関係内での性被害の可能性が指摘されることはよく知られている．一見性的逸脱行動が享楽的にみえながら，被害体験との関係で自責感やうつ気分，自傷，希死念慮も同居する場合もあり注意を要する．

公認心理師との対話によって理解され受け入れられた体験は，久しく周囲の大人から認められることがなかった非行児童のなかに安心感を生み出すだろう．自分の行為は許容されなくても，そこに至った経緯や思いが理解されることによって生まれた心の余裕は，過去から現在，将来という時間軸に自分の方向性を見出すことによって立ち直りに向けた動機付けを高めることにつながるだろう．

前述の心理アセスメントの結果をふまえ，非行からの立ち直りに向けた支援を開始することになる．その際に重要な選択肢となるのが，①在宅での支援と，②家庭から分離し適切な機関における支援のどちらを選択するかという点である．これはもちろん公認心理師の個人的な判断ではなく，機関（たとえば，児童相談所）としての判断になるのだが，その根拠になるのは地域の交遊関係に対して一定の歯止めとなりうる機能を，家庭の養育機能と親子関係に期待できるかという点である．児童相談所では一時保護などによって親子関係や学校との関係調整を行い，在宅での処遇が可能であるか検討をする．家庭環境が小児期からの逆境体験を生むような場所であれば，在宅での地域処遇は困難と判断し，たとえば児童自立支援施設の利用を選択することになる．

児童福祉施設への入所によって家庭や地域から離れる意味は，それまでの錯綜した親子関係や交遊関係から離れて，新たな支援関係のなかで，「関心－承認－満足」と「不安－近接－回復」の循環を繰り返し，アタッチメントの再構成を図ることにある．安心して暮らすことのできる環境で乱れた生活習慣を立て直し，さまざまな課題にチャレンジすることを通して達成感と自己肯定感を獲得する．また，望ましいコミュニケーションや対人関係のスキルを習得し，不適切な行動スタイルを修正していく．このような内容の毎日を学校と生活寮で繰り返すことによって，文字通りの「育ち直し」を支援する．

この立ち直りプロセスにおける公認心理師の関与は，生活や課題に対する取り組みの状況をたどりながら，うまくいった達成感だけではなく，うまくいかない場合の不満や失望を受け止め，自身の行動やコミュニケーションを振り返り，エンパワメントしながら必要な修正を提案していくことになる．

8章 Q and A

Q1 次の説明文のなかで正しいものを 1 つ選びなさい．

1. 子どもの非行の件数は年々増加している．
2. 非行少年は，14 歳以上の犯罪少年と 14 歳未満の触法少年に分類される．
3. 犯罪を犯した子どもは警察から検察庁を経て家庭裁判所に送致され審判を受ける．
4. 子どもの非行のなかで，大部分を占めるのは一過性で終わるタイプのものである．
5. 非行に生物学的な要因は指摘されていない．

Q2 非行の子ども達が主に利用する児童福祉施設を次のなかから 1 つ選びなさい．

1. 児童養護施設
2. 少年院

3．児童心理治療施設

4．少年鑑別所

5．児童自立支援施設

Q1

A……4

解説

子どもの非行は，児童人口の減少に伴い年々減少を続けている．非行少年の分類は，刑罰法令を犯した14歳未満の触法少年と14歳以上20歳未満の犯罪少年，それに加えそのまま放置しては刑罰法令に触れる行為をするおそれのあるぐ犯少年から構成される．犯罪を犯した子どもは，14歳以上の犯罪少年は警察から検察官を経て家庭裁判所へ，14歳未満の触法少年は警察から児童相談所へ送致される．非行の生物学的な要因として，発達障害の非行に至る脆弱性が指摘されている．繰り返される虐待（小児期逆境体験）によって脳がダメージを受け，発達障害と同じような行動特性を示すようになることも知られるようになってきた．

Q2

A……5

解説

児童養護施設は，養護に欠ける子どもたちや保護者から虐待を受け保護者の元での養育が不適切と判断された子どもたちが代替養育として利用する児童福祉施設である．少年院は非行少年の矯正施設であり，児童福祉施設ではない．児童心理治療施設は，心理的問題を抱え日常生活の多岐にわたり支障をきたしている子どもたちに，医療的な観点から生活支援を基盤とした心理治療を中心に，総合的な治療・支援を行う児童福祉施設である．少年鑑別所は，家庭裁判所の求めに応じて非行少年の鑑別と監護処遇を行い，一方で地域社会の非行および犯罪の防止活動に関する援助を行う法務省所管の機関である．

文献

1）遠藤利彦：アタッチメント理論の現在ー障害発達と臨床実践の視座からその行方を占うー．The Annual Report of Educational Psychology in Japan．49：150-161，2010．

2）Sompsou, R. J., Laub, J. K. : Crime in the making : Path way and turning points through life. Harbard University Press. Cambrige, MA, 1993.

3）松浦直己・他：非行と小児期逆境体験及び不適切養育との関連についての検討ー少年院におけるACE質問紙を使用した実証的調査ー．兵庫教育大学研究紀要30：215-223，2007．

4）友田明美：新版いやされない傷ー児童虐待と傷ついていく脳．診断と治療社，2012．

5）厚生労働省：児童相談所運営指針，2019．

6）厚生労働省：一時保護ガイドライン，2018．

（髙橋幸市）

9章 ひきこもり

到達目標

- ひきこもりの現状と心理的メカニズムを説明できる．
- ひきこもり支援の全体像と家族支援，本人支援の手順を説明できる．
- 危機介入などひきこもり支援に必要とされる支援技法について説明できる．

CASE

60歳になる吉田牧雄さん（仮名）は，10代後半からひきこもる生活を続けています．
牧雄さんは小学校の頃から登校を渋りがちとなり，中学2年生からは一度も登校ができなくなりました．学校に行けなくても牧雄さんなりの活動ができるようにと両親が関わることで，牧雄さんにも意欲がわき，通信制の高校に入学できました．その後，通信制の高校は退学してしまいましたが，両親は牧雄さんが関心をもちそうなゲームイベントに連れて行くなどして，本人なりに生活を楽しめるように関わっていました．
牧雄さんが20代になった頃，自分でアルバイトの面接に行くことがありましたが，不採用となりました．30歳になった頃には，不在がちな両親に代わり，祖母の介護の手伝いをするようになっていました．40歳になった頃，祖母は亡くなり，近所に住む妹夫婦の子どもの送迎や家事手伝いをするようになりました．50歳になると父親の癌が発覚し，車椅子での生活を余儀なくされたため，車椅子介助の散歩を担当するようになりました．そんな牧雄さんの働きに両親，妹，親族共に感謝の言葉を伝えていました．
60代になると父親は癌の再発で他界し，母親は介護施設に入り，牧雄さんは自宅で一人暮らしをするようになりました．妹家族が時々訪れ，差し入れなどをしていましたが，基本的には母親の年金で細々と生活をしていました．母親の死後は，遺産の貯金を切り崩しながら生活をしていましたが，幸いにも，両親が牧雄さんの国民年金を支払ってくれていたため年金を受給することができました．妹家族の支えもあって，生活保護を受けずに一人暮らしができていますが，貯金がなくなった後は，生活保護を申請しようかと妹と話しています．

〔キーワード〕 ひきこもり，オペラント条件づけ，家族支援，コミュニティ強化と家族トレーニング（CRAFT），行動活性化，危機介入，訪問支援，遠隔支援，高年齢化

INTRO

本章においては，ひきこもりを「様々な要因の結果として社会的参加（義務教育を含む就学，非常勤職を含む就労，家庭外での交遊など）を回避し，原則的には6ヵ月以上にわたって概ね家庭にとどまり続けている状態（他者と交わらない形での外出をしていてもよい）[1]」と定義している．

こうしたひきこもりは若者の問題と思われがちであるが，現在は高年齢化した事例も増え，全世代を対象とした支援が必要とされている．若い年代であれば不登校や若年者の就労問題と関連し，高年齢世代であれば，生活困窮や8050問題が関連してくる．このように，現在のひきこもりは複合的な課題を抱えた事例が多くなっている．こうした現状をふまえて，ひきこもり支援においては心理的な支援だけではなく，医療や福祉といった多分野との連携が必要となる．

本章では，ひきこもりの心理的メカニズムについて，本人，家族関係という観点から解説を加えていく．ひきこもりの初期，中期，後期のプロセスを理解することで，ひきこもりから抜け出すことの難しさを理解してもらいたい．また，ひきこもり支援のフローチャートによって，支援の全体像を理解することが重要である．家族への支援が必要な事例には，CRAFTを応用した支援，本人に対しては「若者はばたけ」プログラムの活用などが考えられる．また，危機介入や補助的手段（訪問や遠隔など）が必要になる場合もある．さらに，近年の支援において必要になってきている高年齢化事例への対応についても理解しておく必要がある．ひきこもりは地域との折り合いの悪さから生じているため，地域支援も重要となる．

1. ひきこもりの歴史と現状

ひきこもりは，2000年頃から大きな注目を集めるようになった現象である．そのきっかけになったのは，1999年の京都小学生殺害事件，新潟少女監禁事件，2000年の佐賀バスジャック事件である．これらの一連の事件がひきこもり状態にある人（以下，本人）によって引き起こされたという報道がなされることによって，ひきこもりは犯罪と結びつく状態であるかのようにクローズアップされた．こうした経緯で注目されるようになったひきこもりへの偏見は，本人や家族に対するプレッシャーとなり，回復への大きな障壁をつくってしまった歴史がある．

ひきこもりに大きな注目が集まったことを契機に，厚生労働省はひきこもりを主に扱う研究班を組織した．この研究班は，わが国初の**ひきこもりのガイドライン**「地域精神保健におけるひきこもりへの対応ガイドライン（以下，第一次ガイドライン）」を公表した[2]．第一次ガイドラインは2004年度以降，精神保健福祉センター，保健所といった行政機関がひきこもりへの支援を行ううえでの指針となった．

第一次ガイドラインが公表された後，ひきこもり本人の背景にさまざまな**精神医学的疾患**があることが明らかにされてきた．こうしたことを受けて，厚生労働省は新たな研究班を立ち上げ，2010年に「ひきこもりの評価・支援に関するガイドライン[1]」（以下，第二次ガイドライン）を公表した．第二次ガイドラインにおいては，診断に基づいた治療方針により，ひきこもりを三群に分けることが提唱されている．第一群は**薬物療法の有効性が**

考えられる群，第二群は**福祉的支援が必要な群**，第三群は**心理・社会的支援が中心になると考えられる群**である．第二次ガイドラインでは，ひきこもり本人に対して多様な精神医学的背景をふまえた治療の必要性が示されている．

近年のひきこもりの傾向として，**高年齢化**が指摘されている．本人の高年齢化は，**8050 問題**と重なる現象である．8050 問題とは，年金生活をしている 80 代の親が無職の 50 代の子どもを養っている状態を指している．高年齢化した本人が 50 代を迎え，その親が 80 代に差し掛かる現状と重なる状態である．

ひきこもりと 8050 問題の関連に注目が集まるようになったのは，内閣府が行った調査によるところが大きい．2019 年 3 月に内閣府が行った生活状況に関する調査では，40 ~ 64 歳のひきこもり者数が 61.3 万人であることが示された[3]．2016 年 9 月に内閣府政策統括官[4]が実施した若者の生活に関する調査で示された，15 ~ 39 歳のひきこもり者数 54.1 万人という推計値と合わせると，15 ~ 64 歳のひきこもり者数は 115.4 万人に上ることになる．40 歳以上の高年齢化したひきこもりの増加は近年大きな注目を集めてきたが，その数が 40 歳未満の若年者よりも多いというエビデンスが示されている．

高年齢化事例の一つの特徴は，本人が 40 代の時期は安定し，支援ニーズが少なくなるという点であると考えられる[5]．支援する側からすると，何とかしてできるだけ早く支援ニーズを引き出したいと，本人やその家族よりも支援者のほうが焦ってしまいかねない．親亡き後までの期限が迫っているなかで，支援者のほうが何とかそれまでにはと思ってしまいがちである．

しかし，高年齢化事例に限らず，すべての支援で最も大事なのは，**「つながり続ける」**ことである．「つながり続ける」とは，拙速に支援ニーズを引き出そうとするのではなく，支援ニーズが生じたときに迅速に支援を提供できる関係性を保ち続けるという意味である[5]．親亡き後までの時間が限られているとしても，やはり本人のペースを尊重する「つながり」が最も重要であり，それがあれば少しずつ進展し，人命に関わるような最悪の事態は回避できると考えられる．

CASE の牧雄さんの例では，家族関係が良好で地域とのつながりも保てていたため，本人の心理も安定していた．こうした家族の理解や地域とのつながりが，最悪の事態を回避するうえで重要となる．

2. ひきこもりの心理的メカニズム

ここでは，ひきこもりの生起・維持のメカニズムを**オペラント条件づけ**の観点から説明を加える．オペラント条件づけとは，自発的行動に関する理論である．筆者が用いているオペラント条件づけの枠組みは**【図9.1】**に示したとおり，先行条件，オペラント行動，短期的結果，長期的結果というものである．オペラント条件づけにおいて結果事象を短期的結果と長期的結果に分けることは，スミス，J. E. ら[6]が開発した**コミュニティ強化と家族トレーニング**（Community Reinforcement and Family Training：**CRAFT**）という家族支援プログラムを参考にしたものである．

オペラント条件づけの基本的な考え方は，先行条件において行動が生起する確率が結果事象に依存しているというものである．結果事象には，オペラント行動を増加させる「強

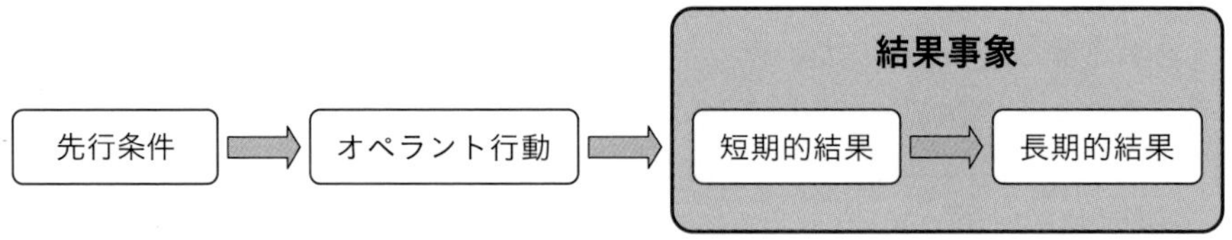

［図9.1］オペラント条件づけ

化」と減少させる「弱化」がある．

1）ひきこもりの初期

［図9.2］に示したように，ひきこもりの始まりは不快状況を回避することであると考えられる．不快状況を回避することは，短期的には不快感を減少させる行動として強化される．しかし，回避は長期的結果として危機を克服できないという否定的な結果をもたらすことになる．つまり，回避行動は短期的に強化され，長期的には弱化を生じさせるが，短期的観点から行動を選択する結果，回避行動が維持されるのである．

2）ひきこもりの中期

ひきこもりが長期化するにつれ，長期のひきこもりによるストレス反応や元の所属への戻りにくさが生じてくる．しかし,ひきこもりを続けていて良いと思っている人は少なく,ひきこもりが長期化することに対する葛藤から，ひきこもりから抜け出そうとする多様な行動を示す時期である．

長期化するひきこもりにいたる人は，この時期に試みたさまざまな行動が奏功しなかった人たちである．つまり，**［図9.3］**に示すように，長期化にいたる事例では，ひきこもりから抜け出そうというあらゆる行動に短期的結果として「弱化」が生じることになる．長期化するひきこもり状態にいたる人は，短期的に起こる罰に屈してしまったために，ひきこもりから抜け出そうとする行動を行わなくなるものと考えられる．しかし，こうしたひきこもり状態から抜け出そうとする行動は，長期的結果からみれば回復の可能性を高める行動なのである．

3）ひきこもりの慢性期

ひきこもり状態が遷延化するなかで，抜け出そうとするオペラント行動の後に生じる罰に屈した結果，ひきこもり状態にある人は家にいるしかなくなってしまう．つまり，**［図9.4］**に示すように，家にいれば，ひきこもりから抜け出そうとする時に経験するような弱化を体験しなくてすむ．このことは，家にいるという意思決定が弱化の出現を防ぐという強化を生じさせていることを意味している．

このようなひきこもりという意思決定が弱化の出現を防ぐというメカニズムでひきこもり状態が強化されている場合，嫌なことが起こらないように家にいる，家にいるから嫌なことが起こらないという半永久的に持続可能な悪循環にいたるのである．慢性化したひきこもり状態は，こうした悪循環を数年にわたって学習している状態といえる．長期化したひきこもり状態からの回復の困難さの一つの要因は，悪循環の強固な学習であるといえる．

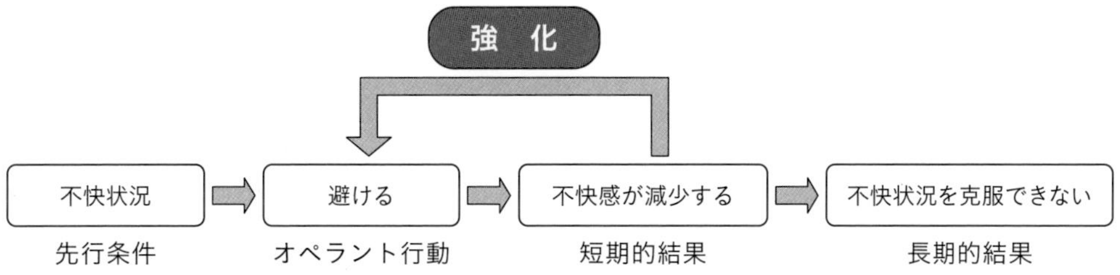

[図 9.2]　ひきこもりの初期

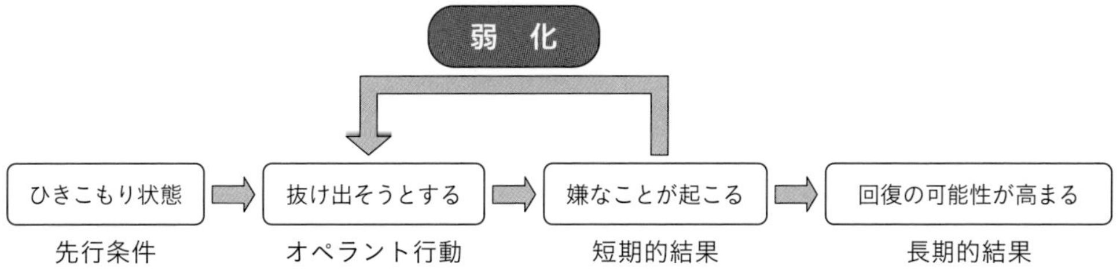

[図 9.3]　ひきこもりの中期

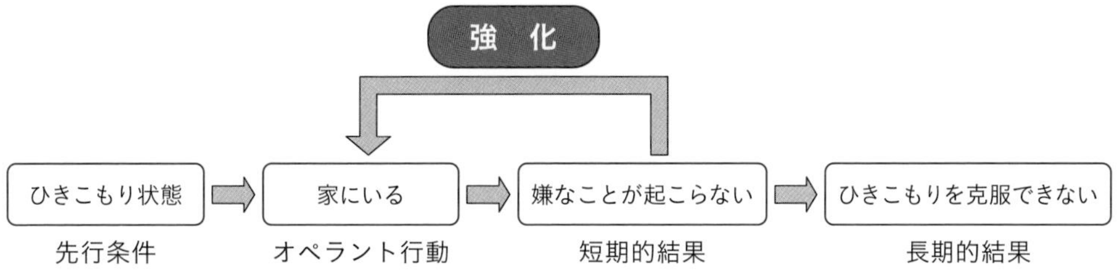

[図 9.4]　ひきこもりの慢性期

3. 家族関係と学習

1）慢性期にいたる家族関係

ひきこもりの家族関係には主に 2 つがあると考えられる．一つは**叱咤激励タイプ**で，もう一つは**過保護タイプ**である．

叱咤激励タイプの家族は，焦りや不安から親の意見を一方的に押しつけ，一刻も早く外に出て自立することを求める．しかし，そのような強引なやり方は子どもから激しく反発されることになり，叱咤激励という家族のオペラント行動は減少することになる．

過保護タイプには，登校や外出，社会参加からの刺激を与えてはいけないという誤った理解から“待つタイプ”と，ひきこもりは成長の一過程でそのうち自分で解決するだろうと“任せるタイプ”が含まれる．いずれにしても，自力で抜け出す力やきっかけがない場合には何も変化が起こらないため，待つや任せるという家族のオペラント行動は減少することになる．待つや任せるという行動の代わりに，受容・共感や適切な促しができれば良いが，家族がそうした方法を身につけていない場合，叱咤激励をすることになる．

慢性期にいたる家族関係にみられる，叱咤激励と過保護は一概に悪いものではない．ただ，慢性化したひきこもり状態にいたる人は，結果としてこうした方法が奏功しなかった

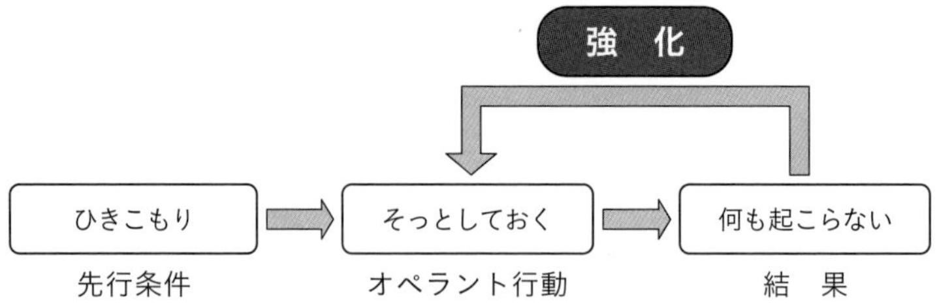

［図9.5］ひきこもり慢性期の家族関係

事例である．慢性期にいたる家族においては，叱咤激励と過保護という関わり方が入れ替わりながら出現すると考えられる．しかし，結果としてどちらの方法もうまくいかず，慢性化にいたるのである．

2）ひきこもりの慢性期の家族関係

慢性期の家族関係は，あきらめ，放任などといった家族がそっとしておくという状態に落ち着いていく．**［図9.5］**に示すように，そっとしておくという意思決定が，何も起こらないという結果によって強化され，そっとしておくという状態が固定化するのである．慢性化したひきこもりにおいては，何もしないから何も起こらないという学習を長期にわたって行っており，この誤った学習を修正することが家族支援における重要な課題となる．

あきらめ，放任といった対応にいたる経緯には，遷延化するひきこもり状態のなかで生じる，**家族間葛藤**がある．典型的には，親に対する子どもの**家庭内暴力**がある．家庭内暴力の主な対象は母親である[7]．しかし，父親が家庭内暴力を抑えようとしても，体力的に子どものほうが勝る年代になっている．激しい家族間葛藤の結果，ひきこもり状態にある子どもに対する恐怖心や子どもにどう接したらよいかわからないという自信喪失が，あきらめ，放任というオペラント行動の背景に存在すると考えられる．

4. ひきこもりからの回復

ひきこもり状態の支援の難しさは，回避し続けることによって誤った学習が強化され続け，適切な学習への書き換えの可能性が極めて低くなることにある．こうした回避から抜け出し新たな学習を開始するには，オペラント条件づけの前提となる多様なオペラント行動の出現が必要となる．つまり，多様なオペラント行動が出現するように支援するのが，ひきこもり支援において何よりも重要になるといえる．

ひきこもり状態からの回復の兆候は，多様なオペラント行動の出現である．ただし，回復の兆候としてのオペラント行動は，就職の面接に行く，アルバイトに行くというような明らかな回復の兆候といえる行動だけではない．散歩をする，散髪に行く，服を買いに行く，部屋の掃除をする，家族に話しかけるといった些細な変化こそが回復の兆候として認められる行動である．こうした回復に向かおうとする些細なオペラント行動を確実に強化することがひきこもりからの回復につながるのである．

回復の兆候が認められ始めた初期には，**［図9.6］**のような短期的にも長期的にも強化が与えられるようなオペラント条件づけがなされる行動を誘発するのが有効である．純粋

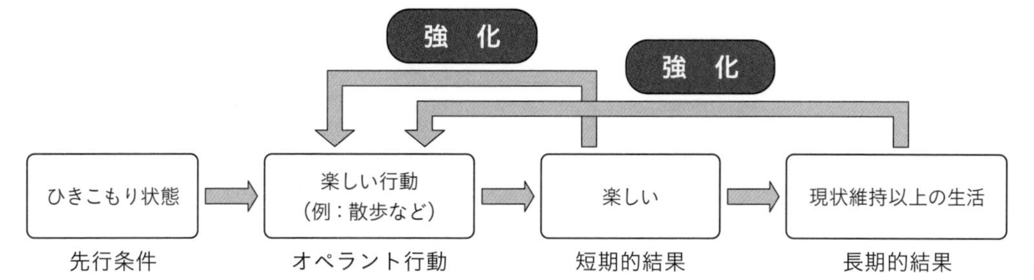

［図9.6］ひきこもりからの回復（初期）

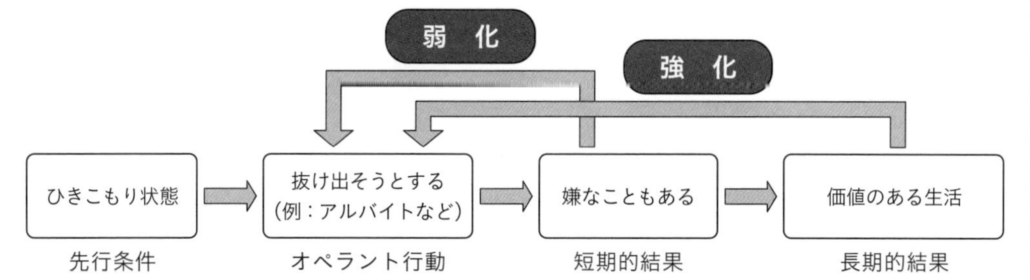

［図9.7］ひきこもりからの回復（後期）

に楽しい行動を誘発するのである．楽しい行動に強化を与えることで，多様なオペラント行動が出現するようになる．この状態が，いわゆる「元気になってきた」と呼ばれる状態と考えられる．

ただし，この時期において短期的には強化を得られても，長期的に弱化が与えられるようなオペラント行動，いわゆる「問題行動」といえるものを誘発することは望ましくない．問題行動の例としてはゲーム依存などの依存行動があるが，多様なオペラント行動のなかでも問題行動の誘発は避けるべきである．

［図9.7］に示すように，長期的結果から行動を選択し実行するには，ひきこもりから抜け出そうとするオペラント行動に続いて生じる可能性のある不快刺激に耐える力が必要となる．ひきこもりからの回復を維持するには，長期的結果から行動を選択できるように，短期的結果として生じる不快刺激に耐える力を身につけることが重要である．

5. ひきこもり支援のフローチャート

ひきこもり支援は**［図9.8］**のようなフローチャートに沿って行われる．支援の多くは**家族の相談**から始まる．そういう意味では，まず判断が必要なのは，家族が来談可能かという点である．家族が来談できる場合，本人が来談可能かを判断する必要もある．ひきこもり支援においては，本人が来談できない場合が多いため，次に検討することになるのは，本人に支援を受ける意思があるかという点になる．この判断においても，本人に支援を受ける意思がある場合が少ないため，家族支援を行うことが多くなる．家族支援を通じて本人を支援するなかで，本人と会えるようになっていく．これが，ひきこもり支援の典型的なパターンである．そして，これらの支援が円滑に進むような地域資源の創出，活用とし

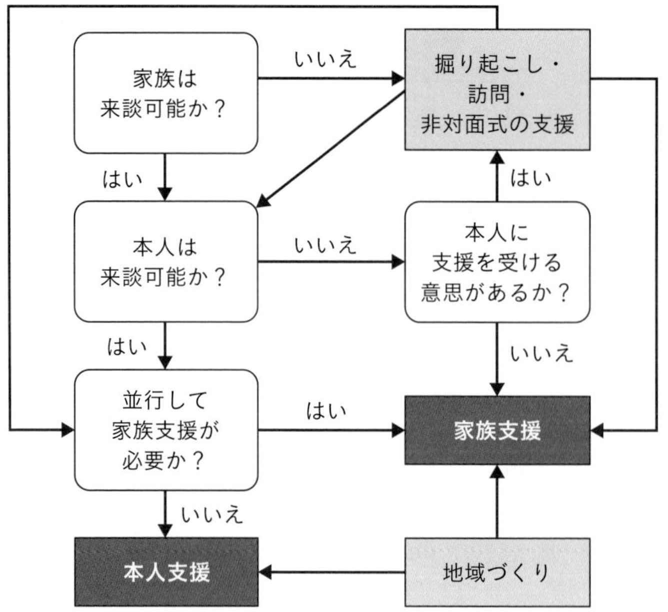

［図9.8］ ひきこもり支援のフローチャート

て地域づくりが位置づけられる．

典型的なパターンに当てはまらない事例も多く存在する．それらの概要を以下に示す．

①**家族は来談可能か？**：家族が来談できない場合や，家族以外から事例の存在について知らされた場合は，訪問や非対面式の支援を行うことになる．そもそも誰からも把握されていないひきこもり事例を積極的に把握するための，支援に関する情報発信や関連領域（例：介護など）で把握されたひきこもり事例の集約などの掘り起こしも重要となる．

②**本人に支援を受ける意思があるか？**：本人に支援を受ける意思がある場合は，本人に対する訪問や非対面式の支援を行うことになる．

③**本人支援と並行して家族支援が必要か？**：本人支援を行えるようになったとしても，家族への支援も必要と判断される場合がある．この場合，本人支援と並行して家族支援を行うこととなる．

6. 家族への心理支援

家族支援においては，**コミュニティ強化**と**家族トレーニング**（Community Reinforcement and Family Training：以下，**CRAFT**）[6] プログラムを応用した支援が一定の効果をあげている[8,9]．CRAFT プログラムは，本来，受療を拒否する物質乱用者の家族などの重要な関係者を対象とした介入プログラムである．CRAFT プログラムは，認知行動療法の技法であるが，受療を拒否している人たちの受療意欲を家族を介して高めるノウハウが構築されているところに特徴がある．ここでは，CRAFT をふまえて，筆者が実践している家族支援の概要[10,11] を紹介する．

1）家族支援の目的

家族支援において最も大事なことは，**家族自身を支援すること**である．ひきこもり事例においては，家族自身が強い心理的負担を抱えていることが多いため，家族の心理的負担を和らげることが最も重要となる．二つ目は，**家族関係の改善**である．家族関係の健全さを図る一つのバロメーターとして，家族の関わりが本人にとって正の強化子（好子）になっているかという点がある．ひきこもり支援において遭遇する家族は，家族の関わりが負の強化子（嫌子）になっている場合が多い．この場合，家族の関わりが負の強化子（嫌子）ではなく，正の強化子（好子）になるようにしていくことから始めている．三つ目は，本人が動きやすい環境につなげることである．目的は，本人が動きやすい環境につながることであるため，医療機関や相談機関につなげることだけにとらわれないことが重要である．

2）家族関係の基盤整備

先にも述べたとおり，家族支援においては，家族の関わりが本人にとって負の強化子（嫌子）になっていることが多い．家族の関わりが本人にとって負の強化子（嫌子）になるプロセスは，レスポンデント条件づけに類似したメカニズムによって行われているため，家族関係の基盤整備として，レスポンデント条件づけの消去を実施していくことになる．家族の関わりが負の強化子（嫌子）になるのは，本人の顔を見るたびに家族が仕事の話をする場合などに生じる．この場合，仕事の話を無条件刺激，家族を条件刺激と置き換えると理解しやすい **[図9.9]**．レスポンデント条件づけを消去するには，ひきこもり本人が嫌がることを家族がしない，ひきこもり本人が安心することを家族が実践することが効果的である．レスポンデント条件づけの消去は，消去手続きを継続的に実行するなかで徐々に進んでいくため，消去手続きを根気強く続け，家族の関わりが本人にとって負の強化子（嫌子）ではない状態にすることがまずは重要となる．

3）本人の活動性を高める

家族が関わるうえで最も力を入れなければならないのが，本人の活動性を高めることである．そのためのポイントは主に2つある．一つ目は，本人が望ましい行動をしやすい状況をつくること．二つ目は，本人が望ましい行動をして良かったと思えるような関わり方を家族がすることである．

本人が望ましい行動をしやすい状況をつくるには，家庭内の雰囲気を穏やかにするとと

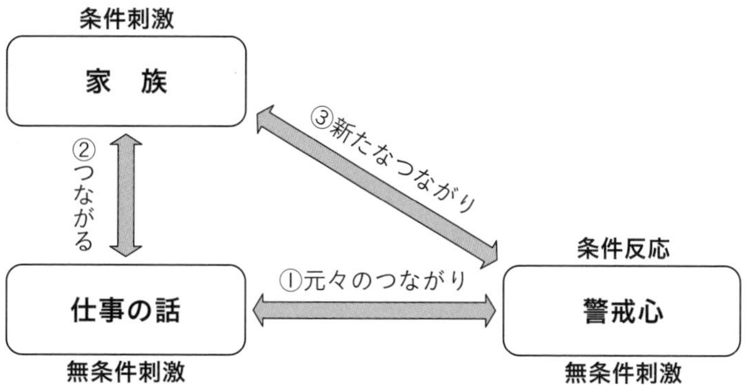

[図9.9] 家族の関わりが負の強化子になるメカニズム

もに，望ましい行動がなぜ起こるのかを考えることが重要となる．なぜ望ましい行動が起こるかを考える際の問いが4つある．一つ目は，どんなことがきっかけ(例：テレビでサッカーを見ているとき）でその行動をしたのか？ 二つ目は，本人はどんな気持ちからその行動をしたのか？ 三つ目は，その行動をすることで，本人にどんなデメリットが生じているだろうか？ 四つ目は，その行動をすることで，本人にどんなメリットがあるだろうか？ これら4つの問いから得られる情報をふまえて，本人が望ましい行動をしやすい状況をつくり，望ましい行動をして良かったと思えるような家族の関わり方について検討し，実践していくことになる．

4）本人の問題行動に対応する

本人が困った行動をする場合も少なくない．代表的な行動としては，暴力，暴言，ゲーム依存などがある．こうした困った行動を減らすポイントは主に2つある．一つ目は，困った行動が起こりにくい状況づくりを心がける．二つ目は，そうした行動をしないほうが良いと本人が思えるような関わり方をすることである．

困った行動が起こらないようにするためには，望ましい行動のときと同じように，困った行動がなぜ起こるのかを考えることが重要となる．その問いは，望ましい行動がなぜ起こるかを考える際の問いと同じであり，これらの情報をもとに，望ましい行動への対応と同様に，困った行動が起こらない状況づくり，困った行動をしないほうが良いと本人が思えるような関わり方について検討し，実践していくことになる．

5）ひきこもり本人に相談機関などの利用を勧める

相談機関などの利用を勧める際には，**勧めるタイミング**が重要となる．利用を勧める良いタイミングの例には，次の4パターンがあるとされている[6]．一つ目は，ひきこもりに関する重大な問題を起こして本人が後悔しているとき．二つ目は，自身のひきこもりについて，まったく予想していなかった意見・発言を言われて，本人が動揺しているとき．三つ目が，家族が受けている支援について，本人から尋ねられたとき．四つ目が，家族の行動が変化した理由を尋ねられたとき．これらのタイミングが来たら，本人と相談機関の利用について話し合えるように，事前に十分な準備をしておくことが重要となる．

7. 本人への心理支援

1）行動活性化モデルに基づく認知行動療法

本人支援においては，先に述べたひきこもりの回復過程を実現するための手法として，筆者らが考案したジョナサン・W・カンターら[12]の**行動活性化モデル**に基づく認知行動療法を紹介する．この手法については，高知県教育委員会と共同で「若者はばたけ」プログラム[13]を作成し，その効果検証を行っている[14]．

行動活性化モデル[12]では，最初に単純活性化を行い，その単純活性化がうまくいかなかった場合に，その要因を特定して対応をするという方針がとられている．この方針をふまえて，筆者は本人支援の初期段階に行動活性化を実践している．この手続きは，**[図9.6]**に示したひきこもりからの回復（初期）に相当する．

単純活性化では，最初にクライエントの正の強化子（好子）のポイントを明確にし，正の強化子（好子）を獲得できる行動（活性化行動）の種類を増やしていく．活性化行動は，それを行うこと自体に正の強化子（好子）が伴うため，それを行うことで自動的に維持されることになる．

こうした行動活性化を継続していくことで，本人の活動性を高めていくが，そのなかで回避行動を減らす工夫が必要になる．筆者は，単純活性化を行う際，行動を３つのレベルに分けてリストを作成している．レベル１では，既にやっている行動のなかから活性化行動をリストアップする．レベル２では，今はやっていないが，確実に実行できる活性化行動をリストアップする．レベル３では，実行できるかどうかわからないが，挑戦するのに見合うだけの正の強化子（好子）が得られる活性化行動をリストアップする．このレベル３に，ひきこもり本人が回避していた行動を意図的に入れるようにし，本人の活性化とともに回避行動の減少も目指している．レベル３を入れる手続きは，**[図9.7]** で示した，ひきこもりからの回復（後期）の段階に相当する．

2）行動活性化を妨げる要因への対応

本人支援においては，単純活性化で実行できなかった行動について対応することが重要となる．筆者の経験からは，単純活性化でうまく実行できない理由には，**[表9.1]** に示すような６つの理由がある．

これら６つの場合に応じた対策を練ることで，本人が回避してきた行動に取り組めるようになる．具体的には，その行動によって正の強化子（好子）が得られない場合は，正の強化子（好子）が得られる行動を選びなおす．その行動を実行することを忘れていた場合は，忘れないために携帯のスケジュール機能を使うなどの工夫を行う．その行動のやり方を知らなかった場合，やり方をインターネットで調べたり，支援者が教えたりする．その行動をするために必要な社会的スキルが身についていない場合は，SST を実施する．その行動をすることで周囲から正の強化を得られていない場合は，周囲の協力を求めるなどの環境調整を行う．行動できない理由がひきこもり本人の思考や感情にある場合は，ポジティブな認知とネガティブな認知のバランスを整える認知再構成法，苦手な場面を避けずに慣れる曝露反応妨害法，解決困難な状況における考え方を学ぶ問題解決訓練などの認知行動療法を実施する．

このように，単純活性化ではうまくいかなかった行動について具体的に取り組むことで，ひきこもり本人の活性化行動を増やしたうえで，回避行動を減らし，**[図9.7]** に示したような回復後期に該当する**自立に向けた行動**を増やすことを目指していく．

[表9.1] 単純活性化で実行できない理由

その行動ができたとしても正の強化子（好子）を得られない
その行動を実行することを忘れていた
その行動のやり方がわからない
その行動をするために必要な社会的スキルが身についていない
その行動をすることで周囲から正の強化を得られていない
行動できない理由がひきこもり本人の思考や感情にある

8. 危機介入

ひきこもり支援の基本は，本人のペースを尊重することであるが，**危機介入**では，この原則を破ることになる．その最たる状況が家庭内暴力である．家庭内暴力のなかでも，家族に治療が必要なほどのケガをする場合などが該当する．

まず重要なのが，危機介入をしなければならない状況を避ける努力をすることである．これは，CRAFT を応用した家族支援における暴力的行動の予防に該当する．ここでは，暴力の兆候となる「赤信号」を特定し，赤信号がみられたらそれ以上刺激せず，本人と距離をとることに徹する．

暴力的行動の予防を心がけても危機的状況が改善しない場合，危機介入を検討することになる．危機介入を行うには，**地域連携**が必須となる．具体的には，**医療と司法の連携**である．激しい暴力を行うような状況の場合，ある程度，状態が落ち着くまで医療機関に入院するなどのクールダウン期間が必要となる．こうした対応をするためには，本人の同意を得ない入院である，**医療保護入院**，**措置入院**の手続きについて熟知しておく必要がある．また，家族にケガをさせるなどの被害が出た場合は，警察に通報せざるを得ない．しかし，この場合もいきなり警察に通報するのではなく，事前に家庭内が危険な状態にあることを警察に相談しておくのが望ましい．

危機介入が暴力的支援になってはならない．危機介入として扱うべき状況を限定し，公的支援として危機介入が行えることが望ましい．公的機関が危機介入を行えるようになるには，医療と司法の連携を中心とした地域づくりが必須となる．

9. 地域支援

1）訪問支援

家族も本人も来談できない場合に行うのが**訪問支援**である[16,17]．訪問は来談とは異なる難しさを多くはらんでいる．この点を考慮しないと，本人にとって侵襲的な支援となり，大きなトラブルにつながりかねない．近年，いわゆる暴力的支援によるトラブルが報告されており[17-19]，こうした支援の形態のほとんどは本人の同意を得ない訪問である．こうした事態にならないように，その特殊性を理解したうえで訪問支援を行う必要がある．

訪問支援を行う際に最も注意しなければいけないのが，誰からの求めで訪問を開始するのかである．近藤ら[7]は，本人の同意の有無によって訪問支援の効果に差があることを示している．このことは，本人の同意を得ることが訪問支援の前提であることを示しているが，そのほとんどは，家族から求められて始まることが多い．家族からの求めで訪問支援を開始する場合，本人の同意を得ていない訪問であることを自覚し，本人にとって侵襲的な訪問にならないように，最大限の配慮をする必要がある．特に家族からの求めに応じて，本人の同意なしに部屋に入ることは，原則としてしてはならない．訪問支援の具体的な手続きについては，ひきこもりに対する評価・支援のためのガイドライン[1]を参照してほしい．

2）遠隔支援

来談，訪問は対面式の支援であるのに対して，電話やインターネットを利用した**遠隔支援**は直接会うことを前提としない非対面式の支援である．接触困難なクライエントへの対応として非対面式の支援が有効であることは多く報告されている[20]．COVID-19の蔓延の影響もあり，遠隔による非対面式支援へのニーズは急速に高まっている[21]．

電話を利用した支援に関しては，言語的コミュニケーションが対面式の相談と同様に行えるが，非言語的なコミュニケーションは困難である．たとえば，表情や服装に関する情報の入手は困難である．しかし，電話があれば場所を問わず相談が可能であるという長所もある．

インターネットを利用した支援に関しては，電話と同様に場所を選ばないという長所がある．また，情報の発信に関しては一度に多数に対する情報の発信が可能である．しかし，メールやホームページを利用する場合は，文字によるコミュニケーションのみであるため，声の調子，表情といったさまざまな情報を得ることが困難である．

3）地域づくり

地域づくりでは，ひきこもり本人の活性化行動や自立に向けた行動に正の強化が伴うように**環境調整**を行う．地域づくりは，ひきこもりの回復過程を支える基盤づくりであるといっても過言ではない．ひきこもり支援における地域づくりで有効な視点は，ひきこもり経験をただ単純にマイナスに捉えるだけではなく，そうした経験から得たこと，学んだことについて肯定的に捉える視点である．また，ひきこもり支援をすることで，地域がつくられるという視点も重要である．ある地域でひきこもり本人が，何の制度も利用せず，ひきこもったまま長期化し，高年齢化しているということは，その地域の制度に問題があるということを物語っている．こうした視点に立つと，ある地域で，あるひきこもり事例を支えるノウハウを蓄積することは，その地域の制度上の問題を確実に解決したことになる．本人の支援を通じて，地域の問題を解決していくことで地域づくりが進展していくのである．

9章 Q and A

Q1 次のなかから，2020年時点でのひきこもりの現状として誤っているものを1つ選びなさい．

1. ひきこもり状態にある人のなかには精神疾患を有する人がいる．
2. ひきこもりは40歳未満の若年層よりも40歳以上の高年齢層のほうが多くなっている．
3. ひきこもり状態にある人にとっては，COVID-19の影響はほとんどない．
4. 高年齢化事例のなかには，8050問題を抱えている事例もある．
5. ひきこもりが社会で注目されるようになったのは2000年頃からである．

Q2 ひきこもり支援について正しいものを1つ選びなさい．

1. ひきこもり本人が相談に来ることは少ないので，訪問を第一選択肢とすることが多い．
2. ひきこもりからの回復においては，就労などの社会参加が最優先となる．
3. 家族支援においては，ひきこもり本人の社会参加よりも，家族自身を元気にすることが重要である．
4. ゲームは依存になりやすいため，ひきこもり本人にやらせないほうがいい．
5. ひきこもりはできるだけ早期に訪問して解決を図るのがよい．

Q1 **A**……3

解説

ひきこもり状態と精神疾患の関連は強く，本章で紹介した第二次ガイドラインにおいても第一群として薬物療法が必要な群が想定されている．また，第二群も発達障害のある人たちが該当する．また，内閣府の調査から，15～39歳までで54.1万人，40～64歳までで61.3万人となっており，高年齢層のほうが人数が多くなっているのが現状である．さらに，冒頭のCASEで取り上げた事例のように，ひきこもり本人が50代，親が80代という8050問題を抱えている事例も増えている．

一方，COVID-19の影響については，ひきこもり状態にある人をはじめ，その家族，さらには支援現場にまで大きな影響を及ぼしている．家庭を中心としたひきこもり状態であるからといって，COVID-19の影響がないわけではない．

Q2 **A**……3

解説

家族支援においては，家族自身を元気にすることを最初の目標とする．元気になった家族が上手に関わることで，ひきこもり本人を元気にすることができるからである．

訪問に関しては，家族から求められることが多い．しかし，効果的な訪問を行うには，本人の同意を得たうえで訪問を実施することが重要である．また，ひきこもりからの回復においては，最初にひきこもり本人を元気にする必要がある．就労などの社会参加は，ひきこもり本人の活動性が回復した後に取り組むのが良い．さらに，ゲームに関しては，ルールを決めて行えば，ひきこもりからの回復を後押しするものになる．ルールを決めて節度あるゲームになるような話し合いができる家族関係になることが重要となる．

文献

1）齋藤万比古：ひきこもりの評価・支援に関するガイドライン，2010．Retrieved from https://www.mhlw.go.jp/file/06-Seisakujouhou-12000000-Shakaiengokyoku-Shakai/0000147789.pdf

2）伊藤順一郎：10代・20代を中心とした「ひきこもり」をめぐる地域精神保健活動のガイドラインー精神保健福祉センター・保健所・市町村でどのように対応するか・援助するかー，2003.

3）内閣府政策統括官（共生社会政策担当）：生活状況に関する調査報告書，2019．Retrieved from https://www8.

cao.go.jp/youth/kenkyu/life/h30/pdf-index.html
4）内閣府政策統括官（共生社会政策担当）：若者の生活に関する調査報告書，2016．Retrieved from https://www8.cao.go.jp/youth/kenkyu/hikikomori/h27/pdf-index.html
5）境　泉洋：ひきこもりを巡る現状ー高年齢化を踏まえた心理支援ー．臨床心理会誌，27：21-22，2018.
6）スミス，J. E.，メイヤーズ，R. J.，境泉　洋，原井宏明・他．CRAFT 依存症患者への治療動機づけ：家族と治療者のためのプログラムとマニュアル，金剛出版，2012.
7）近藤直司，境　泉洋・他：地域精神保健・児童福祉領域におけるひきこもりケースへの訪問支援．精神神経誌，110(7)：536-545，2008.
8）平生尚之，稲葉綾乃・他：自閉症スペクトラム障害特性を背景とするひきこもり状態にある人の家族支援ー発達障害者支援センターにおける CRAFT 適用の検討ー．認知行動療法研究，44：147-158，2018.
9）野中俊介，境　泉洋：Community Reinforcement and Family Training の効果：メタ分析を用いた検討(CRAFT)．行動療法研究，41(3)：179-191，2015．Retrieved from http://ci.nii.ac.jp/naid/110010006208/ja/
10）境　泉洋編著：CRAFT ひきこもりの家族支援ワークブック［改訂第二版］ー共に生きるために家族ができること．金剛出版，2021.
11）境　泉洋，野中俊介：CRAFT ひきこもりの家族支援ワークブック：若者がやる気になるために家族ができること．金剛出版，2013.
12）ジョナサン・W・カンター，アンドリュー・M・ブッシュ，et al. 著，大野　裕監修：認知行動療法の新しい潮流 2　行動活性化，明石書店，2015.
13）境　泉洋，宮本真衣・他：若者の社会的自立を促進する教育プログラム「若者はばたけプログラム」(テキスト)，2015.
14）迎山和歌子，境　泉洋：SST におけるロールプレイの回数が自己効力感に与える影響．人間科学研究，(25)：7-15，2017.
15）伊藤順一郎，吉田光爾・他：「社会的ひきこもり」に関する相談・援助状況実態調査報告．In 10 代・20 代を中心とした「ひきこもり」をめぐる地域精神保健活動のガイドラインー精神保健福祉センター・保健所・市町村でどのように対応するか・援助するかー，2003．pp114-140.
16）唐澤由理，佐野秀樹：ひきこもり青年への支援：民間支援団体の活動状況および関係諸機関との連携状況に関する全国調査報告．カウンセリング研究，35(3)：265-275，2002.
17）加藤順子：暴力的支援ビジネスの最近の情勢①．たびだち，94：22-23，2020.
18）池上正樹：KHJ に「暴力的支援」対策プロジェクトを結成．たびだち，91：25-26，2019.
19）消費者庁：ひきこもり支援を目的として掲げる民間事業の利用をめぐる消費者トラブルにご注意ください！，2019．Retrieved from https://www.caa.go.jp/policies/policy/consumer_policy/caution/caution_009/
20）山上敏子：特集にあたって，精神療法，29：131-132，2003
21）境　泉洋：支援者から見た COVID-19 禍のひきこもり．精神科，38(6)，2021.

（境　泉洋）

column

DV の理解と支援ー女性相談の入り口からー

DV（ドメスティックバイオレンス）に対する支援と一口に言っても，その内容は多岐にわたる．入り口としての心理相談や情報提供から，保護申請や緊急避難に伴うサポート，離婚調停や裁判，自立に向けての生活支援，さらには DV 被害者のトラウマ治療に至るまで，その内容は時期や状況，目的に応じて変わる．DV への支援は，まさに心理，医療，司法，福祉，教育といった多分野の連携によってなされるといってよい．ここでは，男女共同参画センター，NPO の女性相談（電話・面接）における DV 相談の初期対応の重要性をフェミニストカウンセリングの観点から述べたい．

■ DV 相談の初期対応

DV 相談は，被害者の悩みを聴き，必要な情報提供をしたり危機介入を行うが，ここでの役割は DV に関する単なる情報提供や一時保護につなぐだけのものではない．その後の支援を左右する重要な働きを担っている．大切なことは，相談者が DV についての理解を深め，暴力から脱するための適切な情報や力を得ることである．

そのためには，暴力被害者の心理を十分に理解したうえで，当事者が安心して話せる関係づくりが欠かせない．相談員は，相談者が相談してきた勇気を支持して，「ここではあなたを非難しない」「あなたの意志を尊重する（無理強いはしない）」旨を示し，必要であれば相談の仕組みを伝える．DV 被害者は，暴力によって自己不信，他者不信感を強めており，しばしば「お前が悪い」と責任転嫁されてきているため，「自分に非があり，それを責められるのではないか」と怯えたり，「自分の意に反した介入で，危険にさらされるのではないか」と警戒したりしていることが多いためである．

■ DV の聞き取りと確認

身内の暴力を語ることには，葛藤や抵抗感を伴う．相談者は助けを求める一方で事実を認めたくないという心理が働き，暴力を矮小化したり，否認したりすることがある．したがって，暴力について尋ねることは慎重を要する．

しかし，DV の状態を知り，今後の支援を考えるためには暴力の現状を知ることは欠かせないものとなる．相談に至った動機や現在の悩みを聴くなかで，暴力の兆候を見逃さず，「あなたをより理解したい」との姿勢をもって質問を行う．日常的に暴力にさらされていると，命の危険に対する認識が麻痺しがちになる．暴力については曖昧に聞き流さずに，具体的に聞き取ることが大切である．（たとえば，「すぐ手をあげる」と話した場合，それは殴るのか，平手なのか，どれくらいの頻度なのかなど．）

そして暴力が，現在の悩みや苦しみとどのように関連しているかを相談者とともに確かめていく．トラウマ体験を想起するため，相談者の気持ちに寄り添いながらあくまでも相談者のペースを尊重する．「あなたは DV を受けている」と一方的に伝えるのではなく，暴力が及ぼす心身および生活全体への影響について，DV の意味やそれがもたらす問題を理解できるようにサポートする．それによって DV への十分な気づきをもっていなかった相談者も自分の状況を客観的に見て，「これからどうしていきたいのか」を考える力が出てくる．このプロセスを経て，相談者はようやく DV に関する情報を理解し，自分に必要な支援を得ることができる．

■ジェンダーの視点

DVの被害を理解して相談者の心に寄り添っていくには，ジェンダーの視点でDVの心理構造をとらえることが役立つ．DV被害が女性に多いのは，社会に根づいている性別役割観や意識（「妻・母親・女はこうあるべき」）と切り離すことはできない．「男が主で女は従」「男は仕事で女は家庭」「夫を立てて家庭を守るべき」などの役割観が夫婦間の不均衡な力関係を見えにくくしている．また，それが「女のくせに生意気」「家のこともろくにできない」「母親として失格」など，暴力の正当化に使われる．妻の側もそのような性別規範を内面化しているため，反発や疑問を感じながらも，自責感や恥の気持ちを強め，暴力から逃げられなくなっていることが多い．

ジェンダーの視点を交えて話を聴くことで，DVによる支配・抑圧の構造が浮かび上がり，家庭での暴力をつかみやすくなる．また相談員が，相談者の抱えるジェンダーの負荷を理解しながら聴き，不合理で男尊女卑的なジェンダー規範に安易に同意を示さないことは，家庭内に生じている暴力について相談者が話をしやすくする一助となる．

■子どもへの虐待が疑われるとき

ここまでは，DVへの支援における暴力被害の理解と初期の関係づくりの重要性について述べてきたが，難しいのが被害者の子どもへの虐待や，加害者との共犯的関係による虐待への関与が疑われる場合である．相談者への目線が「被害者に向けてのもの」から，「加害者に向けてのもの」に変わり，相談者は捜査すべき対象になりかねない．子どもへの暴力が疑われるとき，相談員が正確な実態の把握に焦り，暴力の真偽や程度を確かめようと詮索的に対応して，結果，相談が中断してしまうケースもみられる．

さらに福祉や教育の現場では，DVの被害者が「虐待者」「不適切な保護者」として相談員（支援の関係者）の前に現れるかもしれない．そこではおそらくDVの事実を伏せてDVについて語ることはないだろう．または，暴力の後遺症でもある無力感や攻撃性が，「虐待」への無関心や開き直りとして映るかもしれない．しかし，家庭のなかでの暴力はさまざまな形で問題を引き起こすことになる．多くの調査からDVと児童虐待の関連の高さが指摘されていることをふまえて，虐待が疑われる母親に対してもDVの兆候を見逃さず，支援の姿勢で臨むことが大切である．DV被害者への支援は，虐待防止への布石となることを強調したい．

（小柳茂子）

10章 発達障害

到達目標

- 発達障害児者支援における地域の支援体制や国の施策を理解する．
- 包括的アセスメントの視点を理解する．
- 本人支援と家族支援の重要性を理解する．

CASE

通常の学級に在籍する小学校５年生の颯太くん（仮名）は，母親に連れられて居住地域の発達障害者支援センターを訪れました．ケースワーカーによるインテーク面接で颯太くんについて，母親は次のように話しました．

「作文が書けません．学校の宿題はしませんが，タブレットの勉強は好きです．運動会ではクラスが勝って皆が喜んでいるのに，颯太だけは椅子に座ったまま『先生，終わりですか？教室に戻っていいですか？』と淡々としていたみたいです．忘れ物が多く，最近は授業のない科目の教科書まで毎日ランドセルに入れて行きます」，「仲の良い友達がいないので，昼休みは図書室で一人，本を読んでいるようです．帰宅後や休日はカードゲームばかり．この前，私が買い物に行くので『妹をみていてね』と頼んだのですが，帰宅してみると妹が泣いているんです．颯太に聞くと『みていたら，積み木を足に落として泣いていた』というんです．みていて妹に声をかけることもなく，私に連絡してくることもないんです」，「インターネットで調べると，発達障害かもしれないと思い，心配になったので…．」

颯太くんは３歳児健診後，保健所で発達相談を利用し，５歳のとき，幼稚園の先生の勧めで，地域のこども発達センターに相談に訪れていました．母親の話では，発達検査で遅れはなかったが，幼稚園で落ち着きがないため，センターのスタッフが幼稚園を訪問して園の先生に助言してくれていたとのことでした．

〔キーワード〕 発達障害者支援法，発達障害者支援センター，自閉スペクトラム症（ASD），注意欠如･多動症（ADHD），地域における支援体制の特性，包括的アセスメント，フォーマル・アセスメントとインフォーマル・アセスメント，視覚化，家族支援，連携

INTRO

CASEの颯太くんのように，学校や家庭で大きな不適応を呈さないまでも何らかの支障をきたし始め，サポートの必要性を検討するかどうかという状態や主訴をもつ事例は多いと考えられる．障害や診断について知りたいのであれば，専門の医師による診察を優先する選択が可能な地域もある．厚生労働省のサンプル調査によれば，政令指定都市，中核市・特例市・特例区のような大規模自治体と，小規模市，小規模町村の小規模自治体で，支援システムの特性などが報告されている[1]．そこでは，障害の発見，診断を含めた診療，専門療育，統合保育，学校教育などの直接支援機能について，大規模自治体では整備されつつある一方で，小規模自治体では必ずしもこうした機能が独自には設置されていないものの，地域内の大学病院や圏域の発達障害者支援センターとの連携を密にすることで，市単独では得にくい医療や福祉サービスを確保していることが示唆されている

こうしたニーズに対して，発達障害者支援センターなどで福祉としての専門機関が支援する体制をしいている地域が多い．常勤の専門医師が配置されているセンターは少なく，地域の専門医療機関との連携を行うことで医師の診立てを得ているが，初期のアセスメントは医師以外の心理職等の専門職が行う場合が一般的である．

1. 支援を考えるうえで確認しておきたいこと

1）発達障害児者を支援する国の指針

(1) ライフステージに応じた支援と連携

日本では，2005年に**発達障害者支援法**が施行されて以降，各地域で発達障害児者の支援体制が整備されてきた．全国の都道府県や市町村で，ライフステージに応じた支援が展開され始め，乳幼児期から学齢期までの早期発見からその後の継続的な支援を担う保健，福祉，医療，教育の各分野と，成人期（青年期以降）の教育から就労への移行と就労支援を担う福祉，労働，医療の各分野とに大別される．そして，発達障害教育情報センター，発達障害情報・支援センターおよび各都道府県・指定都市に設置する発達障害者支援センターが中心となり，発達障害児者やその家族等に対して，相談支援，発達支援，就労支援，情報提供を行うことで地域の支援体制の確立を図ることとしている．

発達障害児や知的障害児に対する支援には，児童福祉法で療育が規定されており，民間主導により就学前は児童発達支援センターや児童発達支援事業所，学齢期は放課後等デイサービスなどでサービスが展開されているが，早期発見からその後の継続的な支援については各自治体における公的な支援システムの体制によるところが大きい．また発達障害児者に対する国の支援施策が展開されており，各自治体の特性に合わせて運用の仕方は多様である．そのため，福祉や教育など発達障害児者支援に従事する公認心理師等の心理職は，当該の支援体制の地域特性を把握することが必要である．

(2) 支援と連携を推進する施策

乳幼児期から学齢期における主な施策には，早期発見のアセスメント・ツール導入の促進，家族支援におけるペアレント・トレーニングおよびペアレント・メンターの養成に重点がおかれている．発達障害の早期発見を行うとともに，家族に対する相談体制を強化す

ることで，専門療育へとつなげることが想定されている．また，「巡回支援専門員整備事業」が展開され，専門知識を有する専門員が，保育所などの子どもやその保護者が集まる施設などを巡回し，施設のスタッフや保護者に対して障害の早期発見や支援のための助言を行うもので，地域のなかで発達障害児とその家族を支えることを促進している．

また，医療体制の整備については，代表的な施策に「子どもの心の診療ネットワーク事業」，「かかりつけ医等発達障害対応力向上研修事業」，「発達障害専門医療機関ネットワーク構築事業」などがあげられる．従来から指摘されているように，専門医療機関が少ない事情をふまえ，基幹となる専門医療機関が地域の小児科などの医療機関と連携し診療体制を構築することを推進している．しかし，2017年，総務省の「発達障害者支援に関する行政評価・監視結果に基づく勧告」では，発達障害の専門医療機関が少なく，初診待機期間の長期化などの指摘がなされ，専門医療体制の構築の難しさが課題となっている．

さらに，教育における施策も多く展開されている．2006年度に特別支援教育が展開され，限局性学習症（LD）や注意欠如・多動症（ADHD）のある児童生徒が通級指導教室の指導対象に位置づけられるようになった．こうして知的発達に遅れのない発達障害児への教育は**通級指導教室**が中心となり，在籍学級である通常の学級との連携なども交えて展開されている．近年，発達障害児の通級指導教室へのニーズの高まりを受け，文部科学省は，教師，心理職，医師等の有識者による「通級による指導のガイド作成に関する検討会議」を設置し，発達障害を含む障害のある児童生徒の学びの質を保障する取り組みも行っている．

福祉に限らず保健，医療，教育などにおいてさまざまな発達障害児者への支援施策が展開されている．

2）ライフステージに応じた支援

(1) 乳幼児期から学齢期の支援体制

乳幼児期から学齢期までの発見からその後の継続的な支援については，主に就学前は保健所，保育所・幼稚園などが想定され，学齢期は学校や教育相談などが想定される．知的障害，知的障害を伴う自閉スペクトラム症（ASD）などの場合には，各地域で実施される乳幼児健診が最も有力な発見の場となりうる．保健所や保健センターにおける乳幼児健診とその後の**発達相談**などを経て，保健師や心理職が母子保健事業として保護者の育児相談を行いながら，子どもの発達やその特性をスクリーニングする．保護者の相談動機が形成されたあと，地域の療育センターやこども発達センターなどの専門機関へつなぎ，その後の支援が展開される．一方，知的発達に遅れのないASDやADHDなどの発達障害の場合，発見や継続的な支援の場は多様になる．

近年のスクリーニング技術の進歩により，乳幼児健診やその後の発達相談で発見が可能となっている地域が増えているが，多くの場合，幼児期では集団適応を求められ始める保育所や幼稚園など，学齢期であれば約30名の児童に対して教師1名での集団生活への適応を求められる小学校が一般的である．家族の側に立てば，家庭で育てにくさを感じつつも，「言葉が遅れている」とは認識しにくい，「できること」も年齢相応にあるなど発達面の心配を確信しにくかったことが，保育所や幼稚園，小学校での集団生活において，対人関係や集団活動でうまく馴染めないなど不適応が生じることにより，わが子の発達や行動に関する相談動機が高まる時期であるといえる．つまり，知的発達に遅れがない場合，必ずしも発達の遅れではなく，発達の特性で捉える必要があるが，養育している家族からすれば「もう少しすれば落ち着くのではないか」,「できるようになるのではないか」というそれ以前での心情から，幼児期後半から学齢期にかけては集団生活での様子，学業不振，登校しぶりなどにより相談に行こうという心情に至る時期であるといえる．実際，日本では，知的発達に遅れのないASD者が診断される平均年齢は10歳3か月であるとされている[2)]．また，診断の有無を問わず，自閉スペクトラムの症状を一定以上呈する場合，学齢期までに診断や支援を受けなければ社会不適応やQOLを低下させるリスクが高いことが示唆されている[2)]．こうしたことから，保育所や幼稚園，小学校や中学校などにおいては深刻な不適応を呈する前に，子どもの特性をアセスメントし，適切な支援につなげることが重要である．

(2) 成人期の支援体制

成人期の支援体制について，厚生労働省は，**発達障害者支援センター**を中心に関係機関が連携して支援の充実を図ることとしている．発達障害者支援法で規定されるこのセンターは，発達障害児者への支援を総合的に行うことを目的とした専門的機関で，都道府県および政令指定都市での設置が推奨されている．全国の発達障害者支援センターに対する調査では，近年センターの利用者は高等教育を受けている知的発達に遅れのない者の割合が高く，また診断を受けていない割合が高いことが報告されている[3)]．代表的な施策に，「若年コミュニケーション能力要支援者就職プログラム」があげられる．成人期の相談主訴は，就労に関する内容が多いため，公共職業安定所，地域障害者職業センター，障害者就業・生活支援センターなどの主に就労を支援する機関と発達障害者支援センターが連携することが推進されている．一方，近年，障害者の就労支援施策が充実してきたこと，大学などで発達障害のある学生への支援施策が展開され，就労支援機関と連携し始めているため，成人期に発達障害を疑い相談を開始した場合，医療機関や就労支援機関へつながることで障害者就労につながる者が増加していることが報告されている．

このように，発達障害かどうか不確定な状態で，就労を主訴とする相談者に対する主な支援機関である発達障害者支援センターには，高度なアセスメント機能，医療機関や就労支援機関への移行支援機能，就労支援機関の関連機関に対する技術支援機能などが求められている．

3）支援の対象

2016年，発達障害者支援法の一部が改正され，発達障害者は「発達障害がある者であって発達障害及び社会的障壁により日常生活又は社会生活に制限を受けるもの」と定義されている．発達障害のある，あるいはその特性のあることに加え，日常生活や社会生活で障壁のある者に対して，その障壁の除去を支援することとされた．このように定義された背景には，障害者基本法の一部を改正する法律や障害者差別解消法の成立などの法整備が行われ共生社会の実現に向けて社会全体で合理的配慮を行うこととされたことがあげられる．また，近年のASD研究などにより，その特性は罹患群と非罹患群とで境界なくゆるやかにその程度を増減させて連続分布していることがどの文化圏でも共通して示されている[4)]．つまり，診断群と一般集団群とに特性の絶対的境界がないことを意味する．したがって，支援の必要性を把握するためには，特性の重症度と生活機能上の困難さをアセスメントする必要がある．しかし，特性の強さと生活機能上の適応は必ずしも相関するわけではないとする指摘もある．仮に特性が弱くとも，その対象が所属する環境によって，その生活機能に困難さを呈することがあり，特性の強さに限らず，個人の特性とその環境がマッチしているか否かを個別に精緻にアセスメントする必要がある．

厚生労働省による知的障害を含めた精神発達障害全体のコホート調査では，小学校1年生時点での有病率は，一番高い都市で7%台，低い都市で2%台であった[1]．スクリーニングや診断技術の進歩により，知的障害や知的障害を伴うASDなどは幼児期に支援につながる割合が高まっていることをふまえると，こうした地域による有病率の差は，知的発達に遅れのない発達障害児の相談ニーズの掘り起こしの違いでもあると解釈できる．

2. アセスメントの方法

1）包括的アセスメントの視点

近年，公認心理師等の心理職には，エンゲルが提唱する「生物・心理・社会モデル」[5]の視点に基づいた多角的なアセスメントや支援が必要であるとされている．同様に，障害と健康の生物・心理・社会モデルに生活機能を統合した国際生活機能分類（ICF）の視点からも個人因子と環境因子の両面からのアプローチが必要と考えられている．ASDなどの発達障害児者のアセスメントにおいては，**包括的アセスメント**の視点が重要とされている[6,7]．こうした知見をもとに，筆者が勤務していた発達障害者支援センターでは，「発達障害」，「知的水準・認知機能」，「感覚や運動」という個人要因のアセスメントに加え，「適

[表10.1] 発達障害児者に対する臨床で使用される代表的なフォーマル・アセスメント・ツール

測定する領域	名　称	適用年齢	内容等	実施法
ASD	日本語版M-CHAT	16～30か月	23項目．乳幼児期のスクリーニング・ツール	保護者等の記入による他者評定
	AQ日本語版・児童用	6～15歳	50項目．幼児期後半から学齢児のスクリーニングに活用される．「社会的スキル」，「注意の切り替え」，「細部への注意」，「コミュニケーション」，「想像力」の5領域で各10項目	保護者等の記入による他者評定
	AQ日本語版・成人用	16歳以上	項目数や領域は児童用と同様．成人のスクリーニング・ツールとして活用される．カットオフポイントは児童用と異なる．	自己記入による自己評定
	PARS-TR	3歳以上	ASDの特性と支援ニーズを評価することが可能	養育者等への半構造化面接での実施
	SRS-2対人応答性尺度	2歳半～18歳 （幼児版：2歳半～4歳半） （児童版：4歳～18歳）	65項目．ASDに関連した社会的障害の重症度を量的に把握できる．また5つの下位領域（社会的気づき，社会的認知，社会的コミュニケーション，社会的動機づけ，興味の限局と反復行動）の標準得点も算出可能	保護者や教師等の他者評定
	ADOS-2日本語版	発話のない乳幼児から，知的な遅れのない高機能のASD成人まで，幅広く対象としている．	ASDの包括的な臨床診断の一助，重症度の指標などに活用．5種類のモジュールから，対象者の①表出性言語水準，②生活年齢，③興味・能力にあったものを1つ選択して実施． （使用には所定の研修を修了する必要がある）	本人に実施し，観察する．
	ADI-R日本語版	精神年齢2歳0か月以上成人まで	ASDの診断評価に活用可能． （使用には所定の研修を修了する必要がある）	保護者への半構造化面接
ADHD	ADHD-RS-Ⅳ日本語版	5～18歳	家庭版と学校版の2種類がある．	保護者や教師等による他者評定
	Conners3日本語版	6～18歳 （本人用は8～18歳）	保護者用，教師用，本人用の3種類がある．「不注意」，「多動性／衝動性」，「学習の問題」，「実行機能」，「挑戦性／攻撃性」，「友人／家族関係」の6スケールで構成される．	保護者用と教師用は他者評定，本人用は自己評定

測定する領域	名　称	適用年齢	内容等	実施法
LD	（特異的読字障害）単音連続読み検査，単語音読検査，単文音読検査（「特異的発達障害　診断のための実践ガイドライン」より）	学齢児	特異的読字障害のスクリーニング・ツール	検査者が直接，本人に実施
発達障害全般	MSPA	2 歳以上	発達障害の特性に関する多面的評価 実施には所定の研修を修了する必要がある．	特に乳幼児期の発達歴を知る保護者等から聴き取る形で実施が望ましい． ※成人の場合，本人からの聴き取りも可能
知的水準・認知機能	新版 K 式発達検査 2001	0 歳〜成人	「姿勢・運動」，「認知・適応」，「言語・社会」の 3 領域と全体の領域という視点で，対象児者の発達を評価する．なお，3 歳以上では「認知・適応」面，「言語・社会」面に重点を置く．	検査者が直接，本人に実施
	田中ビネー知能検査Ⅴ	2 歳〜成人	2 〜 13 歳までは年齢級の構成で比 IQ を算出．14 歳以降は 4 領域の構成で DIQ を算出	検査者が直接，本人に実施
	日本版 WISC-Ⅳ知能検査	5 歳 0 か月〜 16 歳 11 か月	ウェクスラー式知能検査の児童用．全検査 IQ と，言語理解，知覚推理，ワーキングメモリー，処理速度の 4 つの指標が算出できる．	検査者が直接，本人に実施
	日本版 WIPPSI-Ⅲ知能検査	2 歳 6 か月〜 7 歳 3 か月	ウェクスラー式知能検査の児童用（主に就学前を想定） 2 歳 6 か月〜 3 歳 11 か月：全検査 IQ と，言語理解，知覚推理，語い総合得点の 3 つの指標が算出できる． 4 歳 0 か月〜 7 歳 3 か月：全検査 IQ と，言語理解，知覚推理，処理速度，語い総合得点の 4 つの指標が算出できる．	検査者が直接，本人に実施
	日本版 WAIS-Ⅳ知能検査	16 歳 0 か月〜 90 歳 11 か月	ウェクスラー式知能検査の成人用．全検査 IQ と，言語理解，知覚推理，ワーキングメモリー，処理速度の 4 つの指標が算出できる．	検査者が直接，本人に実施
	日本版 KABC- Ⅱ	2 歳 6 か月〜 18 歳 11 か月	カウフマンモデル（認知尺度と習得尺度）と CHC モデル（7 領域）という 2 つの理論モデルに基づく．	検査者が直接，本人に実施
適応行動や社会生活能力	S-M 社会生活能力検査第 3 版	乳幼児〜中学生	6 領域から社会生活能力を評価する．	対象児の日常生活をよく知っている保護者や教師等が記載する他者評定
	日本版 Vineland- Ⅱ適応行動尺度	0 歳 0 か月〜 92 歳 11 か月	3 つの領域尺度，9 つの下位領域尺度から構成される．海外では臨床や研究でも使用される適応行動の評価ツールの日本版	検査者が対象児の日常生活をよく知っている保護者や家族に対する半構造化面接（他者評定）
	ASA 旭出式社会適応スキル検査	幼児〜高校生	社会自立の基礎となる社会適応スキルの評価ツール	対象児の日常生活をよく知っている保護者や教師等が記載する他者評定
感覚処理機能	日本版感覚プロファイル ※「乳幼児版」，「青年・成人版」も標準化されている	3 〜 82 歳	感覚刺激に対する反応傾向を 4 象限等で評価する．	対象児者の日常生活をよく知っている保護者や支援者等が記載する他者評定
その他	SDQ	保護者用，教師評定用： 2 〜 17 歳 自己評価用：11 〜 17 歳	総合得点と 5 領域で情緒面と行動面を評価する．世界 60 か国で翻訳，使用されている．	対象児者の日常生活をよく知っている保護者や支援者等が記載する他者評定版，対象児が自分で記載する自己評定版がある．
	日本版 TTAP	中度〜重度の知的障害者，知的障害のある ASD 者等知的発達に遅れのない ASD 者（学齢期）	米国の TEACCH が開発．学齢期から成人期への移行について，卒業後，社会参加するうえで，どのような教育や支援が必要かを評価する．また，成人期に福祉サービス等を開始する際にも有効とされている．	直接観察尺度は検査者が対象者に検査を実施する．家庭尺度と学校・事業所尺度は保護者，教師等に検査者が聴取する．

応行動」,「所属機関における適応状況」という環境要因のアセスメントを実施している.学齢期では教育委員会の指導主事と連携し，保護者の同意のもと，所属する小学校や中学校に学校生活における適応状況などを聴取している．同様に成人期では，センター所属の就労支援員が職場や就労支援機関などを訪問して適応状況などを把握している．このようにセンター内で実施する心理検査や行動観察，保護者等への聴取に加え，所属機関における状態の観察や聴取を行うことで，包括的アセスメントとして位置づけている．

2）アセスメント・ツール

発達障害児者をアセスメントするためのツールには，大きく2軸が考えられている．一つの軸は**直接情報**と**間接情報**，もう一つの軸は**フォーマル・アセスメント**と**インフォーマル・アセスメント**である[6]．直接情報とは，検査者が対象者本人から直接得た情報で，たとえば，知能検査を本人に実施し得たデータなどが該当する．一方，間接情報は，検査者が対象者に関して家族から聴取や記入などで得たデータで，たとえば，対象者の発達歴を保護者から聴取したデータなどが該当する．また，フォーマル・アセスメントは標準化の手続きを経たもので，数量による客観的な結果を算出でき，個人間および個人内での比較が可能である．一方，インフォーマル・アセスメントは面接や行動観察など主観的になる側面もあるが，興味や関心など内面を抽出する側面もある．臨床現場でのアセスメントでは，発達の特性や生活の困難さを量的，質的に捉えることが重要である．

次に，包括的アセスメントにより対象者を多面的に捉えるためには，アセスメント・ツールを目的や対象などによって組み合わせて実施するテスト・バッテリー（心理検査の組み合わせ）の考え方を知っておくことが必要である．対象者の年齢や実施回数などを考慮して，明らかにしたい領域に関する心理検査を組み合わせて実施する．その際，対象者の検査に対する態度や動機，家族の検査への協力具合などもツールを選択する材料となる．やみくもにたくさんの検査を行うことは，対象者や家族の過重な負担になり，相談関係が悪化する要因にもなるため注意が必要である．

近年，海外で開発されたフォーマル・アセスメント・ツールの日本語版として標準化されたものが多数出版されている．それらを含めて，発達障害児者に対する包括的アセスメントに向けた代表的なフォーマル・アセスメント・ツールをまとめた**［表10.1］**．

3）アセスメントの実際と活用

発達障害を心配して発達障害者支援センター（以下，センター）に相談に訪れたCASEの颯太くんと母親に対して，センターでは以下のような流れで支援が行われた**［図10.1］**．

【Ⅰ期　イニシャル・アセスメント】

《颯太くんとの初回面接》

颯太くんの初回面接に際して，事前に母親に，颯太くんと相談して「見せたいもの（夢中になっているもの，自慢できるものなど）」を持参するように依頼した．センターの待合所で，大きなカードケースを持参した颯太くんは母親の隣に座り，漫画を読んでいた．担当の心理職が挨拶をするが，颯太くんは漫画に夢中で返事がない．母親に促されて漫画を閉じると，漫画のほうをみたまま「おはようございます」と言う．母親が恥ずかしそう

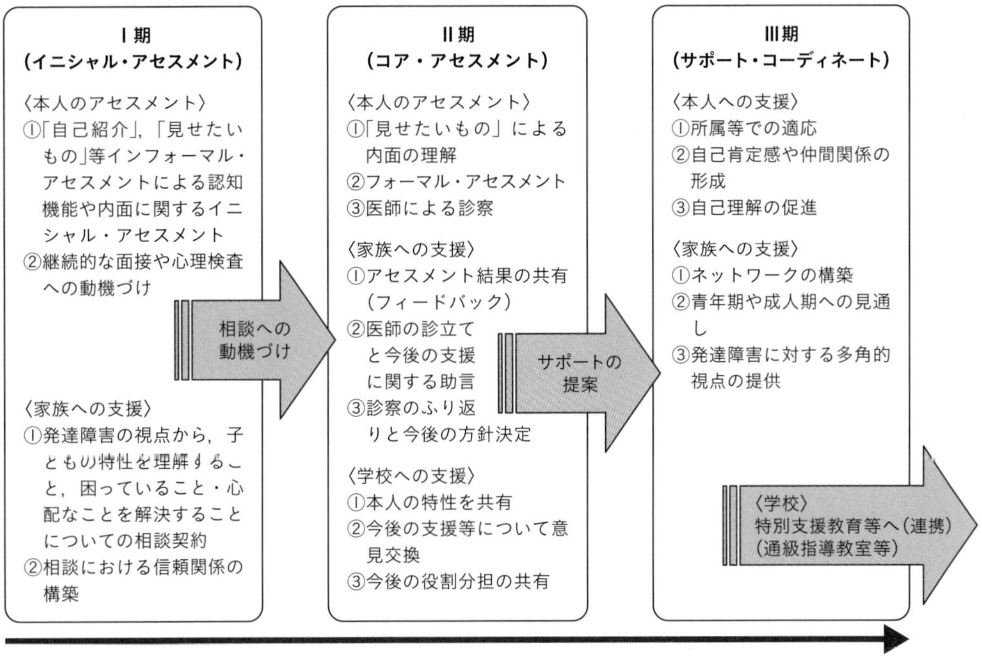

[図10.1] 発達障害者支援センターなど福祉の専門機関による相談の流れ（学齢期を想定）

にするが，本人は気にせず漫画を本棚に片づけていた．颯太くんは心理職との面接，母親はケースワーカーとの面接である旨を颯太くんに説明すると「お母さん，一緒じゃないの？」と不安そうな表情をしたが，「10時に終了して，また待合所で集合です」と説明されると，颯太くんは「わかりました．じゃあ，行きましょう」と言って歩き出した．

入室後，ホワイトボードに書いてある「予定」を見ている．読み終えると着席した．以下は，その後の心理職と颯太くんのやり取りの一部である．

心理：この建物は，何という所か知っていますか？
颯太：知りません．
心理：今日は，何をしに来ましたか？
颯太：うーん…お母さんからカードを見せてあげてほしいって聞きました．
心理：カード，見せてくれるの？
颯太：いいですよ．
心理：ありがとう．
颯太：心理さん（※実際は苗字），カード持ってるの？
心理：持ってないです．見るのが楽しみです．ところで，どうして私の名前，知ってるのかな？
颯太：そこに（※首に下げているネームプレートの個所）書いてあるじゃない．
心理：以前，颯太くんと会ったこと，ありましたか？
颯太：うーん…ないと思います．
（中略）

心理：次は，「見せたいもの」です．お願いします．

颯太：はい．これです（※カード入れから，すべてのカードを机上に出す）（※無言でカードを並べる）
心理：すごい！　たくさん持っていますね～．
颯太：これは，ほんの一部です．家にまだ563枚あります．
心理：今日は，何枚持ってきてくれたんですか？
颯太：ここにあるのは32枚．
心理：どうしてその32枚を持ってきたんですか？
颯太：レジェンド5枚，スター10枚，普通のキラキラ17枚です．ちなみに，このカードだけでは，バトルはできないんです．なぜかというと，バトルをするには40枚のデッキが必要で，ディフェンスゾーンにカードを5枚置いて，その後に…（以下，略）．

イニシャル・アセスメントにおいて，初回面接は重要である．設定した流れと質問という枠組みがあるため，一つひとつの質問に対する子どもの言語による回答内容やノンバーバルな反応がアセスメントの材料となる．また，初めての場所や人，提案される内容に対して子どもがどのように認識するか，疑問を感じるのかなど，子ども自身が今日訪れた場所でなぜこの相手と会うのか，そこで提案されたことになぜ自身が取り組む必要があるのかなど社会的認知に関する所見も材料となる．ただし，学齢期の場合，子どもが‘自分が発達障害かどうかの相談に訪れている’という認識を形成していること，あるいは形成する必要があるわけではない．あくまで保護者に連れられて来たことについて，子ども自身がどのような認識や感情を有しているのか，困りごとや相談動機の有無などを記録し，年齢や認知機能などとのバランスを鑑みて発達特性とみなせるかどうか判断する材料とする．

もう一つ重要な点は，**子どもへの承認**と**面接**や**コア・アセスメント**への動機づけである．発達障害やその特性のある人は，自分の興味関心について，内容が限局していて周囲が理解しにくい，あるいは社会性やコミュニケーションの特性から他者と円滑に共有できないことが多い．また，集団生活での失敗経験が多く，自身が承認された経験が乏しい場合が少なくない．そのため，子どもの「見せたいもの」を承認することで，「面接」という場が貴重な自己肯定感を形成し，メンタルヘルスを維持する機会になり得る．颯太くんの場合，2回の面接を経て，コア・アセスメントの実施となった．なお，2回の子どもとの面接後，家族面接にて子どもの内面についてポイントをフィードバックする．家族にその都度，子どもに行うセッションの意義を納得してもらうことで信頼関係を構築し，その後のフォーマル・アセスメント実施に関する承諾を再度得ている．

【II期　コア・アセスメント】

颯太くんに対して，コア・アセスメントとして以下の心理検査を実施した**［表10.2］**．

アセスメント結果を書面にまとめ，スタッフ同士で共有した後，家族へのフィードバック面接を実施した．フィードバック面接については，数値を伝えるだけでなく，アセスメント結果がどの程度，実生活における行動を説明できるのかという視点が重要である．また，結果をフィードバックすることで，家族がそれまで気づかなかった子どもの行動や特性に気づき，以前には話されなかった子どもの様子が話されることで，新たなアセスメン

［表 10.2］アセスメント結果の例（小学校 5 年生，男子，颯太くん）

心理評価結果	
氏名：颯太（実施日 20XX 年 Y 月 Z，Z ＋ 1 日実施　年齢：11 歳 1 か月　〇〇小学校　通常の学級在籍）	
総合所見	全体の知的水準は平均よりも 1SD 以上高いが，指標得点間で有意差が認められる．WISC-Ⅳの VCI，PRI で構成される一般知的能力指標は平均から 2SD 以上高いが，WMI と PSI で構成される認知熟達度指標（熟達して自動化され，情報を流暢に処理する能力）と乖離していることが特徴である．また，インフォーマル・アセスメントにより社会的認知の弱さが顕著で，一般知的能力指標の高さと乖離していると考えられる． 発達障害に関する検査では，ADOS-2，PARS-TR の現在症状のアセスメントでは，いずれも ASD の特性が認められている．この結果は，面接や学校生活などのインフォーマル・アセスメントの結果とも概ね一致する．また，PARS-TR による幼児期ピーク評定でもカットオフポイントを上回っており，症状が就学前から認められるといえる．一方で，多動性や衝動性に関しては ADHD の特性は明確には確認されなかったが，注意の問題は今後も要観察である． 適応行動の低さが顕著である．本児は，知的に高く学業成績も概ね良好で，欠席や遅刻が多いわけではない．しかし，年齢相応に求められる適応行動が平均よりも低いという点で，青年期を迎える前に予防的な視点で支援を要する．具体的には，身辺自立や家事などの日常生活スキルの獲得，同年代の仲間との成功体験やその共有を目的とした活動への参加などがあげられる． また，SDQ も適応行動の結果を支持する結果を示している．情緒の問題を含め早めの支援が必要である．
知的水準・認知領域	〈WISC-Ⅳ〉　FSIQ116　VCI130，PRI140，WMI99，PSI88
発達障害	〈ADOS-2：「モジュール 3」〉 対人的感情（SA）：13 点，限定的・反復的行動（RRB）：3 点　合計得点：16 点 ⇒「ADOS-2 比較得点」：9 点「ADOS-2 診断分類」：自閉症 〈PARS-TR（短縮版）〉 幼児期ピーク評定：8 点（ASD が示唆される），児童期現在評定：13 点（ASD が示唆される）
感覚処理機能	〈感覚プロファイル〉 低登録：53 点（高い），感覚探求：39 点（平均的），感覚過敏：39 点（高い），感覚回避：56 点（高い）
適応行動	〈Vineland-Ⅱ適応行動尺度〉 適応行動総合点 49，コミュニケーション 60，日常生活スキル 43，社会性 45 〈行動・活動の範囲〉 家と学校以外に活動の場所がない．年に 2 回の帰省はある．学校外で同世代と交流する機会が少ない． 〈生活リズム〉 起床 7 時 30 分（母親が起こす），就寝 23 時 00 分，睡眠時間：約 8 時間 朝食：ほとんど食べない（感覚過敏もあるが，食欲がないとのこと）
行動や情緒面	〈SDQ〉 「総合的な困難さ」：臨床レベル，「情緒の問題」：境界レベル，「行為の問題」：定型レベル，「不注意・多動性」：境界レベル，「仲間関係の問題」：臨床レベル，「向社会性」：臨床レベル
学校での適応	〈担任教師からの聴取〉 ・教室では目立った行動は少ない．学業成績は，国語，算数，理科，社会は概ね◎か〇である． ・算数の授業中，クラスでは挙手して呼名されてから回答するよう周知しているが，本人は「15 です！」と回答を述べてしまい，周囲から指摘をされてしまうことが複数回みられた．ルールを紙に書いて掲示したところ，だいぶ減ってきた（つい言ってしまうことはまだある）． ・座席は教室後方になると，授業中，窓の外をみる，何も作業をしないといったことが続いたので，保護者の了解を得て最前列や教卓の前にして声かけをするようにしている． ・班活動での話し合いでは，「それ，間違ってます」などと指摘をして，同じ班の女の子が泣いてしまうことがあった．本人には悪気はないようだが，なぜ泣いたか理解できない様子． ・運動会や合唱などの活動に興味がなく，周りが「やったー」などと喜んでいても本人は無関心． ・休み時間は，一人，図書室で本を読んでいるか，眠そうにぼーっとしていることが多い． ・体操着や給食当番の白衣に着替える，テーブルを拭く，雑巾を絞る，などは時間がかかる． ・宇宙，動物，カードゲームを熟知しているようで，楽しそうに話すが，周りがなかなかついていけない．

トの材料となる.

颯太くんの場合，その後，専門の医師とこの結果を共有し，家族に颯太くんがASDであること，家庭や教育において配慮を要することが伝えられた．すでに通常の学級でも配慮がなされていたが，継続的な支援教育が必要とのことで通級指導教室を利用することとなった.

3. 心理支援の方法

1）役割分担と連携

発達障害児者支援については，前述の通り各地域においてライフステージに応じた支援体制が構築されている．コア・アセスメント実施後の継続的な支援を行う場は，幼児期では療育，学齢期では教育，成人期で就労支援などが想定されている．したがって，発達障害者支援センターや療育センターなどの専門機関での一連のアセスメント後は，継続的な支援の場へ引き継ぐことが求められる．同時に，主たる支援機関を脇から支える機能が求められ，学齢期以降では，頻度は高くなくとも定期的な面接による本人や家族の支援を担う場合もある.

【III期　サポート・コーディネート】

颯太くんの場合，継続的な支援は通常の学級および通級指導教室であるため，発達障害者支援センターでは3か月に1回程度の面接へと移行した．教育への引き継ぎでは，アセスメント結果を教育側にわかりやすく伝え，個別の指導計画などに活用してもらうことが福祉側の役割であり，教育との連携の重要な機能の一つでもある．また，面接で確認された本人のメンタルヘルスなどに関する情報について家族を介して，あるいは直接教育などに伝えることも福祉の役割である．さらには，子どもには同世代の仲間関係，家族には家族同士のネットワークをそれぞれ構築することが重要であり，福祉と教育が連携して支援することが望ましい.

2）本人支援と家族支援

(1) 学齢期における本人支援

発達障害の支援では，乳幼児期から学齢期においては本人への支援と家族支援との両輪が必要とされている．本人支援においては，社会適応を目的としたコミュニケーションや社会性などの支援が福祉や教育で展開されているが，近年のASDを中心とした非定型発達に関する研究により，その固有の発達の最近接領域と有効な足場かけへの示唆は，現場での支援において重要な知見になるとされる[8]．たとえば，海外の最新の研究でもASD者にはASD者同士のコミュニティが大切であること，ASD者はすべての他者に対して共感をもちにくいのではなく，定型発達者に対しては共感をもちにくいが，ASD者に対しては共感的な反応を示す可能性があることなどが示唆されている．また，長期フォローアップにおいて，学齢期から発達障害児同士が集う場をもつ場合，成人期の転帰が良好になる可能性が示唆されている[9].

(2) 青年期以降の本人支援

青年期以降も家族の理解と協力は，本人を支える社会資源の一つとなるが，相対的には本人の支援ニーズと相談への主体性が重要となる．しかしASDに代表されるように，本人は主体的に相談行動をとることが難しく，成人期に就労困難となっても相談につながりにくい場合は少なくない．その背景には，ASD固有の認知特性である全体的統合の不全[10]との関連性が指摘されており，それにより物事の理解の仕方が断片化しやすくなり，自分に対するモニタリングが働きにくくなる，社会的文脈や人間関係などの複雑な因果関係の理解が難しくなると考えられている[11]．イライラすることがあってもそれを自覚できず，その原因がわからず，周囲に相談に連れて来られても「困ることはないです」と言い相談動機が一見低い状態となる．

青年期以降の支援においては，こうした固有の認知特性をふまえた面接が必要となる．たとえば，面接時，常に話した内容をホワイトボードなどに視覚化することである．視覚化は米国のTEACCH (Treatment and Education of Autistic and related Communication handicapped Children)[12]の考え方に基づくが，知的発達に遅れのない発達障害児者でも有効である．本人が話す内容は，「誰が」「いつ」などの‘5W1H’が不明瞭になりやすく，聴覚情報のみでは話された内容の人称そのものが面接者と相談者とで食い違う可能性があるためである．本人が話す内容を丁寧に正確に聴き取り視覚化することで，自分が何に不満を感じ，何に困っているのかなどが明確になる**[図10.2]**．コア・アセスメントで得られた，本人の認知特性，ASDなどの発達障害の特性，負荷が高いときの対処法，興味関心などをもとに，面接においては共感だけでなく，目にみえる相談結果を提供することが必要となる．

(3) 家族支援

個別の面接が基本となるが，家族が養育スキルを身に付ける，また保護者同士で助言する場が必要と考えられている．前者の代表例は**ペアレント・トレーニング**あるいは**ペアレ**

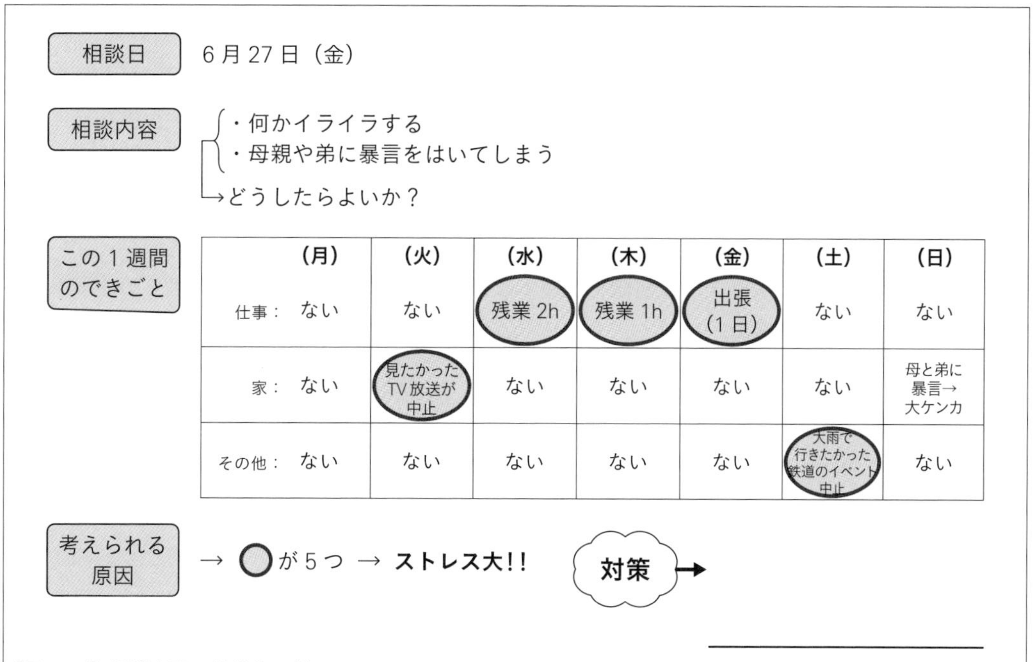

[図10.2] 相談内容の視覚化の例

ント・プログラムと称され，近年日本では厚生労働省が各地域での展開を推奨している．発達障害のある子どもを育てる保護者が，日常生活において育児上の困りごとを軽減することを目的としたプログラムが多く，数種類の形式があり，養育者向けに展開されている．また，支援者の養成研修も多く開催されており，心理職にはこうしたスキルを身に付けることも重要である．また，ペアレント・トレーニングとは別に，子育てをテーマにした講義形式の保護者向け講座を独自に企画し，開催している地域もある．

一方，保護者同士で助言する場について，厚生労働省は**ペアレント・メンター**の養成に力を入れている．ペアレント・メンターとは，自らも発達障害の子どもをもつ保護者が，その経験をいかして，子どもが発達障害の診断を受けて間もない保護者などに対して助言を行う者とされ，各自治体での展開を推奨している．しかし，メンターの養成，養成後のメンター事業を運営していく仕組みづくりなどを安定させていくためには専門機関や行政主導ではなく，保護者の自主性や保護者同士のネットワークが必要となる．先駆的な自治体がすでに地域で展開し始めており，普及啓発が期待される．

3）福祉と教育の連携

国は，さまざまな施策などで福祉と教育の連携を推進しているが，各地域でさまざまな取り組みが行われている．たとえば，幼児期から学齢期への移行支援について，ある地域では児童発達支援センター・事業所と特別支援学級・通級指導教室との定期的な引き継ぎ，専門機関への相談歴を問わず就学前の子どもの特性や状態を就学する小学校へ引き継ぐなどの取り組みがあげられる．また，先駆的に医師や心理職を含めた医療と教育との連携として，療育センターと通級指導教室との合同事例検討会を毎年定期的に開催し，意見交換する地域もある．福祉と教育の連携として，通級指導教室などの研究部会にメンバーとして，発達障害者支援センターなどの専門機関の心理職や言語聴覚士等が参加し，事例検討会や発達障害に特化した支援技術の共有を図っている地域もある[13]．

4）心理職に求められる役割

発達障害児者支援において，福祉における心理職の役割は全ライフステージにわたり広範である．また，地域支援体制の特性においても機関において求められる役割が異なることもある．まずは，自分自身がどの地域で，どの機関に属しており，どのような支援体制のなかで自分に求められる役割は何かを知ることが支援者として必須である．目の前の相談者やその家族に対して何をするのか，どのような支援技法が考えられるかというミクロな臨床視点とともに，マクロに地域を把握する視点をもつことも公認心理師はじめ心理職に求められる力量である．

Q1 発達障害のアセスメントについて，正しくないものはどれか選びなさい．

1. 知能検査のみを実施．
2. 目的と対象者の負担とを加味したテスト・バッテリーを組む．
3. 直接情報と間接情報を組み合わせる．
4. フォーマル・アセスメント・ツールの結果だけでなく，実生活での課題とそのサポートを提案する．
5. 発達障害に関連するすべての検査を実施する．

Q2 発達障害と診断された場合，該当する可能性がある障害者手帳は次のうち，どれか 1 つ選びなさい．

1. 身体障害者手帳
2. 療育手帳
3. 精神障害者保健福祉手帳
4. 療育手帳と精神障害者保健福祉手帳
5. 発達障害者手帳

Q1 **A**…… 1，5

解説

包括的アセスメントの考え方が必要となる．1. は，アセスメントすべき領域のうち「知的水準・認知機能」領域のみとなり，相談者の全体像や支援ニーズを正確には把握できない．5. は，相談者の負担が大きく，アセスメントにかける経済的コストも大きすぎてしまい，非現実的である．包括的アセスメントとは，すべてのアセスメント・ツールを実施することではない．勤務する地域の支援体制の特性を認識し，その心理職が勤務する専門機関に求められる役割をふまえたうえで，2. 目的と対象者の負担を加味したテスト・バッテリーを組むことが求められる．

Q2 **A**…… 4

解説

発達障害児者の福祉支援において，障害者手帳は重要な社会資源の一つである．また，療育手帳の判定では，児童相談所や知的障害者更生相談所において心理職が果たす役割が大きいことは周知のことである．

発達障害については，知的障害を伴う場合と伴わない場合とがある．知的障害を伴う場合，療育手帳の対象となり得るが，知的障害を伴わない場合，原則として療育手帳の対象とはならない．ただし，療育手帳は各自治体で対象の範囲が異なり，一部の自治体では，自閉症などの診断がある場合，知能検査などで測定される IQ 値が，既存の範囲より高くても該当するとしている．

一方，精神障害者保健福祉手帳については，精神疾患（機能障害）の状態および能力障害（活動制限）の状態により判定される．その精神疾患のなかに，ICD-10 に規定される自閉症，アスペルガー症候群その他の広汎性発達障害，学習障害，注意欠陥多動性障害その他これに類する脳機能の障害が含まれている．

なお，5. の発達障害者手帳は存在しない．

文献

1）本田秀夫：発達障害児とその家族に対する地域特性に応じた継続的な支援の実施と評価　厚生労働科学研究費補助金　障害者対策総合研究事業（障害者政策総合研究事業（身体・知的等障害分野））平成 25 ～ 27 年度総合研究報告書，2016.

2）Kamio, Y., Inada, N. et al. : A nationwide survey on quality of life and associated factors of adults with high-functioning autism spectrum disorders. Autism, 1(71) : 16-27, 2013.

3）内山登紀夫：成人期発達障害者の生活実態に関する調査ー全国の発達障害者支援センターの新規相談者の 1202 例の分析ー．平成 29 年度厚生労働科学研究費補助金（障害者総合研究事業）発達障害児者等の地域性特性に応じた支援ニーズとサービスの利用の実態の把握と支援内容に関する研究（研究代表本田秀夫），2018，pp345-368.

4）神尾陽子：自閉症スペクトラム障害（ASD）診断をめぐって．（データで読み解く発達障害　平岩幹男総編集）中山書店，2016，pp6-10.

5）Engel, G.L. : The need for a new medical model : A challenge for biomedicine, Science, Volume, 196, (4286) : 129-136, 1977.

6）黒田美保：第 1 章　支援につながる包括的アセスメント．これからの発達障害のアセスメントー支援の一歩となるためにー，金子書房，2015，pp2-10.

7）Saulnier, CA., & Ventola, PE : Essentials of Autism Spectrum Disorders Evaluation and Assessment. 2012.（黒田美保，辻井正次監訳　自閉症スペクトラム障害の診断・評価必携マニュアル，2014，東京書籍）

8）藤野　博：自閉スペクトラムの発達科学　発達科学ハンドブック 10　自閉スペクトラムの発達科学（日本発達心理学会編／藤野博・他編）2018，pp1-6.

9）日戸由刈：地域の中の余暇活動支援でできること．アスペルガー症候群のある子どものための新キャリア教育　本田秀夫，日戸由刈編著　金子書房，2013，pp96-114.

10）Frith, U : Autism : Explaining the Enigma, 2nd eds, 2003. 富田真紀，清水康夫・他　訳：新訂　自閉症の謎を解き明かす，東京書籍，2009.

11）日戸由刈：青年期の自閉症スペクトラムの人たちへの発達支援ー心理面接のあり方を中心にー．自閉症スペクトラム　こころの科学 174　本田秀夫　編　日本評論社，2014，pp57-62.

12）佐々木正美：自閉症の TEACCH 実践，岩崎学術出版，2002.

13）武部正明：展望　中学校通級指導教室が目指すところ　これからの通級指導教室の展望　7 専門家支援チームと連携支援　中学校通級指導教室を担当する先生のための指導・支援レシピ（柘植雅義，小林　靖　監修）明治図書，2016，p144.

（武部正明）

11章 高次脳機能障害

到達目標

- 高次脳機能障害の症状を日常生活で生じる現象と結びつけて説明することができる.
- 高次脳機能障害のある人の支援において，福祉分野の心理職の役割を理解する.
- 多様な支援方法と多くの専門職との連携が必要となることを理解する.

CASE

宮下雄司さん（仮名）は 32 歳で交通事故に遭い，外傷性脳損傷による高次脳機能障害が生じました．重度の注意障害のほか，記憶障害，遂行機能障害もあり，単身生活が難しくなったため実家に生活拠点を移し，そこで通所施設に通う生活を過ごしてきました．

もともと人と関わることが好きで責任感の強い宮下さんは，どこかに通う生活を続けたい，いつか自立して仕事がしたいと希望していました．十年後，生活拠点をアパートに移したのち，就労を見据えた支援を受けることになりました．地域の支援担当者が評価をしたところ，食事の準備や日用品の買い物，バスを使っての外出など，生活に必要な身の回りのことはできているようでした．一方，金銭管理が困難で月単位の生活費の見通しが立てられない，振込用紙や重要な書類をなくしてしまうなどがあり，具体的な支援方法について，心理職に相談がありました．

自宅に訪問し生活状況を確認すると，宮下さんの部屋は物が堆積して床が見えず，書類だけではなく，衣類や処方薬の管理もできていませんでした．本人も困ってはいたものの，誰に，何を，どのように相談すればよいかがわからない状態でした．その後，機能と障害特性にあった生活しやすい環境調整が行われ，自分の障害像の特徴を支援者と共有することができました．宮下さんは相談先が明確になり，生活しやすくなったことを喜ぶとともに，数か月後には就労移行事業所へ通所できるようになりました．

〔キーワード〕 高次脳機能障害，リハビリテーション，地域，多職種連携，チームアプローチ，具体的な生活への落とし込み，成功体験

INTRO

高次脳機能障害は，行政的には疾病や外傷を起因とした器質的な脳の損傷により生じる後天的な認知機能障害を指す．損傷後に現れる症状は実にさまざまである．

受傷・発症から急性期・回復期の期間に医療機関で専門的なリハビリテーションを受けて退院しても，生活のしづらさがある場合は，生活の再設計や新たな生活スタイルの構築が必要である．

本人が地域生活に戻ってからは，それ以前よりも多職種連携が重要となるが，専門性の背景は大きく異なり，また本人と家族の価値観もさまざまである．個人の生き方や志向，パーソナリティの多様さ，その人を取り巻く環境の特性などを軽視すると，望ましいと考える提案であっても，現場で「使える」提案として受け入れられなくなる．最適な生活スタイルを本人が主体的に送ることができるように，チームアプローチのもと，心理職としての専門性を発揮することが求められる[1]．

1．支援を考えるうえで確認しておきたいこと

1）支援対象

ある人が高次脳機能障害を負った場合，基本的に入院治療を経て医療機関から地域生活へ拠点が移行していくのに伴い，支援の体制も医療から福祉・教育の場へと移されていく．**「治療」の場**から**「生活」の場**が主体となってくるわけである．

高次脳機能障害の原因疾患の多数を占める外傷性脳損傷や脳血管疾患は突然に起こる．脳腫瘍なども診断が明らかになるまで時間がかかるとはいえ，当事者にとっては，「ある日突然」の体験となる．ケガや病気はあらゆる年代で生じるが，好発年齢と性差，外傷性脳損傷の場合は主たる受傷機転を知っておく必要がある（5章067頁参照）．脳血管疾患は中高年以降の発症が多く，男性の割合が高い．外傷性脳損傷の受傷機転は，若年であれば交通事故，高齢者であれば転倒が原因であることが多い．

2）リハビリテーションの流れ

「ある日突然」の発症から，救命のための治療が終わり，意識障害が改善するとき，身体障害を伴う場合もあるが伴わない場合もある．意識が戻り，身動きがとれ，前と変わらないように感じられる一方，「何かおかしい」と感じられる場合がある．損傷部位や重症度により，認知機能障害もほとんどないレベルから重篤なレベルまで，実にさまざまな状態が引き起こされる．治療が終われば退院するわけだが，生活を送るためには多様な認知機能が必要とされる．それらがうまく働かないままでは，ケガと病気の治療は終了したとしても，家庭生活や社会生活をこれまで通りに送ることは難しい．

発症から急性期治療，早期のリハビリテーションによる回復期を経て，退院・在宅復帰に向けて徐々に準備が進められていく流れを，**［図11.1］**に示した．発症から命をつなぐための治療の段階では，疾患そのものへのアプローチが主となり，全身状態が落ち着いて以降は，まず日常生活活動（ADL），次いで手段的日常生活活動（IADL）の獲得が目的になることが多い．残存するであろう障害に対し，機能の改善，あるいは代償手段の獲得

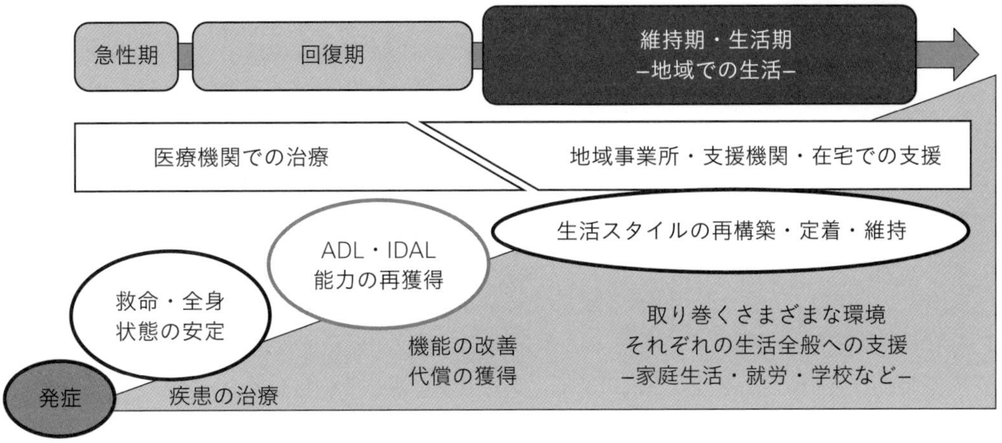

[図11.1] 発症から地域生活までの流れ

への支援が行われる．

福祉分野では，家庭復帰・社会復帰を目前にする段階から，実際に自宅に戻ってから元のあるいは新しい生活スタイルの定着支援に関わる．このため，アプローチの対象は個人にとどまらず，個人を取り巻く環境まで広く対象となる．家庭生活の安定，およびそれぞれの社会参加のスタイルの再構築と定着を目指し，さまざまなアプローチが実施されていく．

3）生活をイメージする

自分の身の回りのことを自分でできるように，改善できそうな機能にはアプローチを行い，機能の改善が難しいのであれば，それを補う別の手段を獲得できるように支援する．この点は，どの分野でも大きな変わりはない．身支度をして，食事をして，何らかの活動に参加して，就寝するなどの行為は，どこで生活をするにしても，多くの場合共通である．しかし，何時に起床するのか，出かけるまでの身支度の順番，どこに行ってどんなことをするのか，人づき合いや属するコミュニティなどは各々の生活スタイルによってさまざまであり，全く同じ人はいないだろう．

支援をするにあたり，その人が過去にどんな生活をしていて，これからどのような生活を送ろうとしているのか，人的・物理的・社会的環境はどのような状況かといった具体的情報が必要となる．さらに，生活を送るうえで，それぞれの行動にはどのような認知機能が関わっているのか，翻って，どの認知機能が働く・働かないことで，どういった活動が可能になるのか・うまくできなくなるのかといったことを理解するための**神経心理学的知識**は不可欠である．「生活」とは実に多様でどれが正解というわけでもないうえに，家庭や個人の経験の積み重ねが関与しているものであるという視点が必要となる．「洗濯」という汚れた衣類を清潔にする家事一つとっても，洗い方，干し方，収納に至るまで，「うちではこうしている」というルールが存在する．生活を支援する側には，当事者の人となりや環境を正確に見立てる力，神経心理学的知識，そして暮らしへの想像力と幅広い見識が求められる．

4）制度と連携

地域における生活を支援する際に，利用できる諸制度や社会資源についての知識をもっているとよい．現行の制度は高次脳機能障害者を対象に特化したものではないが，医療保険のほかに，介護保険，障害者手帳，障害者総合支援法における障害福祉サービス，成年後見制度など公的な制度のほか，**家族会**や**当事者の会**などがある[2,3]．これらを有機的に活用しながら対象者にとって最適な生活を構築することが重要である．ただし，具体的な制度の運用や実状について把握することも大切であるが，不十分な知識で対象者に不利益をもたらしては，かえって混乱を招くことになる．社会福祉制度についての専門職である社会福祉士等に協力を仰ぐことや，18歳未満であれば，児童福祉や発達支援，教育などの機関とのやり取りが必要となってくる．あわせて，現在その当事者をマネジメントしている機関（支援者）はどこか（誰か）を明確にしておくことが必要である．

また，支援に必要な連携の要素として，タイムリーかつ十分な情報共有，ケア会議やカンファレンスを通した関係づくり，適切な役割分担などを通して，具体的な目標に向かってチームの一員として機能していくことがあげられる．

これに関連し，自らの専門ではないことについて，どの職種であれば対応し解決できるのか，他職種の専門性を知っておくことは非常に重要である（社会福祉士，精神保健福祉士，介護福祉士，ケアマネジャー，相談支援専門員，ヘルパー，医師，看護師，理学療法士，作業療法士，言語聴覚士等と関わることが多い）．同時に，他職種に自らの専門性を知ってもらうことも欠かせない．心理職が何を専門としていて，このチームでは何ができてどんな役割を果たせるのかをアピールしつつ，協働や連携を進めていく力量も磨いておきたい．

2. アセスメントの方法

アセスメントと支援は切り離せるものではなく，アセスメントも含めて支援であり，いずれも本人支援と支援者支援の双方を見据えて行うものであること，本人の状態だけではなく，環境および社会資源なども総合的にアセスメントすることが重要である．

高次脳機能障害の支援に必須となる神経心理学的アセスメントの手法としては，情報の入手，行動観察，面接，検査（神経心理学的検査，各種心理検査）があるが，詳細は他書[2,3]を参考とされたい．本章では，福祉分野において特に留意しているポイントにしぼってあげていく．

1）情報の入手

相談者の大半は医療機関を経ていることから，急性期の病院あるいは通院先の**診療情報提供書**を入手することが望ましい．診療情報のほか，可能であれば脳画像の提供も依頼する．医療機関と情報をやり取りする窓口は所属機関により異なるため，自分が所属する機関の窓口や紹介の経路を確認しておく．

実際に本人や家族と会い，面接を通して情報を得る段階では，心理職に会うまでに多くの人から同じことを聞かれていることも多い．うんざりされることもあれば，情報の共有がなされていないのではと不信につながる場合もあるので，同じ情報を重ねて聞く場合は，なぜ尋ねるのかの理由や，相手の心情を慮る言葉がけをしたい．また，脳損傷の前にすでに何らかの精神疾患や発達障害を有している場合，これらの症状や特性をふまえてアセスメントを行う必要がある．既往のほか，受傷機転の情報（自殺企図，事故の背景）は重要である．

医療機関から退院を見据えて福祉につながる場合や，受傷・発症からの経過年数が浅い場合は，前述のような情報収集は比較的容易である．一方，経過年数が 20 年を超えるような人からの相談もある．高次脳機能障害の支援体制が整う以前[4]に受傷し，当時は支援につながることができずにいた例などである．このような場合，本人も家族も記憶が曖昧であったり，家族が他界したり遠方に住んでいるなどで正確な情報が得られにくいことは珍しくない．それほど長期の時間が経過していなくても，数年経過後に相談につながる場合もあり，あらためて情報を整理する必要が出てくる．障害者手帳の申請希望や障害福祉サービス利用に向けた診断を受けるなど，必要に応じて医療機関の受診を勧め，そこから現時点の医療情報を得ることや，自機関で心理職が必要と考える検査を実施することもある．

2）面接，行動観察

十分な医療情報が得られないときや，検査ができないときには，特に**行動観察**が重要となる．表情，会話の論理性，人や環境への態度などから，認知機能やパーソナリティ傾向を推察できることも多い．**面接**で語られる思いを聞き取り支援に反映させることはもちろんであるが，どのような環境で何をしようとして，どのような行動をしたか，どう振る舞ったか，いま目の前の現象に勝る事実はなく，強力なアセスメントの材料になる．

3）検査

神経心理学的検査の選択方法や具体的な実施については他書[2,3]に譲る．強調したいのは，検査数値のもつ意味合いを正確に理解しておくことだけではなく，検査中の行動，反応や応答が導き出される過程（検査中の行動観察，質的データ）こそ有力な情報の宝庫であるということである．効率が悪く，かろうじて正答に至った被検者と，問題の意図や狙いを正確に理解し，効率よく進めて正答に至った被検者を，検査得点が同じだからといって，高次脳機能（認知機能）が同じ状態であると解釈することはできない．

神経心理学的検査以外の心理検査を実施することも多い．受傷機転や発症前の生活状況，現状の不安などから，さまざまな場面への適応の懸念がある場合に，考え方の傾向を振り返り，支援や助言につなげることを目的に実施を検討する．

一方，検査を実施できないこともある．耐久性が低い場合や覚醒状態が変動しやすい場合もあるが，検査を拒否されることも往々にしてある．「病院での検査が大変でもうやりたくない」という経験に基づくこともあれば，自己認識が改善しており「できなさを指摘されるようでイヤ」という場合もある．なぜ心理職（支援者）が検査を実施したいと思っているのか，丁寧かつ真摯な説明をし，できないところを見つけるのではなく，できる・いかせるところを教えてもらうためのものでもあるなど検査の有用性を伝える．また，いったん検査実施は見送り，他の活動や面接を続けながら，どのような生活をしたいのか目標を共有し，一緒にやっていこうと共同戦線を張れる関係性を構築したあとで，あらためて提案するなどのアプローチにより，やらされる検査ではなく目的をもった検査として受け入れてくれることがある．

4）アセスメントを生活と結びつける

福祉分野では，前述のように**生活の支援**（生活の場面で行うリハビリテーション）が主体となってくる．そのため，現在の生活のしづらさが何によるものなのか，現象と認知機能を結びつけて考え，その原因を紐解く．観察からの評価と同時に，検査で何らかの認知機能の障害が確認されたのであれば，家庭や学校，就業などの場面で○○のようなことが生じるかもしれないと，具体的な場面を想定することが求められる．そして重要なのは，できないことを明らかにすることがアセスメントではないということである．できることについても，「なぜできているのか」を明確にして整理しておかなければならない．それには，できる⇔できないの 2 軸ではなく，「していること」「していないけれどやればできること」「支援があればできること」が整理できるとよい．この考えを整理するためには，ICF（3 章 034 頁）も参考になる．何がその人の生活・活動を「できなく」しているのか，何があれば「できる」ようになり，「している」生活へ，実現可能な形で再構築できるのかを考えるためである．これはまた，「している」生活・活動が何に支えられて維持されているのかも同時にアセスメントするということでもある．

「自発的に薬を飲もうとするが，記憶障害があり，飲んだのか飲んでいないのかがわからなくなってしまう．いつも家族に薬を飲んだかどうかを尋ねている」という人の服薬管理を例にあげる．検査ではエピソード記憶の低下があり，自身の行動を想起することは難しいが，手続き記憶は保たれているという結果が得られた．生活面では前述のように，自分で薬を飲もうと「している」，家族に飲んだかどうかを自分から尋ねることを「している」ので，健康管理の意識や発動性は保たれていると考えられる．こうした検査結果や生活の情報から，服薬したかどうかを教えてもらえる「支援があればできる」，また，お薬カレンダーなどを使い，そこから自分で薬を出して飲むことは「していないけれどもやればできる（できそう）」とアセスメントする．そして，服薬管理を，代償手段や支援を用いずに一人で行うことは「できない」が，他者の支援を受けながら，あるいは，お薬カレンダーを用いてなら服薬管理を「している」生活が実現できそうだと想定し，目標として設定していく．

「お薬カレンダーで服薬管理をしている」という場合は，何によって服薬管理を「している」生活が維持「できている」のかを確認する，ということになる．カレンダーに薬をセットする作業を誰が行っているのか，薬を取り出して飲むことを自発的にできるのか，声掛けやアラームなどのキューが必要かなどである．

高次脳機能障害は，障害をもってからも長い人生が続いていくため，ライフステージによる変化も念頭におく必要がある．進級や進学，就職，家族関係や家族の構成員の変化，職場の上司や同僚の人事異動，支援者の交代，転居や施設入所など，所属するコミュニティや生活環境・人的環境の変化が生じた場合を想定しておくことである．

得られた情報からアセスメントし，生活と起因する症状を具体的に示すこと，同時に，残存している機能も示すことで，「困ったら」だけではなく「○○の場面で，○○が起きたら」と現実的に起こりうる可能性を見据えて，本人や支援者が理解できる形で伝えることを目指す．

例として，朝に行う準備の一部を**［表 11.1］**にあげた．このほかに，掃除や片付け，

［表 11.1］朝に行う準備の例（身支度・ゴミ出し・移動）

やること	そのために必要な行動	関連する主な機能 ※発動性に問題がなく，自発的に行動できる状態とする
身支度	服を選ぶ 着替える	記憶：どの衣類がどこにしまわれているか 注意：収納場所から探せるか 記憶・見当識，判断：気候や TPO に合わせた選択 失行，空間認知：衣類の構造を把握，着衣（袖には腕を，裾には足を通す，ボタンやジッパーの操作） 遂行：着替え，整容動作一連を，何時からどの順番で行うか
ゴミ出し	ゴミ箱のゴミをまとめる ゴミ捨て場に持っていき捨てる	記憶：今日はゴミを出せる日か（曜日によって出せるゴミの種類の検索），町内のゴミ捨て場はどこか 注意，失行：ゴミをこぼさず袋にまとめられるか，ゴミ袋を縛れるか，ゴミ捨て場で間違えて別の持ち物を捨てないか
移動，公共交通機関の利用	駅まで移動する 電車に乗る 目的地で降りる	記憶，地誌的見当識：目的地まで移動する 注意：段差や傾斜に対応する，自動車などに気を付ける，自分が乗る電車に間違えずに乗る，人とぶつからないようにする，目的地で降りる 遂行：電車の遅延などトラブル発生時の対処（遅刻の連絡，別経路の移動方法選択）

買い物など，表にはないものでも普段の生活で行っていることがどのような機能や環境に支えられているのかを振り返ってみるとよいだろう．

5）その他アセスメントに必要な情報

生活の再構築を支援するために，生活状況のアセスメントは欠かせないが，以下の４つの側面が重要となる．ある環境では困らずに生活できていたことが，環境が変わると困難になることはしばしば生じる．反対に環境が変わることで，できることが増えたり，あるいは，困ることが減って生活が広がる場合もある．

①**趣味・嗜好**：何が好きで楽しめる活動なのか，どんなことに興味があるのかは活動へのモチベーションを大きく左右する．気が進まないことに対する取り組みは続きにくく，訓練や支援が積み重なりにくい．特に発動性の低下や注意が続きにくい対象の場合,「やりたい」「楽しい」があることは大きな強みとなる．

②**住環境**：生活を見据えての支援であることから, 当事者の家や通っている通所施設など,実際の生活の場でアセスメントを行えるとよい．たとえば自宅でいつも過ごしている場所（食卓の座席やくつろぐ場所など）, 部屋や廊下の動線, いつも目にする場所はどこか,片付いているか，興味のあるものや大切にしているものは何かなどである．屋内環境に加え，屋外環境や地域環境の情報も，移動への支援を考えるうえで必要になる．たとえば，都市部と地方では主たる交通手段は異なり，自家用車か公共交通機関かでも支援が変わってくる．特に運転再開希望がある場合は，認知機能以外に，視機能や身体機能をはじめとした医学的評価や，ドライビングシュミレータや実車での評価も必要になるため，他機関・多職種との連携がより一層求められる[3,5]．

③**家族状況や交友関係**：障害をもったことによる関係性の変化や，以前からの問題の顕在化など，本人も家族もストレスを感じやすい．支援の協力を得られそうか，支援の提案自体が負担にならないかなどに配慮する．交友関係は人的関係のみではなく，お気に入

りの場所や店なども含む．喪失体験になっていることもあれば，社会的交流や本人の居場所など心理的支えになることも多い．

④**経済面**：生活の基盤の一つである経済状況の情報もできれば得ておきたい．経済状況によっては，通院や通所サービスを受けることの負担が大きく異なってくる．また，収入の見通しがなければ，不安や焦りも生じやすい．そのため，時期尚早な就労に突き進んで，結果失敗してしまうことなどが起こりうる．経済的基盤が落ち着くと余裕をもって就労の準備をできるようになる．心理職が経済的な手続きを支援したり窓口に同行する機会は少ないと思われるが，困窮している当事者にとって的外れな助言にならないように，傷病手当金，年金，労災給付など，経済保障について制度的知識はもっておくとよい[6,7]．

3．心理支援の方法

1）使う言葉の工夫

たとえば「注意の機能」と説明したところで，何かに集中することを思い浮かべても，必要に応じて意識を向ける対象を切り替えるとか，たくさんの刺激のなかから特定の刺激を探索することと結びつけて考える人はまずいない．その人の日常によく起きている体験に結びつけて実感してもらい，初めて「そういうことなのね」という体験的理解につながる．

起きている現象を本人・家族・支援者が共有できるエピソードに結びつけて，日常的かつ具体的な言葉，対象によってはわかりやすい例え[8]を用いることで，「高次脳機能障害があってわけがわからない」から，「高次脳機能障害による注意障害のためで，状況によりうまくいかない特徴がある」という変化を狙う．起きている状況がわけのわからないものではなく，どうにか対処できるものとして，共有して戦略を練ることができるようにするのが支援の第一歩である．

2）「それで，どうしたらよいの？」に応じること

精緻なアセスメントを行っても，具体的な対処法を示せず，実際に生活が改善しないのであれば，それは「専門職の意見」であっても「専門職から意見をもらって役に立った」になることはない．本人や家族からは，「それで，どうしたらよいのですか？」と聞かれることが常である．

「それで，どうしたらよいの？」に応じることは，ある症状が原因で，ある状況でうまくいかないということを，こういうふうに工夫すればうまくできるかもしれないという状況に変える戦略を立て，相手にわかりやすく伝えることである．また，それは本人や家族がその環境で現実的に取り組める方法でなくてはならない．

どうしたいのか，どういった生活を目指すのかというリハビリテーションの目的により，生活の場で実践する戦略は異なってくる．そのために本人や家族の思いを丁寧に聞き取り，どういうところによく行くのか，家の近所にはどんなお店があるかなどの情報やアセスメント結果から具体的戦略を練り，「これなら試せそう」を提案していくことになる．

買い物の自立が目的であれば，コンビニで雑誌を買ってくる，現金ではなく電子マネー

で支払うなど難易度の低いところから練習する．一連の工程のどの部分で，何の症状により一人で行うことが難しいのか，どのような工夫をすれば実行可能になるのか，計画をたて支援していく．

とはいえ，最初の提案ですべてうまくいくわけではない．大切なことは，提案したことを実施してもらい検証することである．提案内容を実施する目的意識をもち，うまくいけば成功体験になり，うまくいかなかったとしても自身の行動をモニタリングする契機になる．途中までしかできなかった場合も，どこまでできるかがより明確になる．また，うまくいかなかったときの手立てや，うまくいかなかったとしても今後につながるメリットがあること，一つがうまくいかなくても次の手があることを示しておく．

しかし，使えるものは限られていて，うまくいかないこともある．実際には，やれることはすべてやってみたうえで落としどころを探る場合もある．そのような場合でも，当事者，家族，多職種の皆で考え，結論を出していくことが大切である．

3）できることを積み重ねる

目的に対して「こうしたらできた」を積み重ねていくことが，高次脳機能障害のリハビリテーションでは重要視されており，『失敗から学ばせる』ことは推奨されていない[9]．認知機能には階層性があり，自己認識（病識）は最も高次で，それゆえに認識が難しいとされる[3,6,9,10]．一方で当事者は，自覚が全くないというよりも，説明はできないが前と違うと感じていたり，うまくいかなさを感じていることが多い．不全感があるなかに失敗体験を重ねることがプラスに働くことはなく，二次障害のリスクを高めることになりかねない．さらに，症状によってはエラーのパターンから切り替えられない場合や，誤学習をしてしまう場合もある．エラーレスの**成功体験**を積み重ねることで，モチベーションの維持や活動の広がりにつなげることを目指したい．このことが，どうしたいか・何をやりたいかの自己決定を引き出し，主体性の回復につながる一歩となり得ると考える[11]．

4）実際の現場で行う

アセスメントと同様であるが，さまざまな戦略の提案を実際の生活の場で行えるとより望ましい[12]．つまり，本人の家であり，通っている学校や施設である（可能であれば職場も含まれる）．

たとえば，薬の飲み忘れやスケジュール確認のため，見えるところにメモやカレンダーを貼ることが代償として有効と判断したとする．では，どこに貼ればよいだろうか．リビングの一番目立つところに貼ったとしても，薬置き場に貼ったとしても，そこを見ない＝注意を向けることができないと意味がない．最も有効な手段をいかせる最も有効な場所はどこか，それを見つけるために自宅に行き，本人の居場所や定位置を確認したうえで本人や家族と統一した方法を共有し実践していく．また，相談につながる前の自助努力の結果，「メモは役に立たない」と本人が決めつけてしまっていることもある．本人の努力を労い，再度試してみようとするモチベーションをもってもらうことが必要になる．そのうえで，工夫したらうまくやれたという経験をもってもらい，「できる」自信につなげていく．

成功体験は，本人のみならず支援者にとっても大切な感覚である．こうした経験により，地域に支援の裾野が広がっていくと考える．

11章 Q and A

Q1 高次脳機能障害のアセスメントに関する記述で適切なものを１つ選びなさい．

1. 高次脳機能障害のアセスメントに最も有用であるのは，神経心理学的検査の数値であるため，検査中の行動や反応の様子は重視しなくてもよい．
2. 日常的に困っていることはないと報告でき，情動も安定していると判断できる場合であっても，可能な限り生活状況を確認する．
3. 脳損傷が生じる以前の精神疾患の既往，発達特性や性格傾向が，高次脳機能障害の症状や行動に影響することはない．
4. 公認心理師には守秘義務があるため，アセスメントで得られた所見を他職種と共有してはならない．
5. 病識低下の症状があり，自己認識が困難な状態であることから，情動の問題が生じる可能性はないと判断できる．

Q2 高次脳機能障害の支援に関する制度の記述で正しいものを１つ選びなさい．

1. 高次脳機能障害によるさまざまな課題への支援は生涯にわたるため，すべての障害者制度のサービスは期限を設けられていない．
2. 高次脳機能障害の状態にある人が障害者制度のサービスを利用する場合，障害者手帳を取得している必要がある．
3. 脳外傷による高次脳機能障害で重度の記憶障害がある 45 歳の A さんは，介護保険制度を利用できる．
4. 脳出血による高次脳機能障害で重度の記憶障害がある 45 歳の B さんは，介護保険制度を利用できる．
5. 高次脳機能障害により障害者手帳を取得する場合は，精神保健福祉手帳のみ取得可能である．

Q1

A…… 2

解説

1. 数値は重要であるが，それ以外の行動観察から得られる所見がより重要な場合もある．特に，社会的行動障害など，症状によっては数値で測定する検査があるとは限らない．
2. 記憶障害や，自己認識（病識）をもつことが困難である症状により，生活状況や課題を認識できていない場合も多い．第三者からの情報を得るなど事実確認をすることが望ましい．
3. 受傷・発症以前の精神疾患や発達障害などの既往が，認知機能や情動に影響している可能性は高い．後天的な器質障害による症状と，それ以前からの既往による影響を総合的に評価する必要がある．
4. 他職種と情報共有しないことには適切な支援が提供できないため誤りである．ただし，情報の取り扱いには十分注意する．

5. 病識がないことが，精神的苦痛をもたらさないわけではない．生活上の制約や喪失が生じている場合，周囲との認識の差による軋轢から，情動面で問題を抱えることもある．また，病識欠如とは別に損傷部位によっては情動障害の症状が生じる場合がある．

Q2 **A**…… 4

解説

1. 自立訓練事業や，就労移行事業などは，利用期間が定められている（就労移行支援の場合原則 24 か月，など）．
2. 高次脳機能障害が障害者制度のサービスを利用する場合，医師の診断書や受給者証があれば，手帳の取得は必須ではない．

3 と 4. 介護保険制度の利用者は，65 歳以上で要介護認定を受けた人（第 1 号被保険者）と，40 歳以上で公的医療保険に加入しており，特定疾病をもち，要介護認定を受けた人（第 2 号被保険者）である．介護保険制度の利用要件の特定疾病に脳出血は含まれるが，脳外傷は含まれない．これにより，問題文 3. の A さんは介護保険制度を利用できないが，問題文 4. の B さんは介護保険制度を利用できる．

5. 失語症がある場合は身体障害者手帳の取得（言語機能障害），受傷あるいは発症が 18 歳未満で知的低下が認められる場合は療育手帳の取得が可能である．

文献

1）伊藤利之，白野　明，田中　理，渡邉愼一：地域リハビリテーションマニュアル，第 2 版，三輪書店，2003.
2）緑川　晶，山口加代子，三村　將：公認心理職カリキュラム準拠［神経・生理心理学］臨床神経心理学，医歯薬出版，2018.
3）武田克彦，三村　將，渡邉　修　編：高次脳機能障害のリハビリテーション Ver.3，医歯薬出版，2018.
4）中島八十一：高次脳機能障害支援モデル事業について，高次脳機能研究，26：263-273，2006.
5）Maria T. Schultheis et al（三村　將　監訳）：医療従事者のための自動車運転評価の手引き，新興医学出版社，2011.
6）齋藤　薫，大場龍男：高次脳機能障害のある人へ復職・就職ガイドブック，中央法規，2017，pp15，17，pp99-122.
7）NPO 法人日本医療ソーシャルワーク研究会：医療福祉総合ガイドブック 2020 年度版，医学書院，2020，pp78-134.
8）阿部順子：高次脳機能障害の方に上手に伝わる説明テクニック集，くまな工房，http://www.kumanakoubou.com/rpa_tips/metaphor.html
9）橋本圭司：生活を支える高次脳機能リハビリテーション，三輪書店，2008.
10）立神粧子：治療体験記 ニューヨーク大学医療センター・ラスク研究所における脳損傷者通院プログラム「脳損傷者通院プログラム」における前頭葉障害の定義（前編）．総合リハ，34：1000-1005，2006.
11）樺澤秀洋監修，阿部順子編：チームで支える高次脳機能障害のある人の地域生活　生活版ジョブコーチ手法を活用する自立支援，中央法規，2017.
12）身体障害者デイサービスセンターふらっと：高次脳機能障害者とデイサービス　地域で進めるあきらめない回復支援，医歯薬出版，2005.

（黒川誠子）

12章 精神障害

到達目標

- **精神障害を有する人の地域生活を支える支援を知り，リカバリーの考え方を理解する．**
- **地域生活支援における保健・医療・福祉など各分野の支援者の連携や多職種チームの連携の重要性と心理職の役割を理解する．**

CASE

田中　誠さん（仮名）は50代の男性です．20代で統合失調症を発症し，入退院を繰り返していました．もともと人懐こい誠さんですが，症状が悪化すると興奮して同居の両親に暴力をふるうこともありました．両親が高齢となってからは同居が難しくなり，入院が10年に及んでいましたが，退院に向けた支援を受けて独居生活を開始することになりました．誠さんはアパート探しや家事に不安を感じていたため，地域の相談支援専門員に病院に来てもらい，福祉サービスの利用について相談しました．多職種チームがアセスメントを行い，その結果を相談支援専門員に情報提供し，連携して退院まで支援しました．

退院後，誠さんは自分で買い物をこなし，調理と掃除はヘルパーに手伝ってもらっています．また訪問看護のスタッフと一緒に症状や服薬の確認をしています．独居を始めた当初は，孤独が募り，生活費が足りなくなってイライラすることもありましたが，徐々に自分なりのペースで生活できるようになりました．日中は就労継続支援B型事業所に通い，そこで出会った女性と結婚しました．同じ病気をもつ者同士理解し合える反面，相手の病状に影響を受けて調子を崩すこともあります．結婚にあたって，病状や生活に関する心配をどう乗り越えるか，支援者は二人と相談を重ねました．実際に結婚により生じたストレスもありますが，誠さんは「孤独を感じなくなった」，「妻を支えたい」と言い，規則的に服薬するようになり入院も減りました．誠さんが健康で妻との生活を続けられるように，支援者が連携して見守っています．

〔キーワード〕 地域生活支援，障害福祉サービス，社会参加，リカバリー，ストレングス，ケースマネジメント，連携，アウトリーチ，コンサルテーション

INTRO

統合失調症のある人（以下，当事者）にとっては，地域のなかで病気といかにうまく付き合いながら暮らしていくかが大切になる．病気の状態と日常生活，社会参加などは互いに影響を及ぼし合っており，一方が悪くなると他方も悪化しがちである．当事者が長く地域で生活を続けていくためには，病気と生活面の両面の安定が不可欠となる．精神障害のある人の地域生活を支える体制として，保健・医療・福祉と地域の連携が重視されるのはこのためである．

当事者が自分の病気を認識し治療を続けられれば，再発の可能性を減らすことができる．そのため，支援者は，何とか病識をもってもらえるように働きかける．しかし，自分の病気を受容することは，症状の影響により病気の自己認識が妨げられるなか，社会での自信を喪失することと表裏一体であり簡単なことではない．一方で，当事者が自分の病気を認識することが難しい場合でも，服薬し症状を管理することが自身の希望を叶えるために役立つと感じられれば，自ら服薬を選択することができる可能性もある．

当事者が病気と付き合いながらも自分らしい人生を歩めるよう，各分野の支援者が切れ目なく連携し，友人などを含む地域のインフォーマルな支援者とも協力しながら，彼らの地域生活を支えていくことが大切になる．

1．支援を考えるうえで確認しておきたいこと

1）病気の経過と退院後の生活

統合失調症の好発期は思春期から青年期にあり，発症には，病気になりやすさなどの生まれもった素因とストレスなどの環境因との両方が関係していると考えられている．病状悪化時には入院治療が必要となることもあるため，学業や就労の継続が難しくなり中断されることがある．一般に，病気の経過は症状の増悪と寛解を繰り返すが，発症の前兆となる変化に早めに気づき，対処することにより再発を防ぎやすくなる．また，発症後，できる限り早期に治療を開始することで予後が良くなるとされる．

退院後は，再発予防に向けた服薬治療やリハビリテーションを続け，症状をコントロールしていくことが生活の質を保つことにつながる．古くから，長い経過を経ると陽性症状は目立たなくなるが陰性症状[*1]が重くなり，意欲や関心の低下が目立つようになるといわれており，退院後の生活や社会参加にあたっては，陰性症状が障壁となりやすいと考えられている．しかし実践の場においては，当事者の地域生活の維持や社会参加には，症状の要因だけでなく環境因が大きく影響する．退院後に病気の症状が完全に消失しないことは多いが，症状の管理と環境設定により，日中活動への参加および家庭や学校，職場への復帰など，当事者なりの役割を果たすことができるようになる場合も少なくない．一方，環境が整わない場合には生活の維持や社会適応が難しくなり，ひきこもりがちになることもある．

当事者にとって地域で生活し働くことは，社会でさまざまな人と関わる機会となり，孤

＊1　陰性症状とは，情緒的無反応性や感情の平板化，会話の貧困化など感情や活動意欲の欠如を指す．陰性症状により，仕事や娯楽への動機づけが低下したり食事や洗濯など日常生活への関心が乏しくなったりし生活が維持できなくなることがある．また，人間関係を築いたり続けたりすることが困難になり，社会的な孤立にいたることもある．

独を避け，自尊心を回復することにもつながる．症状の重さに関わらず，就労している人のほうが入院せずに過ごすことができる確率が高い[1)]といった報告が示すように，社会参加は本人に役割と責任を与え，仮にそれによってストレスが増えたとしても，病気の経過に良い影響を与える可能性がある．

しかし，地域生活や就労などを継続するなかでは，ストレスにより症状が再燃し，再入院が必要な状態になる場合もある．そこで近年では，福祉サービスによる緊急時の連絡・訪問体制の整備や訪問看護など医療サービスの充実を図り，できるだけ入院せずに地域生活を維持していこうとする支援体制づくりが進められている．当事者の地域生活を支えていくうえでは，当事者の希望や関心に着目し，福祉サービスを利用しながら生活に必要な活動や社会参加につながるよう環境を整えていくことが重要になる．

また，結婚や妊娠・出産，子育てに直面した場合や高齢化により新たな課題が生じてきた場合など，人生の過程においては必要な支援が変化してくる．病状の安定を支える医療機関と，地域での生活を長い目で支える行政，福祉サービスが連携しながら，**生涯発達的観点**をもって当事者の生活を見守っていく必要がある．

2）病識と治療継続

統合失調症の治療には，大きく分けて３つの方法がある．症状を改善し再発を予防する**薬物療法**，本人と家族が病気やストレスへの対処法を学んだり，再発予防の工夫について学んだりする**心理社会的治療**，社会復帰や教育・就労のスキルを身に着け生活の質を向上させようとする**社会的リハビリテーション**である．薬物療法は，心理社会的治療や社会的リハビリテーションの効果が発揮されるためには必要な治療であり，薬物療法とその他の治療を併用すると予後が良いとされている．

統合失調症では病気に対する自己認識をもつことが難しい状態がみられることがあり，服薬などの治療の継続が困難になることが多い．治療を中断すると症状の再燃・再発につながりやすいことが知られているが，当事者家族への調査によれば，当事者の７割が「1カ月以上治療を中断したことがある」という[2)]．

専門家は，こうした病気の自己認識の困難を一般に「**病識の欠如**」と呼ぶが，発症初期の段階で病気への心理的な否認が働くことはごく自然な心理的プロセスとも考えられ，専門家による評価と当事者が感じる困り感との間に不一致が生じている状態ともいえる．

病気の自己認識が難しいことの原因として，心理的な否認のほか，妄想や思考障害による現実検討力の低下などの影響もその背景として考えられている．また，近年は，病気の自己認識の困難は，認知機能障害による一つの症状と捉えられるようになっており，情報提供の不足や支援および治療を拒否していることのみがその原因ではないことが示されるようになってきた．これまで病識に対するアプローチとしては，心理教育による病気の受容や服薬アドヒアランス[*2]向上への取り組みが有効であるとされてきたが，病識が認知機能障害による影響を受けているとすれば，服薬の簡略化やチェックリストの使用など服薬行動への支援，持効性注射薬による確実な薬物治療の継続などを行うことが，服薬アド

＊2　アドヒアランスは，患者が治療方針の決定に積極的に参加し，その決定に従って治療を受けること．実現には，治療に対する患者の理解・納得，患者と医師の信頼関係の構築が必要であり，患者の自己判断による服薬の中断や無断服薬など減らし，治療の向上に繋がると考えられている．医療者の指示に従うことを意味するコンプライアンス概念よりもアドヒアランスの概念のほうが主流になりつつある．

ヒアランス向上に有効に働くと考えられる[3]．

病識は治療の継続や予後と関連しており，病識の向上により本人の生活にもたらされるメリットもある．しかし，病気の受容がプラスに作用するのは，本人が自分の生活をコントロールできる感覚を有しているときのみであり，そうでない場合は自信喪失につながってしまうという指摘もある[4]．病識の獲得を促す働きかけと同時に，本人が症状をコントロールしていくための心理教育や動機づけ，スキルの向上を促すことも必要である．当事者が治療によるメリットを感じ，人生の楽しみや目標に向けて納得して服薬を選択できるように働きかけていくことが重要である．一方で，病気への理解が十分でなくても主治医や支援者との良好な関係により服薬を続けられる場合もある．治療継続は，治療者との信頼関係により左右される部分が大きい．当事者にとって，治療に対する安心感や希望をもつことができるような関係性を支援者が築き，治療継続を支えていくことが大切である．

3）障害福祉サービスとケースマネジメント

当事者が病院ではなく住み慣れた地域で生活し続けることは当然の権利であるが，そのためには，福祉サービスを上手に使ったり，ときには近隣住民や友人・同じ病をもつ仲間の力を借りるなど，異なる領域のさまざまな支援を組み合わせながら，障害により生じる生活課題を解決していく必要性が出てくる．地域における当事者の生活課題を解決していくために，地域に分散するサービスを当事者のニーズに沿ったかたちで組み合わせて仲介し，支援していく方法を**ケースマネジメント**という．

ケースマネジメントは，1960 年代以降の米国において，精神保健領域の脱施設化政策が進み，地域で暮らし始めた精神障害のある人々の生活を支援しようと開発されてきた方法である．ケースマネジメントの目的は，サービスを組み合わせて当事者に仲介することのみにあるのではなく，当事者の生活能力が高まり自立的な生活ができるようになることを目指して支援することや，さらには，地域社会が障害の有無に関わらず，互いに人として尊重され安心して暮らすことができるような社会になるよう働きかけを行っていくことにある[5]．

わが国の当事者への地域生活支援において，ケースマネジメントの中心となるのは，相談支援事業者に配置された相談支援専門員である．福祉サービスの申請窓口は市町村であり，そこで障害の程度などの認定が行われる．そのうえで，市町村から依頼を受けた相談支援専門員が生活全般のアセスメントを行い，当事者の希望や支援するうえで解決すべき課題などを考慮し，必要なサービスの計画（サービス等利用計画案）を作成する．この計画に基づきサービスが当事者に提供されていく．相談支援専門員は，依頼を受け，アセスメントを経て作成したサービス計画の進捗状況をモニタリングし評価する．そして，当事者にニーズの変化があれば計画を修正し，サービスを必要としなくなれば終結する．このようなケースマネジメントのプロセスに沿って，相談支援専門員は，当事者のよりよい地域生活や目標達成を支援していく．

サービスの管理は相談支援専門員が中心となって行うが，実際に当事者の生活の場において，調理や通院の同行などさまざまなサービスを提供するのは，斡旋されたサービス事業所のスタッフである．また，医療機関のスタッフや地域の保健師，友人やボランティアなど多様な支援者が関わる可能性がある．それぞれの支援者が当事者の目標を理解せずに方向性の異なる支援を行ったのでは非効率的であり，当事者も混乱をきたしてしまうため，

[表 12.1] 精神障害を有する人が利用できる主な福祉サービス

訪問	居宅介護（ホームヘルプ）	入浴，排せつ，食事など身のまわりの介護を行う
	行動援護	自己判断能力が制限されている人が行動するときに，危険を回避するために必要な支援，外出支援を行う
日中活動	短期入所（ショートステイ）	短期間，夜間も含め，施設で身のまわりの介護等を行う
	生活介護	常に介護を必要とする人に，昼間，身のまわりの介護を行うとともに，創作的活動や生産活動の機会を提供する
施　設	施設入所支援	施設に入所する人に，夜間や休日，身のまわりの介護等を行う
居住支援	自立生活援助	一人暮らしに必要な理解力・生活力等を補うために，定期的な訪問などを行い課題把握と必要な支援を行う
	共同生活援助（グループホーム）	共同生活を行う住居で，相談や身のまわりの介護，日常生活上の援助を行う
訓練・就労	自立訓練	自立した日常生活や社会生活ができるよう，必要な支援，訓練を行う
	就労移行支援	一般企業等への就労を希望する人に，必要な訓練を行う
	就労継続支援（A 型）	一般企業での就労が困難な人に，雇用して就労の機会を提供し，能力向上のために必要な訓練を行う
	就労継続支援（B 型）	一般企業での就労が困難な人に，就労する機会を提供し，能力向上のために必要な訓練を行う
	就労定着支援	一般就労に移行した人に，就労を伴う生活面の課題に対応するための支援を行う
住宅入居	居住サポート	保証人がいない等の理由により賃貸住宅への入居が困難な人に対し，入居に必要な支援や地域調整を行う

（厚生労働省，文献 6 より一部引用，追加修正）

相談支援専門員は，中立・公平な立場を保ちながら，各支援者との情報共有や協働を通じて，当事者に関わる支援者が一つのチームとしてうまく機能するようリーダーシップをとり，サービスの調整や統合を図る．

当事者が利用できる各種の障害福祉サービスは，**障害者総合支援法**（2013 年 4 月施行，障害者の日常生活および社会生活を総合的に支援するための法律）に基づいて提供されている．主なサービスを **[表 12.1]** に示した[6]．

4）「リカバリー」への過程を支える

5 章（076 頁）でも解説されているように，**リカバリー**とは統合失調症などの重い精神の病をもちながらも自分らしく生きる人生を取り戻すこと，あるいはその過程を指す概念である．リカバリーの考え方は，精神障害を有する人々の当事者運動に端を発する．通常，病気の回復は，病気が治癒し元の状態に戻ることを意味する．これに対してリカバリーは，たとえ病気が完治せず症状を抱えていたとしても，希望や自尊心をもち，可能な限り自立し自分らしい生活を送ることを「回復」とする考えである．このリカバリーの概念は，世界の精神保健・医療・福祉政策に広く影響を与え，当事者のリカバリーを目指す支援がうたわれるようになった[7]．

支援方法は違っても，地域における当事者への生活支援の本質的な目標は，本人のリカバリーであり，リカバリーへの過程を支えることにある．リカバリーへの過程や結果は個人ごとに多様であるが，自身の希望や選択が尊重され，病気を管理しながら生活を送っていくなかで進んでいくものと考えられている．家族や友人との時間を過ごし，働き，余暇を楽しみ，ときには失敗して落ち込むなど，ごく普通の生活や気持ちを体験しながら，社会のなかで自分なりの役割と責任を果たしていく．そうした営みを通じて，個人のリカバリーが成し遂げられていくのである．

当事者のリカバリーを目指し，その過程を支援していくうえで重要なことは，弱点や欠陥，病状に目を向け，悪い部分をなくそうとするのではなく，当事者のさまざまな**ストレングス**に焦点を当て，地域生活のなかで彼らの役割や希望，自信を取り戻す手助けをすることである．ここでいうストレングスとは，本人の技能や才能，希望や関心，性格などにおける強み，環境や周囲の人間関係における利用可能な資源などを指す[8)]．

病気の自己認識が難しく治療の必要性を理解しづらい当事者を支援するとき，支援者はまず症状を管理することに目がいきがちであり，その人の人生の希望に寄り添い同じ目標を目指すことに難しさを感じることが少なくない．しかし，治療の継続や服薬による症状のコントロールは，当事者が自分の人生をいきいきと生きるための一つの選択肢あるいは手段であり，目指すべき真のゴールは，ストレングスをいかした当事者それぞれのリカバリーであることを念頭におく必要があるだろう．

2. アセスメントの方法

1）生活の支援に向けたアセスメント

医療機関や相談機関における心理アセスメントは，症状や問題を抱えた対象者に対して主治医の診断補助やカウンセリング方針の検討など，比較的焦点づけられた目的で実施されることが多い．その際，心理アセスメントが目指すことは，対象者を理解し，問題の発生や継続の要因を分析したり，適した介入方法の検討を行うことである．一方，生活支援に役立てるために行われるアセスメントの場合，症状や問題，介入方法の検討だけでなく，日々の生活から人生の目標，価値観などを含む，より多面的で包括的なアセスメントが必要になる．また，本人や環境のストレングスに目を向けることも重要である．

そして，生活支援に向けたアセスメントの特徴として，当事者の病室や自宅，外出先など生活の場に出向いて行われることが多いことがあげられる．当事者の生活の場に招き入れてもらうにあたっては，第一に，専門家としてではなく，人として相手に敬意をはらうことが大切である．実施に際しては，当事者が過度な負担や不安を感じずに応じられる方法や時期，場所などの選択が求められる．

現状では，精神障害福祉の領域で働く心理職（心理学に基づいた知識と技術をもとに当事者を援助することを専門とする職種）は少なく，障害福祉サービスの導入や実際の地域生活支援に際して，心理職のみが当事者のアセスメントを行うことはほとんどない．医療機関においては退院に向けた支援を行う多職種（医師，看護師，精神保健福祉士，作業療法士，薬剤師等）との連携，また地域での支援のためには，相談支援専門員，福祉サービスを提供する事業所スタッフとの連携において，心理職としてのアセスメントを情報提供し，多職種と共有・総合していくことになる．

問題や症状に焦点を当て管理しようとする医療分野の専門職の視点と，障害をもつ人々の生活や社会参加に目を向ける福祉分野の専門職の視点は異なるため，重視する部分や優先順位も異なってくる．同じ心理職であってもその立場によって視点は異なるが，問題を抱えた対象者を支援するという専門性から，心理職は問題に目を向け改善していこうとする視点をもちやすいといえるだろう．他職種の視点を理解し，視点を転換する柔軟性をもちながら，心理学的アセスメントを地域で暮らす当事者の生活や他の支援者の支援に役立てていくことが大切である．

2）生活環境の構造把握と行動分析の視点

生活支援に向けたアセスメントは，前述のように生活の場に出向いて行われることが多い．こうした生活場面は，面接室で行われる心理アセスメントと異なり，構造化されない場面である．支援者は，アセスメントすべき視点をもちながら当事者と関わることを通して本人や生活環境を理解していく．

人の行動は，環境によって影響を受けている．心理職は，支援者も含めた環境と本人の行動との相互作用に目を向け，支援や環境を構造化し本人の行動を分析することを専門領域の一つとしている．生活支援に関わる心理職は，生活環境の構造を把握し支援につなげる視点をもちながら，本人の特性に合わせた環境設定や効果的な支援のあり方，問題となっている行動の要因や望ましい行動への変容を促す環境設定など，環境と行動の評価を行う．ここでは，非構造的な生活全体から，心理学的な視点でアセスメントをまとめることが求められる．

3）知的能力，認知機能について

対象者の知的能力や認知機能がどの程度保たれているのかを知ることは，本人とのコミュケーション方法や支援方法，対象者の地域生活や社会参加などを考えるにあたって重要である．主な心理検査としてウェクスラー成人知能検査が用いられるほか，統合失調症認知機能簡易評価尺度（brief assessment of cognition in schizophrenia；BACS）[*3]や病前IQを推定するJART（Japanese Adult Reading Test）[*4]などが知られている．

心理検査を用いない場合は，最終学歴や職歴，学校時代の成績などを聴き取り，会話を通してみられる言語理解能力や表現力，生活上での注意力，記憶力，遂行機能などを総合して判断していく．一般的に，心理検査の結果にみられる統合失調症者の特徴として，注意・記憶力をはじめとする認知機能や処理能力の低下が知られている．

病気の発症によって生じた能力低下とその程度について，検査結果と生活歴・職歴などを総合して推測することが求められる．元来の能力に比べて能力低下が生じていると推測される場合，対象者の社会的な機能が変化せざるをえず，今後の社会適応に向けて本人の認識と現実のギャップをいかに埋めていくか，現実の受け入れをどうフォローし生活を軌道にのせるかなどが課題となってくる．

＊3 統合失調症の認知機能を幅広く簡便に評価することができる尺度．言語性記憶，ワーキングメモリ，運動機能，注意，言語流暢性，遂行機能の6つの検査から構成され，30分程度で実施できる．

＊4 認知症により知的機能が低下した当事者に対して，経過の評価やリハビリテーションにいかすため，罹患前の知能を推定する目的で作られた検査である．内容は，熟語の音読課題50語からなり，10分以下で実施できる．

4）幅広い側面を評価する

心理職は，対象者と一緒に問題の改善に取り組もうとするとき，生育歴を聴き取り，ときに心理検査を用いて，現在の本人の能力，性格や行動，対人関係の特徴，問題の背景や継続される要因などを理解しようとする．生活支援に際しても，対象者のリカバリーをイメージするうえで，心理職としての心理学的視点に基づく人間の理解は基本となる．

精神障害のある人は，小児期に逆境体験を有していることが多いといわれている．また，診断されていない場合でも発達障害が疑われることがある．環境因が統合失調症の発症に関係していることを考えると当然なのだが，発病以前から辛い環境やさまざまなストレスを乗り越えてきた人に出会うことが多い．病気の症状による影響だけでなく，過去の体験が人の対人関係や行動，思考のパターンに与える影響は大きい．心理職は，当事者の過去の体験から現在への影響を理解し，関わり方や支援への配慮を他職種に伝えていく役割を担うことができる．

同時に，当事者の地域生活を支えていくうえでは，不可逆的な過去の出来事や現在の心理状態，病状など心理職が専門とする領域を理解するだけでなく，住まいや地域性，日常生活や生活能力，仕事や経済状況，健康状態や家族，趣味や楽しみ，宗教や価値観，支援してくれる人や資源，その他社会的な状況などを総合的に理解していく必要がある．生物・心理・社会モデルによれば，支援者が当事者を理解する際には，生物学的視点，心理学的視点，社会的視点のそれぞれから広い視点で理解し，さらに各側面が円環的に影響を及ぼし合っていることも考慮したうえで介入・支援することが大切である[9]とされる．

心理職として心理学的な視点から情報収集することは当然であるが，その他の多様な側面にも目を向け，当事者への全体的な理解につなげる姿勢が生活を支援していくうえでは重要となる．また，アセスメントを通して当事者と一緒に具体的な生活のイメージをもち，本人が安心できるように必要な福祉サービスへの橋渡しができるとよい．

3. 支援の方法

1）直接的な支援－アウトリーチ

地域で暮らす当事者への生活支援は，生活の場へ出向いて支援を行うアウトリーチの形で行われることが多い．国は，地域で暮らす精神障害のある人が，危機的な状況に陥らず安心して地域生活を続けられるような支援体制づくりとして，精神科医，保健師，看護師などの保健医療スタッフと，精神保健福祉士など福祉スタッフが，多職種チームとして当事者のところに出向きサービスを提供する**アウトリーチ支援**を推進してきた．アウトリーチの方法が重視される理由は，統合失調症など重い精神障害を有する人は自らの意思で支援を求めにくくサービスが途切れやすいこと，病状と生活両面の安定には保健医療と福祉の連動したきめ細やかなサービスが当事者の元に確実に届けられる必要があることなどからである．

国が推進するアウトリーチ事業において，多職種チームのスタッフとして心理職の配置が望ましいとされたが，心理職のアウトリーチ支援は診療報酬に結びつかないため，いまだ地域で活動する心理職は少ないのが現状である．しかし，少数ではあるが，このような多職種アウトリーチチームに心理職が属し，他職種と協働で直接支援を行っているケースもある．心理職にとって地域でのアウトリーチ支援は新しい領域であり，今後期待されるところであるが，そのためにも診療報酬に反映され心理職の雇用が確保されることが必要となる．

2）間接的な支援～コンサルテーション

心理職が直接当事者に支援を提供する場面は限られているため，多くの場合，地域の支援者への心理学的なアセスメントなどの情報提供や，支援に関する**コンサルテーション**を行うことでの間接的な支援が心理職の役割となる．

コンサルテーションとは，対人援助のさまざまな分野において，異なる専門職の間で連携・協力する行為を指す概念である．一方の専門家が抱える職業上の問題を，他の分野の専門家がその専門性を用いて援助することを指す．心理職は，ケースマネジメントの流れを理解したうえで，当事者の目標達成に向けた支援や心理的問題により生じている課題への対処について，地域の支援者へ専門性に基づいた助言をすることができる．

コンサルテーションにおいては，当事者の認知機能や特性にあわせた関わり方やコミュニケーションの工夫，必要な支援，どのような環境設定･構造化が役立つかなどについて，異なる分野の専門職にもわかりやすく説明することが求められる．

3）多職種アウトリーチチームによる包括的な生活支援

米国での脱施設化政策を契機に発展したケースマネジメントだが，重度の精神障害を有する人にとっては，前述したサービスを組み合わせて仲介するケースマネジメントでは，有効に機能しないことがわかってきた．重度の精神障害を有する人は，病状の不安定さからサービスが中断されやすく，病状悪化時の緊急対応が必要となることも多い．このようなニーズに対応するため，さまざまなサービスが異なる事業所によって提供されるケースマネジメントの形ではなく，必要とされる概ねすべてのサービスを多職種チームが直接当事者に提供し，24 時間体制での緊急時対応も行う，集中的で包括的なケースマネジメントのモデルが開発された[10]．このようなケースマネジメントモデルの代表的なものとして，1990 年代以降に米国で普及した**包括型地域生活支援プログラム**（assertive community treatment；**ACT**）が知られており，重度の精神障害者に対する治療継続や入院期間の減少，臨床・社会的な転帰，費用などにおいて効果があることが報告されている[11]．

ACT では，精神科医療に加え，心理療法，住居支援，日常生活の支援，就労支援，家族支援などの幅広いサービスを精神科医，看護師，ソーシャルワーカー，作業療法士，心理職，職業カウンセラーなどの多職種チームが責任をもって当事者に提供する．ACT のサービスにおいても当事者のリカバリーやストレングスの考えが重視され，ケースマネジメントのプロセスに沿った支援が展開される．チーム内の各職種がケースマネジャーとしてサービス利用者のケースマネジメントを担い，作成された計画に沿ってチーム全体でサービスを提供していく．

このような ACT 型の支援がわが国でも広がりつつあり，多職種チームに属する心理職は，他の職種と同様にケースマネジャーとして当事者への生活支援を進めている．チームとの協働においては心理職としての専門性をいかし他職種へのコンサルテーションを行うが，自宅に訪問し生活支援を行う際には，職種の専門性を超えてさまざまな支援を担当する．心理職が不安への対処について当事者と話し合うだけでなく調理を一緒に行うこともあれば，看護師が服薬の確認だけでなく役所での手続きに同行することもある．

たとえば，「働いてお金を稼げるようになりたい」という長期目標に向けて，「身だしなみを整えたい」という短期目標を当事者と一緒にたてたとする．その目標を実現するために，何を，いつ，誰と行うのか，自分でできることや支援者に手伝ってもらいたいことなどの計画を一緒に考える．美容院に行って髪を切ることやジュース代を節約して新しいシャツを買うことがあげられるかもしれない．そして，実際に，一緒にショッピングセンターに出向き，仕事の面接に着て行けそうな新しいシャツを選び，面接日の服装について自宅で支援者に相談することが計画に入れられるかもしれない．実行できた場合には本人の達成感や成果を評価する．実行できなかった場合には，何があれば実行できそうか，計画の変更が必要かどうかを話し合う．支援者には当事者の可能性を信じ，一緒に楽しみながら行動に移していくことを支える姿勢が求められる．

ACT のサービスに利用期限は設けられていないが，サービス利用者の生活能力が高まり，既存の障害福祉サービスを利用することで生活を維持できるようになった場合には，ACT の集中的・包括的なサービスから既存のサービスへと移行していく．当事者ができることまで支援しすぎないことも大切である．

当事者の生活への支援は，リカバリーの過程への伴走である．ときとして「働きたい」という当事者の希望が再発のリスクを伴っていることもある．しかし，彼らが希望をもち自発的に選択することは，そのこと自体がリカバリーの過程の萌芽といえる．支援者が当事者のリカバリーの過程を支援するうえで核となるのは，病状の管理のみを優先せずに，当事者の希望を重視し，リスクはあっても価値ある選択・挑戦をいかにサポートするか，そして，いかに生活のなかでの自分なりの責任や役割に結びつけていくかである[12]．

生活の場で，心理職が多職種チームによる支援を提供するうえでは，心理学的な専門性を基礎とした多職種との協働に加え，職種を越えた支援を行う柔軟性と他職種の専門性への理解や知識が求められる．それに加えて，同時に専門職としてではなく，地域で暮らす同じ一人の生活者としての感覚をもち当事者に関わることも，実際の生活支援を行ううえでは大切である．

4）生活場面における専門的な心理療法

地域生活では心理療法よりも金銭，食事，入浴，掃除，外出などの基本的な生活支援が優先され，また直接心理職が介入できる機会が少ないことからも，専門的な心理療法が提供されることは少ない．しかし，不安など心理的な問題により現実生活に支障が出る場合もあり，チームの他職種から心理療法へのニーズが生じることがある．

統合失調症をもつ人々の症状コントロールや再発予防，社会機能の改善に対して効果が示されている心理療法として認知行動療法が挙げられる．認知行動療法では，出来事に対する認知が自身の感情・行動・身体反応に影響を及ぼしており，かつ，自身を取り巻く環境，認知・感情・行動・身体反応のそれぞれが相互に影響しあっている，とする認知行動モデルに基づき対象者のおかれた辛い状態をアセスメントし，認知的側面や行動的側面に介入していく．介入においては，ケースフォーミュレーション（事例定式化），疾患や苦痛な感情に関する心理教育，認知の歪みに働きかけて変容を促す「認知再構成」，幻聴などの症状に対する対処行動の獲得，望ましい行動への変容援助など，対象者に合わせてさまざまなスキルを用いる．

多職種チームにおいて，認知行動療法のスキルを心理職から他職種へ伝達し当事者の行動変容に取り組んだところ，行動に望ましい変化がみられ有効であった[13)]，という報告もあり，心理職の直接支援が提供できない場合は，多職種チームの支援をサポートする役割も心理職として重要である．地域生活支援のなかで生じた心理療法のニーズにいかに応え，専門的な心理療法を提供していくかは今後の課題といえる．

5）チームマネジメントにおける心理職の役割

多職種チームのスタッフや異なる分野の支援者たちが情報や目的を共有し，チームとして支援を行うチームアプローチが，生活支援の場において重要となることは前述のとおりである．チームアプローチを円滑に行うためには，**チームマネジメント**に目を向ける必要が出てくる．チームマネジメントとは，人・資源・情報・知識などをチームとして共有し，同じ目標に向かって，異なる教育背景や価値観をもつ多職種が互いに尊重し協働しながらチームを形成・維持し，質の高いサービスを生み出していく活動と考えられている[14)]．

チームでの協働を続けるうえで，職種間の価値観の違いからチーム内に対立や葛藤が生じることがある．また，当事者に対する怒りや嫌悪感などのいわゆる陰性感情がチームスタッフに生じ，支援へのモチベーションが低下し，チームアプローチが停滞することもある．しかし，当事者も含め，価値観の異なる専門職が集まったチームにおいて対立や葛藤が生じるのは自然なことであり，こうした問題を乗り越えることで，チームスタッフの相互理解や問題解決力は向上する．心理職は，集団心理や力動，あるいは患者—支援者間の心理に関して心理学的な知識を有する職種である．チーム内での葛藤の解決や陰性感情への対処，あるいはチームのより良い協働について，カンファレンスなどの話し合いの場で心理学的な知識と理解に基づきチームに示唆を与え，チームスタッフの心理的サポートや支援のモチベーション維持を通じて，効果的なチームアプローチに向けて貢献することが期待される．

6）家族への支援

わが国では当事者が家族と同居している割合が高く，本人を支えるうえでの中心的な役割を家族が担っていることが多い．悪化時の対応や再発への不安，療養や生活支援のほか，社会における統合失調症への不理解や偏見など家族の経済的・心理的負担は大きい．

家族がその負担感から当事者に感情的に巻き込まれ，批判的な感情を強く表すことにより，一緒に過ごしている当事者の再発率が高まることが知られている．そのため，再発予防や家族自身の負担感の軽減に向けて，病気の知識や対処能力を向上させるための心理教育が行われるようになってきた．

家族にも自身の生活や人生があり，問題や困難を抱えながらも自分らしい生活や人生を取り戻していくことは，家族が本人と適切な心理的距離をとることにもつながる．当事者の再発予防と家族自身のリカバリーの両面から，家族が当事者のケアを抱え込まずにすむようなサービスの利用や自身が相談できる場所の確保など，家族を支えていく支援も重要になる．

12章 Q and A

Q1 精神障害を有する人のリカバリーについて，誤っているものを１つ選びなさい．

1. 精神の病を抱えた人が，たとえ病気の症状が完全になくならないとしても，自分らしくいきいきとした生活を取り戻し，病気から立ち直っていく過程やその結果をリカバリーという．
2. 必要なサービスを受けながら，地域で可能な限り自立した生活を送るなかで個人のリカバリーは成し遂げられていく．
3. 病気の症状に左右され，彼らの生活や目標達成が妨げられる状態であったとしても，地域生活において症状の管理は必要ない．
4. 地域生活を支援していくうえでは，当事者の欠陥や病状に焦点を当てるのではなく，さまざまなストレングスに目を向け，彼らが希望や役割，自信を取り戻せるよう手助けしていくことが大切である．
5. 地域生活のなかで，仕事やボランティア，家事などの役割をもち，自分なりの責任を果たしていくことは，個人のリカバリーに通じている．

Q2 地域生活支援における支援者間の連携と心理職の役割について，誤っているものを１つ選びなさい．

1. 当事者が地域で生活を続けていくためには病状と生活の両面の安定が欠かせないため，当事者に関わる保健，医療，福祉などのさまざまな分野の支援者が連携して支援することが必要となる．
2. 人生の過程が進むにつれて，当事者にとって必要な支援が変化してくるため，支援者は生涯発達的な観点を持ちながら新たなサービス・支援者へとつないでいくことが求められる．
3. 心理職は，心理学的な知識をもとに他職種に対して支援に関するコンサルテーションを行ったり，他職種の支援をサポートしたりする役割を果たすことができる．
4. チームアプローチにおいて，心理職は，その専門性からチームマネジメントの面でチームに貢献できることはない．
5. 多職種チームにより当事者への幅広い生活支援を行うACTのサービスでは，それぞれの職種が専門性をいかして支援を行うのと同時に，職種の専門性を超えて多職種との協働を行う．

Q1 **A**…… 3

解説

病気を認識することの難しさから地域生活において治療継続が難しくなることがあるが，支援者は当事者との良好な関係を通じて治療継続を支え，生活維持や目標達成のために服薬することを選択できるよう働きかけることが大切である．当事者が自分らしく充実した生活を送るリカバリーに向かううえで，症状に左右されるのではなく症状の自己管理を意識するようになることが肝要である．

Q2 **A**…… 4

解説

心理職は，集団心理や力動，患者―支援者間の心理について専門知識をもつ職種である．このような心理学的な知識をいかし，チーム内の問題解決やより良い協働に向けチームマネジメントに貢献することが期待される．

文献

1）世界精神医学会　日本精神神経学会漢訳：こころの扉を開く－統合失調症の正しい知識と偏見克服プログラム－，第 1 版，医学書院，2002，pp87-93.

2）平成 21 年度厚生労働省障害者保健福祉推進事業 障害者自立支援調査研究プロジェクト：精神障害者の自立した地域生活を推進し 家族が安心して生活できるようにするための 効果的な家族支援等の在り方に関する調査研究 報告書，特定非営利活動法人全国精神保健福祉会連合会 平成 21 年度家族支援に関する調査研究プロジェクト検討委員会，2010.
https://seishinhoken.jp/files/view/articles_files/src/5.pdf（2020 年 6 月 28 日閲覧）

3）中谷真樹：乏しい病識を持つ人へのアプローチ．精神科治療学，30(9)：1173-1179，2015.

4）世界精神医学会　日本精神神経学会漢訳：こころの扉を開く－統合失調症の正しい知識と偏見克服プログラム－，第 1 版，医学書院，2002，pp120-125.

5）厚生労働省　社会・援護局・障害保健福祉部　2005　相談支援の手引き，第 2 版，第 1 章ケアマネジメントの基本．厚生労働省障害保健福祉主幹課長会議資料
https://www.mhlw.go.jp/topics/2005/04/tp0428-1h/04-2.html（2020 年 6 月 26 日閲覧）

6）厚生労働省：障害福祉サービスの概要．障害福祉サービス等，
https://www.mhlw.go.jp/stf/seisakunitsuite/bunya/hukushi_kaigo/shougaishahukushi/service/naiyou.html

7）マーク・レーガン，前田ケイ監訳：リカバリーへの道　精神の病から立ち直ることを支援する，金剛出版，2005，pp7-22.

8）チャールズ・A・ラップ，田中英樹監訳：ストレングスモデル，第 3 版，金剛出版，2014，pp125-178.

9）渡辺俊之，小森康永：バイオサイコソーシャルアプローチ，金剛出版，2014，pp3-8.

10）伊藤順一郎監修：病棟に頼らない地域精神医療論　精神障害者の生きる力をサポートする（小林茂・佐藤さやか編），金剛出版，2018，pp136-152.

11）西尾雅明：ACT 入門，金剛出版，2004，pp54-60.

12）Tanaka,A, Ueda,T, et al：Recovery process for mentally disabled individuals-A case report of outreach team supporting his community life.: Tottori J Clini Research, 8(2)：156-160, 2017.

13）古村　健，石垣琢磨・他：統合失調症の認知行動療法（CBTp）－多様な地域支援－．認知療法研究，11(2)：136-145，2018.

14）篠田道子：多職種連携を高めるチームマネジメントの知識とスキル，医学書院，2011，pp11-14

（田中聡子）

column

障害者・高齢者の災害支援ー精神保健的立場からー

災害において，障害者・高齢者はいわゆる「災害弱者」とされる．緊急避難が困難で直接被害を受けやすいことに加え，災害後も避難所生活や社会福祉資源の損壊に伴う生活環境の激変によって障害の悪化やADLの低下に至る．2011年の東日本大震災では，直接死者の3分の2，「震災関連死」の9割を高齢者が占めた．震災関連死には自殺も含まれている．

国は災害弱者への支援として，2005年に障害者，高齢者等を「災害要援護者」と定め，自治体に要援護者名簿の作成や，福祉避難所の設置を求めた[1)]．また，2014年の災害対策基本法の改正を契機に，災害福祉派遣チーム（DWAT，またはDCAT）の構築を促した．さらに2018年には，「災害時の福祉支援体制の整備に向けたガイドライン」を策定し，災害時における福祉支援体制の構築の推進を目的に，ネットワーク整備やDWAT活動の詳細内容など，各都道府県が取り組むべき基本的内容について通知した[2)]．しかし，これら災害時の福祉支援活動については，災害医療に比べて周知が足りない，統一的な訓練システムがない，チーム参加者はボランティア扱いとなるなどの問題が山積している[3)]．一方で，高齢者の災害支援については，介護保険制度と地域包括ケアシステムの発展に伴い，要援護高齢者の同定など，支援活動の質が改善したことも報告されている[4)]．

精神障害者への災害支援については，2013年に災害派遣精神医療チーム（Disaster Psychiatric Assistance Team；DPAT）が組織され，統一した訓練・活動体制が全国的に可能となりつつある．しかし，DPATの活動は患者搬送，診療代行などあくまで災害後の急性期精神医療支援が中心で，中長期の保健福祉活動は想定されていない．筆者らがDPATとして参加した2015年の熊本地震，2019年の台風19号による水害では，避難所でせん妄状態となった認知症高齢者や歩行困難な独居高齢者，生活保護支給が切れた統合失調症患者など，精神医療よりもむしろ心理支援，ケースワークを含む福祉支援が必要な人が多かった．さらに，多数の健常被災者支援に忙殺される保健師よりも，包括支援センターの職員と協働することが多く，しばしば支援者同士でも保健と福祉の立場で活動方針が異なること，精神障害者支援においては福祉関係者の存在が必須であることを認識した．

このような課題をふまえ，地域の心理・福祉関係者が主役となって精神保健福祉の支援にあたる災害後中長期の新たな支援体制が検討されている[5)]．精神保健福祉の立場からいえば，災害後の障害者・高齢者に最も必要な支援は，心理と福祉のケアである．今後多くの公認心理師やケースワーカーが障害者・高齢者のための災害時精神保健福祉支援活動に参加いただけることを，切に願っている．

文献

1) 災害時要援護者の避難対策に関する検討会：災害時要援護者の避難支援ガイドライン，2005.

2) 厚生労働省社会・援護局長：災害時の福祉支援体制の整備について．社援発0531第1号，2018.

3) 堀内真一：災害時の福祉支援体制構築に向けた基本的考察．社会デザイン学会誌 10：45-55，2018.

4) 和気純子：震災と高齢者ー地域包括ケアと福祉コミュニティ形成ー．学術の動向，2013，pp27-33.

5) 災害派遣精神医療チーム（DPAT）と地域精神保健システムの連携手法に関する研究班：災害後の自治体における中長期の精神保健医療福祉体制ガイドライン，2021.

（太刀川弘和）

13章 認知症

到達目標

- さまざまなタイプの認知症の特徴を理解する．
- 認知症のアセスメントの方法を理解する．
- アセスメントに基づく心理支援を習得する．

CASE

アルツハイマー型認知症の診断を受けている85歳の鈴木まさ子さん（仮名）は，1週間前にグループホームから特別養護老人ホームに入居しましたが，最近はリビングや居室で繰り返し大声をあげることが多くなっていました．

鈴木さんは手を動かすことはできましたが，以前の転倒による骨折の影響で歩くことはできず，介護職員に車椅子を押してもらって移動をしていました．また鈴木さんの認知症は重度で，簡単な言葉を理解することはできましたが，表出できる言葉がかなり限られていました．視覚や聴覚に目立った障害はありませんでしたが，要介護度は5で，日常生活活動（ADL）では移動，更衣，食事，排泄，入浴とほぼ全介助でした．抗認知症薬を服用していましたが，最近の服薬の変更はありませんでした．

鈴木さんの大声が多くなってきたことが原因で，他の入居者も気分を害し，老人ホームの入居者間でのトラブルに発展することも増えました．また他の入居者とのトラブルにより，鈴木さん自身の興奮や被害妄想につながることもありました．鈴木さんにとっても，周りにいる入居者や職員にとっても，この大声による負担が非常に増えていました．

〔キーワード〕認知症，中核症状，認知症の行動・心理症状（BPSD），アルツハイマー型認知症，レビー小体型認知症，脳血管性認知症，前頭側頭型認知症，薬物療法，非薬物的アプローチ，機能分析

INTRO

わが国における認知症の人の数は2012年時点で約462万人，2025年には700万人前後になると推計されている[1]．認知症とは一旦正常に発達した脳の知的な働きが，後天的な（生まれてからしばらくたってから起きた）病気などによって，持続的に低下し，日常生活に支障をきたす状態をいう．つまり単に物忘れをするだけでは認知症とはいえず，生活に何らかの支障が出てはじめて認知症とされるのである．CASEでも単に物忘れがあるということではなく，大声によって周りにいる他の入居者や職員，そして本人にも大きな影響が出ていることがわかる．

このような認知症の原因となる疾患はさまざまなものがある．最も代表的な疾患はアルツハイマー病で，全体の約半数を占めるといわれている．そのほかにもレビー小体型認知症など原因により特徴的な症状もそれぞれ異なっている．

認知症の症状は中核症状とBPSD（behavioral and psychological symptoms of dementia）の大きく2つに分けることができる．より負担が大きく認知症ケアの大きな課題となっているBPSDへの対応としては，薬物療法と心理支援をはじめとする非薬物的なアプローチがあるが，抗精神病薬の使用による深刻な副作用も懸念されており，現在では非薬物的アプローチを治療の第一選択にすべきとされている．また，認知症の人の脳や身体的な変化，つまり生物学的視点だけでなく，本人の心理的状態や体験世界（心理的視点）や，周囲の人も含めた環境と本人のつながり（社会的視点）のすべてを総合的に考慮した，生物・心理・社会的なアプローチが目指されている．

1．支援を考えるうえで確認しておきたいこと

1）加齢による物忘れと認知症の違い

誰でも年をとるに従って，物忘れはするようになる．しかし重要なのは，そのような加齢による単なる物忘れと，認知症は違うということである．単なる物忘れでは，日常生活に支障をきたすことはない．物忘れの程度が軽く，重要なことは覚えていられるからである．また出来事の細部は思い出せなくても，体験そのものは覚えている．たとえば，昨日の夕飯に何を食べたかは思い出せなくても，夕飯を食べたこと自体は覚えていたり，誰かにヒントを与えられると思い出すことができる．

一方で認知症では，記憶障害などの認知機能の障害により日常生活に支障が出てくる．たとえば夕食を食べたこと自体を忘れてしまい，「食べさせてもらっていない」と何度も訴えて家族と口論になったりする．施設に家族が定期的に会いに来てくれていることを覚えておらず，自分が家族から捨てられたと思い，「家族に電話をさせてくれ」と一日に何度も訴えてくるということもある．また料理をしていることを忘れ，何度も鍋を焦がしたり，慣れているところでも道に迷ってしまったりなど安全面でも支障が出てくる．

2）認知症の症状

認知症の症状は，**中核症状**（**認知機能障害**）と認知症の**行動・心理症状**（behavioral and psychological symptoms of dementia；**BPSD**）に大きく分けることができる**[図**

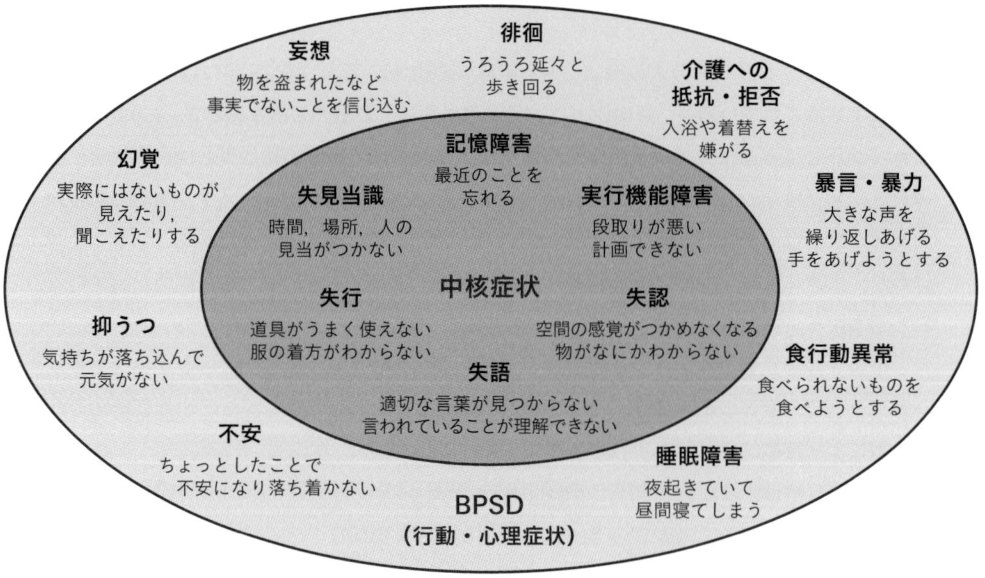

［図 13.1］ 中核症状と BPSD

13.1］．中核症状は，脳の障害から直接的に起こる症状であり，たとえば記憶障害（特に数分から数日たった後に思い出す機能である近時記憶の障害）や失見当識，失語，失行，失認，実行機能障害などが含まれる．

一方，BPSD は中核症状がある人の周囲の環境が悪かったり，そのときの体調や心理状態が不安定であるなど，悪い条件が重なることで起こる二次的な症状である．BPSD としては，たとえば行動面の症状として徘徊や暴言・暴力，収集などが，心理面の症状として不安や抑うつ，幻覚，妄想などがあげられる．ほぼすべての認知症の人にいずれかの病期で BPSD が発症するため，認知症の人を介護・看護するほとんどの人が BPSD に対応しなければならないということになる．

このように頻度の高い BPSD であるが，介護者だけでなく本人にとっても中核症状以上に影響や負担が大きいことが知られている．介護者への影響としては，介護者のストレスや抑うつを増加させ，生活の質（quality of life；QOL）を低下させる[2-4]．そして治療費や介護サービス費が増加する一方で，介護により仕事を続けられなくなる場合もあり，収入が減り，介護破綻といった状態に追い込まれることもある．本人への影響としては，BPSD があると合併症や死亡率が増加するということや[5]，QOL が低下したり，在宅生活の人であれば入院・入所を早めたりする要因となる[6]．ただし脳の障害から直接的に起こる中核症状は改善することが難しい一方で，BPSD は環境面や身体的・心理的な状態を整えることで改善できる可能性があるという点で，心理支援の果たす役割が大きいといえる．

3）原因疾患

認知症には，その原因となる疾患によりさまざまな種類がある．なかでも最も多いのが**アルツハイマー型認知症**で，認知症全体の約 50% を占める．次いで**脳血管性認知症**が約 20%，**レビー小体型認知症**もそれと同程度みられる．これらの認知症で認知症全体の大半を占めるため，3 大認知症といわれたり，**前頭側頭型認知症**を加えて 4 大認知症といわれることがある．また脳血管の障害によっておこる脳血管性認知症に対して，アルツハイマー型認知症やレビー小体型認知症，前頭側頭型認知症は脳の神経細胞の緩徐な変化によって生じるため**変性性認知症**と呼ばれる．そのほかにも認知症の原因となる疾患はさまざまあり，認知症の種類は数十種類にもなるといわれている．これらの認知症ではその種類により症状が異なり，対応や注意しなければならないことも異なってくるため，以下では代表的な認知症についてタイプ別に解説を行う．

(1) アルツハイマー型認知症

アルツハイマー型認知症は，前述のとおり認知症全体の約50%と最も多い認知症として知られている．その原因の仮説として，脳内でのある種のタンパク質の異常な蓄積が考えられているが，その他の原因仮説もあり，発症の原因や機序の解明が待たれている．

アルツハイマー型認知症の初期症状としては，記憶障害，とくに最近の出来事を忘れてしまうことがあげられる．記憶障害から始まり，日付や曜日などが不確かになる時間の見当識障害や，場所がよくわからなくなり，道に迷うことが多くなる場所の見当識障害もみられる．また物事の計画や段取りを立てられなくなる実行機能障害が比較的早い時期からみられ，徐々に料理のレパートリーが少なくなり，得意だった人も毎日単純な料理ばかりになることもある．言語にも障害が現れ，早期には人や物の名前が出てこないことが多くなり，徐々に複雑な内容の話ができなくなり，使える単語も少なくなっていく．経過は比較的ゆるやかではあるが，確実に進行し，自分でできることが徐々に少なくなる．そして日常生活に支障がでることが多くなり，それに従って介護が必要な場面も多くなっていく．

またアルツハイマー型認知症の人は，記憶や判断の障害により，質問に答えられないときにしばしば正しい答えをさも知っているかのような態度を示したり，間違えても言い訳をして取り繕うことが多くみられる．これにより本人に日常的に接していない人には，病気であることがわからなかったり，一方で毎日介護している人をいらだたせることがある．また自分が病気であるという認識（病識）が失われ，自分の能力を過大に評価するようになることも特徴的である．特徴的なBPSDとしては物盗られ妄想や，徘徊などがみられる人もおり，介護負担を著しく増加させる原因となる．

(2) 脳血管性認知症

脳血管性認知症は，脳の血管の障害が原因で発症する認知症の総称である．脳梗塞によるものが最も多く，脳出血によることもある．梗塞や出血の起こった領域の脳機能は低下するが，その他の領域の脳機能は比較的正常に保たれるため，低下する認知機能と低下しない認知機能がはっきりと分かれることになる．このようなことから**まだら認知症**と呼ばれることもある．

その他の症状としては，ちょっとしたことで泣いたり，大笑いしたり，怒ったりする感情失禁や，うつ状態がみられることがある．また神経症状として，片麻痺や構音障害を伴うこともある．経過としては，高齢者は小さな梗塞を繰り返すことがあり，そのたびに階段状に増悪することが多い．

脳血管性認知症で重要なことは，脳梗塞や脳出血の再発を予防することである．そのためには高血圧や糖尿病，高脂血症などの生活習慣病を改善，コントロールすることが必要である．つまり喫煙や大量飲酒，運動不足などの生活習慣を改善することが重要となる．日本でも以前はアルツハイマー型認知症よりも脳血管性認知症の割合が高かったが，近年の生活習慣病への意識の高まりもあり，その割合がアルツハイマー型認知症よりも低くなってきた経緯がある．

(3) レビー小体型認知症

αシヌクレインというタンパク質が脳の神経細胞内に異常にたまったもの（レビー小体）が，主に脳幹《のうかん》に現れるとパーキンソン病になり，大脳皮質に現れるとレビー小体型認知症になる．レビー小体型認知症を発見したのが日本の医学者，小阪憲司氏であることもあり，日本でも研究が盛んに行われている．

初期の症状としては，実際にはないもの（虫や小動物，子どもなど）がありありと見える幻視や，それに伴う妄想，うつなどが現れることが多い．特徴的な症状としては，前述の①「幻視」に加えて，②日や時間帯によって，頭がはっきりしている状態とボーッとしている状態，おかしなことを言ったりする状態などが入れ替わり起こる「認知機能の変動」，③手足や筋肉のこわばり，動きの鈍さ，小股歩行《こまたほこう》などといった身体的症状をきたす「パーキンソン症状」，④寝ているときに大声をあげたり，動き出したり，暴れたりする「REM睡眠行動障害」があげられる．これらの症状により介護負担が大きくなることがあり，薬に対する過敏性もあるので注意が必要である．

基本的な対応として，幻視に対しては，実際に存在しなくても，本人にとってはしっかりと見えているので，否定するのではなく，落ち着いて本人の話を聴くことや，幻視が見えている周りの環境を変えてあげることが重要である．またパーキンソン症状により転倒が起こることも多いため，足元の環境を整えることが重要である．

レビー小体型認知症は，初期には脳の萎縮があまり目立たないこともあり，アルツハイマー型認知症や統合失調症，うつ病などと誤診されることが少なくない．根本治療薬はみつかっていないが，抗認知症薬により進行を遅らせることができ，これらの点から専門医による早期診断，早期治療が重要といえる．

(4) 前頭側頭型認知症

前頭－側頭葉に原発性の変性を有する前頭側頭葉変性症＊[1]の一類型である．神経細胞内でのある種のタンパクの異常な蓄積が原因とされている．特に（行動障害型）前頭側頭型認知症では，感情や意欲，関心，行動の制御に関与している前頭葉の萎縮が強く現れる．そのため行動や感情のコントロールがきかなくなり，万引きのような軽犯罪行為を繰り返すなど社会のルールを守らなくなることがある．そのため介護負担が大きくなることも一般的である．

特徴的な症状として，周囲の迷惑を考えられず，自分のしたいことをしてしまう行動は“わが道をいく行動”と呼ばれる．またこだわりが強くなったり，毎日同じ時間に同じことをしたりするようになる人もいる．同じものを食べ続けたり，食事量が増えたり，甘いものを好むようになることもある．見えたものにすぐに反応してしまうなど，周囲の環境からの影響を受けやすくなる被影響性の亢進がみられることもある．このような脱抑制や共感性の欠如，常同行動により，人格が変わってしまったように見受けられることもある．

この種の認知症において重要な点として，比較的若年の40～50歳代で発病することがあるため，働き盛りの場合には家計に深刻な影響を及ぼすこととなる．初期には記憶障害が軽いために認知症と診断されず，一方で異常な行動が起こるため，社会生活を送るう

＊1 前頭側頭葉変性症には，①前頭葉の萎縮が強く，行動や感情のコントロールがきかなくなる「（行動障害型）前頭側頭型認知症」のほか，②側頭葉の萎縮が主で，言葉の意味がわからなくなる語義失語が特徴的である「意味性認知症」，③話がぎこちなくなる非流暢性失語が特徴の「進行性非流暢性失語」がある．

えで大きな問題となることがある．

現在のところ前頭側頭型認知症を根本的に治療したり，進行を止めたりできる薬はない．社会のルールを無視し，迷惑となるような行動がみられた場合，生活環境を調整したり，場合によっては短期入院をすることで，その行動を別のより許容できる行動に変容するというアプローチがとられることがある．

(5) その他の認知症

前述したとおり，認知症の種類は，4 大認知症以外にも数多く存在する．たとえば感染症では，エイズやクロイツフェルト・ヤコブ病，梅毒，インフルエンザなどによる脳炎でも脳神経細胞が脱落し，認知症がおこる．ここではそのなかでも早期の診断が特に重要である**治療可能な認知症**（treatable dementia）についてふれる．

アルツハイマー型認知症をはじめ，認知症の多くは回復が困難である．しかし，ここでふれる正常圧水頭症や慢性硬膜下血腫による認知症は，適切な治療により回復の可能性があるものとして知られている．

正常圧水頭症は，脳を保護する髄液の循環が滞り，脳室などに脳脊髄液がたまりすぎてしまい，脳が圧迫されることでさまざまな症状が起こる．歩行障害・認知症・尿失禁の 3 つが主症状で，早期・軽症のうちに余分な髄液を逃がすシャント手術を行うことで症状の改善が期待できる．

慢性硬膜下血腫は，頭蓋骨の下にある脳を覆っている硬膜と，脳との隙間に血（血腫）がたまる病気で，血腫が脳を圧迫してさまざまな症状が現れる．頭部を打撲した後，数週間以上経過してから症状が現れることが多い．症状としては，頭痛や歩行障害，認知症がみられることがあり，こちらも早期に血腫を取り除く手術を行うことで症状の改善が期待できる．

そのほかにも甲状腺機能低下症やビタミン B_{12} の欠乏によっても認知症がおこることがある．これらはいずれも治療が早期・軽症であれば効果が期待できる．そのためできるだけ早い時期に正確な診断と，それに応じた適切な治療を行うことが重要となる．

4）軽度認知障害

正常と認知症の間のグレーゾーンの状態のことを**軽度認知障害**（mild cognitive impairment；**MCI**）という．物忘れなど認知機能の障害が目立って正常とはいえないが，まだ日常生活に大きな支障をきたしていないような状態である．日本ではこの MCI の人が 2012 年時点で約 400 万人いると推計された[7]．MCI からはアルツハイマー型認知症だけではなく，レビー小体型認知症など他の認知症に進行することもある．また MCI の人のなかには，進行して認知症になる人もいれば，逆に正常老化の範囲内に戻る人もいる．そのようなこともあり近年注目され，研究が進められている．

5）若年性認知症

認知症は，加齢が一つの危険因子であるため一般的には高齢者に多いが，65 歳未満で発症した場合に，**若年性認知症**といわれる．全国に約 35,700 名の若年性認知症の人がいることが推計され，働き盛りで発症することで，本人だけでなく家族全体への影響が大きいにも関わらず，その支援体制が十分でないことが国や自治体，企業も含めた社会全体の課題となっている．また，子育てや親の介護と時期が重なる場合もあり，ダブルケア，トリプルケアとも呼ばれ，介護者の過重負担となる．若年性認知症の原因疾患の割合として最も頻度が高いのがアルツハイマー型認知症で52.6%，次いで脳血管性認知症17.1%，前頭側頭型認知症9.4%，外傷による認知症4.2%，レビー小体型認知症／パーキンソン病4.1%，アルコール関連障害2.8%である[8)].

2. アセスメントの方法

認知症の心理アセスメントとしては，認知機能やBPSDの状態を評価するための標準化された尺度を用いるアセスメント方法がある．また特にBPSDについては，問題となっている行動を軽減するために，その行動の機能を分析するアセスメント方法がある．これを**機能分析**というが，これについては心理支援と一体化したアセスメント方法であるため，次節で示すこととする．ここでは認知機能やBPSDの状態を評価するための標準化された尺度を用いたアセスメント方法について取り上げる．

1）認知機能のアセスメント

認知機能のアセスメントに関しては，認知機能障害の疑いがある人を見つけ出すための**スクリーニング検査**と，認知症の進行を評価する**重症度評価**がある．

評価を行う方法としては，検査法と行動観察法がある．検査法はテストを行うため客観的な評価が可能であるが，対象者の負担が大きい．また検査者には，検査に関する知識とスキルが必要となる．一方で行動観察法は，対象者の観察や介護者からの情報により評価を行うため対象者の負担は少ないが，評価が主観的になる可能性があるため注意が必要である．

（1）認知症のスクリーニング検査

認知機能の検査である改訂長谷川式簡易知能評価スケール（HDS-R）とMini-Mental State Examination（MMSE）の2つのスクリーニング検査尺度を取り上げる．

①改訂長谷川式簡易知能評価スケール（HDS-R）[9)]

認知症のスクリーニングを目的として日本で開発された尺度である．検査者との会話のなかで実施することができ，設問数が少なく10分程度で施行可能な簡便さと精度の高さから，臨床現場で広く用いられている．疲労がでやすい高齢者にとって短時間で検査が実施できることは大きな利点である．「年齢」「日時の見当識」「場所の見当識」「単語の即時記銘（直後再生）」「計算」「数の逆唱」「単語の遅延再生」「物品記銘」「言語の流暢性」の9項目の設問から構成されており，30点満点で評価される．得点が低いほど認知機能の障害が重度であることを示し，20点以下が認知症疑いとされる．

② MMSE[10)]

HDS-Rと同様，スクリーニングを目的として国際的にはMMSE（Mini-Mental State Examination）が広く用いられている．内容は「時間の見当識」「場所の見当識」「物品名の即時記銘（直後再生）」「計算」「物品名の遅延再生」「物品名の呼称」「文章の復唱」「3段階の命令実行」「文章の理解」「文章作成・書字」「図形模写」の11項目の設問から構成されている．「3段階の命令実行」「書字」「図形模写」といった，書いたり，体を動かしたりする必要がある項目も含まれている点がHDS-Rとの違いとしてあげられる．実施はやや煩雑になるが，体の動きを確認することもでき，言語性の検査のみからなるHDS-Rよりも幅広く認知機能を評価することができる．30点満点で，得点が低いほど認知機能の障害が重度であり，23点以下が認知症疑いとされる．なお，MMSEの得点は教育年数の影響を受けることが知られており，診断や解釈をする際にはそのような点を加味して慎重に行う必要がある[11)]．

(2) 重症度の評価

認知症であるか否かを評価することに加えて，認知症の進行を評価することも重要である．認知症の進行を評価する重症度評価では，重度の認知症までを評定する必要があるため，基本的には行動観察法により評価されることが多い．ここでは国際的にもよく用いられる代表的な評価尺度である臨床認知症評価尺度（Clinical Dementia Rating；CDR）とFunctional Assessment Staging（FAST）を紹介する．

①臨床認知症評価尺度（CDR）[12)]

認知症である本人への面接と，本人をよく知る介護者からの聞き取りにより，①記憶，②見当識，③判断力と問題解決，④社会適応，⑤家族状況および趣味・関心，⑥介護状況の6項目それぞれについて，5段階で重症度を評価する．そしてそれらを総合して，健康（CDR 0），認知症の疑い（CDR 0.5），軽度認知症（CDR 1），中等度認知症（CDR 2），高度認知症（CDR 3）のいずれかに重症度が評定される．近年の研究では，CDR 0.5をMCIとして捉えて用いられることもある．

② FAST[13)]

FASTはアルツハイマー型認知症の進行の程度を，日常生活活動の障害の程度によって7段階に分類したものである．本人をよく知る介護者や家族からの情報に基づいて評価する．これにより現在の病期や，今後どのように症状が進んでいくかを知ることができる．FASTでは，認知症が高度に進行した状態についても細かく下位の段階が示されているため，重度の認知症の人の評価を詳細に行うことができる．たとえば，不適切な着衣があったり，失禁するようになるとステージ6，使える言葉が数語に限定されてきて会話が難しくなったり，歩行が難しくなってきたりするとステージ7の最重度の段階とされる．

2）BPSDのアセスメント

BPSDに関しては，対象者の観察や介護者からの情報収集を行う行動観察法によってアセスメントが行われる．以下で国際的にもよく用いられる代表的なBPSDの評価尺度であるNPI（Neuropsychiatric Inventory）とCMAI（Cohen-Mansfield Agitation Inventory）について紹介する．

① NPI[14)]

NPI（Neuropsychiatric Inventory）は脳病変を有する患者の精神症状を評価することを目的に開発された．10項目の精神症状（妄想，幻覚，興奮，うつ，不安，多幸，無関心，脱抑制，易怒性，異常行動）の有無，頻度（0～4の5段階），重症度（0～3の4段階）を評価するもので，夜間行動，食行動の異常の2項目を追加した12項目版もある．さらに介護者に与える負担の程度を評価する項目が追加されているNPI-D（Caregiver Distress Scale）や，施設入居者を対象とするNPI-NH（Nursing Home Version），聞き取りによる評価ではなく質問紙によるアンケート調査方式の

NPI-Q（Brief Questionnaire Form）などさまざまなバージョンが開発されている．

② **CMAI** [15,16]

CMAI（Cohen-Mansfield Agitation Inventory）では認知症高齢者にみられる行動障害29項目の出現頻度を7段階で評価する．大きくは攻撃的行動と非攻撃的行動の2つのカテゴリーからなる．他の評価尺度は専門家が用いることを前提としているのに対して，CMAIはケアスタッフや家族であっても用いることができるように，たとえば「たたく」や「あてもなくウロウロする」のように具体的でわかりやすい行動として項目が示されている．

3．心理支援の方法

認知症に関する心理支援としては，まずその対象として認知症である**本人への心理支援**と，**介護者への心理支援**に大別される．そして認知症である本人への心理支援としては，中核症状（認知機能）やBPSD，ADL，気分などへの心理支援がある．「1．2）認知症の症状」でも示したとおり，中核症状以上にBPSDは介護者だけでなく本人にとっても，負担や影響が大きい．BPSDは認知症ケアにおける重要な課題となっており，多くの研究がなされているため，ここではBPSDへの心理支援について取り上げることとする．

BPSDへの対応方法としては，**薬物療法**と，心理支援をはじめとした**非薬物的なアプローチ**の2つに大別される．しかし抗精神病薬の使用による深刻な副作用も懸念されており，非薬物的アプローチを治療の第一選択にするべきということが各種BPSDマネジメントのガイドラインで推奨されている[17]．

1）BPSDに対する心理支援をはじめとした非薬物的なアプローチ

心理支援をはじめとした非薬物的なアプローチの種類も多様化してきており，分類の仕方もさまざまある．一例をあげると，① BPSDが起こらないようにするための予防的なアプローチと，② BPSDをよく起こす人に対する介入的アプローチに分ける考え方があり，それぞれのなかに各種の心理支援を分類するとわかりやすい **[表13.1]**．①予防的アプローチにはリアリティ・オリエンテーション（reality orientation；RO）や，回想法，バリデーション，運動療法，多感覚刺激，認知活性化療法（cognitive stimulation therapy；CST），アロマセラピー，音楽療法，環境調整などがあげられる．一方，②介入的アプローチとしては，機能分析（ABC分析）に基づく行動マネジメント，欲求を基盤とした治療，認知行動療法，対人関係療法などがあげられる．

近年，［表13.1］にあげたような非薬物的なアプローチについても，実証的な研究が積み重ねられてきており，対象者への適性や個別性を考慮して実施することで，より効果を高められる可能性も指摘されている．今後さらに質の高い研究により，その効果が実証されることが期待されている．そしてこれまで行われてきた質の高いレビューから，特に介入的なアプローチのなかでは，機能分析（ABC分析）に基づく行動マネジメントが有望とされている[18]．

［表 13.1］ BPSD に対する予防的アプローチと介入的アプローチ

予防的アプローチ	
・リアリティ・オリエンテーション（reality orientation；RO）	見当識に関連する認知機能の改善を目的として，リハーサルや具体物によるプロンプトを用いるアプローチ
・回想法	個別に，あるいはグループで，過去の体験について語り合う活動．写真，なじみの物，視覚，聴覚，においなど，感覚的な刺激をともなった材料が，記憶を想起するきっかけとして用いられる
・バリデーション	当事者の現実認識や精神世界を受け入れることを一般原則としている
・運動療法	ウォーキングやボール遊びなどの運動で，うつや行動障害の改善を目的としたアプローチ
・多感覚刺激（たとえばスヌーズレン）	特別な設計が施された部屋で，光，音，触覚などの刺激を使って，コミュニケーションの機会を増やし，生活（感覚）の質を改善する
・認知活性化療法（cognitive stimulation therapy；CST）	クイズ，ゲーム，テーマに沿ったおしゃべりを通じて，認知機能全般に働きかけることに加え，社会機能の改善や維持に焦点をあてたアプローチにより認知機能と QOL の双方に効果が示される．
・アロマセラピー	エッセンシャルオイルを使った，スタッフとの関わりを通じた感覚的な体験．オイルはマッサージや入浴の場面で塗られる
・音楽療法	一般的にウェルビーングを高めるために，音楽を演奏したり，聴いたりするもの．運動療法のなかで行われる場合もある
・環境調整	環境的な手がかり，目印，レイアウトを用いて，コミュニケーションや運動を促し，楽しいと感じてもらえるようにして，見当識の問題を軽減しようとするもの
介入的アプローチ	
・機能分析（ABC 分析）に基づく行動マネジメント	学習理論に基づき，行動の先行条件や結果を操作して，介入を考えたり実行したりする
・欲求を基盤とした治療	BPSD は欲求が満たされていないことのあらわれだという考え方に基づく介入法
・心理療法	認知機能の障害が重度でない場合に，認知行動療法や対人関係療法などが適している可能性がある

（文献 19 および 20 をもとに一部加筆して作成）

2）機能分析

問題となっている行動（BPSD）を減らしたり，その場に合った適切な行動を増やしたりするための介入を考える際に，その行動の機能分析を行う．機能分析の「機能」とは，行動がもっている「働き」や，行動の「意味」と考えるとよい．

ヒトを含め，動物の行動では，特定の環境下（先行条件，Antecedent：A）において，ある行動（Behavior：B）を起こした直後に，特定の結果（Consequence：C）が伴う．この特定の結果 C が，それ以後の類似した状況 A で，その行動 B が起こる確率に影響を与える．増やしたい行動や減らしたい行動（標的行動：B）のきっかけ（A）や維持要因（C）を，この A-B-C の枠組み（**三項随伴性**という；**［図 13.2］**）にそって明確にしていくのが**機能分析**（**ABC 分析**）である．つまり機能分析とは，行動の「前後」の状況をアセス

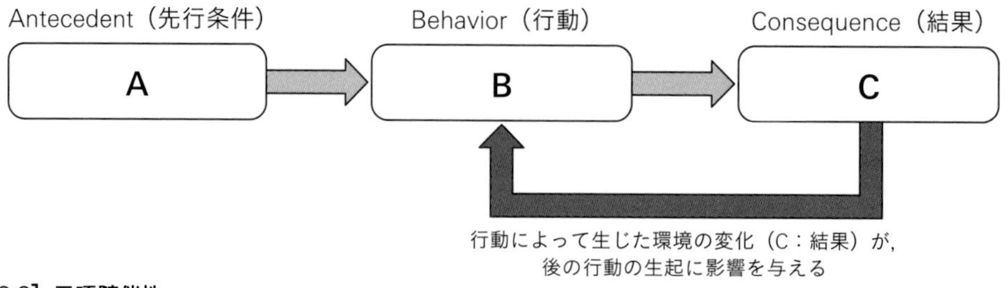

［図 13.2］ 三項随伴性

メントすることで行動がもつ意味や働きを調べる，あるいは行動の原因を調べる方法ということができる．

そして機能分析に基づく介入やケアの方法としては，機能分析により明らかにした行動の原因への対応を行うことが基本となる．つまり問題となっている行動を減らすには，そのきっかけ（A）や結果（C）となっている状況を変える，もしくは取り去るようにする．そして望ましい行動を増やすには，そのきっかけを与え，好ましい結果を伴わせることが重要である．機能分析は原因疾患によらず，一貫した手続きで BPSD に対する個別的な対応方法を導き出せる点が特徴である．なお具体的な使用例などについては紙面の都合上，他書[19-21]を参照していただきたい．

3）介護職員研修（スタッフ・トレーニング）

介護施設における介護職員研修も，これまで多くの研究がなされており，介護職員のケアの質を改善する有望なアプローチであることが示唆されてきた．介護職員研修としては，その目的により，コミュニケーションの改善に関するものや，認知症の行動・心理症状（BPSD）への対応に関するもの，QOL の改善に関するもの，職員の知識や態度の改善に関するものなどさまざまな研修が存在している．そして，これらのなかでも BPSD への対応に関する研修は特に効果が高いとされ，有害事象が懸念される薬物療法に対する代替となることが期待されている．

この BPSD への対応に関するスタッフ・トレーニングにおいては，特に米国ワシントン大学の Teri らによって開発された **Staff Training in Assisted living Residences**（**STAR**）が注目されている．STAR はマニュアルに基づいて実施される数少ない研修プログラムであり，かつ小規模ながら質の高い研究でその効果が実証されているためである[22]．STAR をはじめとする介護職員研修のなかで，心理職は研修を実施したり，スーパーバイザーとしての役割をはたすことも多い．

STAR の研修内容のなかでも中心となっているのが「BPSD に対する ABC 分析」であり，これは前述の機能分析（ABC 分析）に基づいて BPSD の理解やそのマネジメントについて学ぶ内容となっている．つまり，なぜ認知症の人が BPSD を起こしているのか，どのようなことが原因となっており，どのように対応すればよいかを学ぶ．

4）家族介護者への支援

介護者への支援についても，これまでさまざまな取り組みや研究が行われてきているが，大まかに分類すると，心理教育（介護者の知識やスキル向上のための介入），心理的サポート（介護者を孤立させないような支援やカウンセリング），ピアサポート，サービス調整のためのケース・マネジメント，レスパイト・ケア，認知症や介護に関する情報提供などがあげられる．また近年の情報技術の発達により，これらの支援を行う手段として，直接の対面による支援に加えて，遠隔による支援（ビデオ，電話，メール，Web，オンライン TV 会議システム）という方法も用いられるようになってきている．ビデオなどによる一方向性の教育よりも，双方向によるやりとりがあるほうがより効果的とされる[23)]．

心理職は家族介護者に対しては，特に心理教育やカウンセリングといったかたちで支援を行うことが多い．

5）認知症ちえのわ net[24)]

認知症ちえのわ net は，認知症の人におこるさまざまな症状に対する対応法の「うまくいく」確率を公開するサイトで，認知症のケアに悩みを抱えている人同士が情報共有することができる．つまり介護者がケアのなかで実施した情報を投稿し，「うまくいった」「うまくいかなかった」という情報を，同じようにケアで悩んでいる方と共有し，認知症のケアについて伝え合うことができるのが特徴である．

また，このサイト内には認知症の専門医や心理職等からなる研究チームにより開発した認知症対応方法発見チャートも用意されている．これは質問に答えながら症状の原因を探し，対応方法をみつける道筋を示すもので，前述の機能分析（行動分析）をもとにしている．一般の家族介護者や経験がまだ不十分な介護スタッフであっても，対応が困難な症状に対して機能分析に基づくおすすめの対応が提案される仕組みになっている．

13 章 Q and A

Q1 次の文章で内容が誤っているものを 1 つ選びなさい．

1. 治療によって改善を期待できる場合もあるため，認知症の早期診断・早期治療は大切である．
2. 認知症である本人にとっても介護者にとっても中核症状は BPSD よりも負担が大きい．
3. 認知症のタイプはさまざまあるが，最も多いのがアルツハイマー型認知症である．
4. レビー小体型認知症では幻視が特徴的な症状としてあらわれることがある．
5. MCI の人のなかには，進行して認知症になる人もいれば，逆に正常老化の範囲内に戻る人もいる．

Q2 次の文章で内容が誤っているものを 1 つ選びなさい．

1. 2019 年 6 月に関係閣僚会議でとりまとめられた認知症施策推進大綱では，共生と予防が掲げられている．
2. 2017～2019 年度に実施された調査によると，若年性認知症の原因としてもっとも多いのはアルツハイマー病である．

3. 認知機能検査の結果だけでは認知症の診断は確定しない．
4. 認知症の行動・心理症状のことを BPSD という．
5. BPSD への対応を考える場合，まずは薬物療法を検討する．

Q1 **A**…… 2

解説

1. 正常圧水頭症や慢性硬膜下血腫などによる認知症は，適切な治療により回復の可能性があるものとして知られているため，認知症の早期診断・早期治療は大切である．
2. 負担は BPSD のほうが大きいといわれている．
3. 最も多いのはアルツハイマー型認知症で，全体の約半数を占めるといわれている．
4. レビー小体型認知症では幻視のほか，認知機能の変動，パーキンソン症状，REM 睡眠行動障害が特徴的な症状として現れることがある．
5. MCI の人のなかには，進行して認知症になる人もいれば，逆に正常老化の範囲内に戻る人もいるため，介護予防や認知症予防のために研究が進められている．

Q2 **A**…… 5

解説

1. 2019 年 6 月の認知症施策推進関係閣僚会議においてとりまとめられた「認知症施策推進大綱」では，認知症の「予防」とともに，認知症になっても住み慣れた地域で暮らし続けられる「共生」が掲げられている．
2. 若年性認知症の原因疾患の割合として最も頻度が高いのがアルツハイマー型認知症で 52.6%，次いで脳血管性認知症 17.1%，前頭側頭型認知症 9.4%，外傷による認知症 4.2%，レビー小体型認知症／パーキンソン病 4.1%，アルコール関連障害 2.8% であることが明らかにされた．
3. 認知機能検査だけではなく，画像検査や血液検査，尿検査，問診，行動観察などにより総合的に診断を行う．
4. 認知症の症状は，中核症状（認知機能障害）と認知症の行動・心理症状（behavioral and psychological symptoms of dementia；BPSD）に大きく分けることができる．
5. BPSD への対応を考える場合，まずは非薬物的アプローチを検討し，効果が得られない場合に薬物療法を検討することが重要である．

文献

1）厚生労働省：日本における認知症の高齢者人口の将来推計に関する研究．厚生労働科学研究費補助金 特別研究事業，2014.

2）Borson, S. & Raskind, M.A.: Clinical features and pharmacologic treatment of behavioral symptoms of Alzheimer's disease. Neurology, 48(5)：17-24, 1997.

3）Clyburn, L.D., Stones, M.J., et al：Predicting caregiver burden and depression in Alzheimer's disease. The Journals of Gerontology Psychological Sciences & Social Sciences, 55(1)：2-13, 2000.

4）Van Den Wijngaart, M.A., Vernooij-Dassen, M.J., et al：The influence of stressors, appraisal and personal conditions on the burden of spousal caregivers of persons with dementia. Aging & Mental Health, 11(6) : 626-636, 2007.

5) Wancata, J., Windhaber, J., et al : The consequences of non-cognitive symptoms of dementia in medical hospital departments. The International Journal of Psychiatry in Medicine, 33(3) : 257-271, 2003.

6) Steele, C., Rovner, B., et al : Psychiatric symptoms and nursing home placement of patients with Alzheimer's disease. The American Journal of Psychiatry, 147(8) : 1049-1051, 1990.

7) 厚生労働省：都市部における認知症有病率と認知症の生活機能障害への対応．厚生労働科学研究費補助金 認知症対策総合研究事業，2013.

8) 東京都健康長寿医療センター研究所：若年性認知症の有病率・生活実態把握と多元的データ共有システム．日本医療研究開発機構（AMED）認知症研究開発事業，2020.

9) 加藤伸司，下垣　光・他：改訂長谷川式簡易知能評価スケール（HDS-R）の作成．老年精神医学雑誌，2(11)：1339-1347，1991.

10) Folstein, M.F., Folstein, S.E., et al : "Mini-mental state". A practical method for grading the cognitive state of patients for the clinician. J Psychiatr Res, 12(3) : 189-198, 1975.

11) 博野信次：臨床痴呆学入門ー正しい診療 正しいリハビリテーションとケア．金芳堂，2001.

12) Hughes, C.P., Berg, L., et al : A new clinical scale for the staging of dementia. The British Journal of Psychiatry, 140: 566-572, 1982.

13) Reisberg, B., Ferris, S. H., et al : Functional staging of dementia of the Alzheimer type. Annals of the New York Academy of Sciences, 435: 481-483, 1984.

14) Cummings, J., Mega, M., et al : The Neuropsychiatric Inventory: Comprehensive assessment of psychopathology in dementia. Neurology, 44: 2308-2314, 1994.

15) Cohen-Mansfield, J., & Billig, N.: Agitated behaviors in the elderly I. A conceptual review. Journal of the American Geriatrics Society, 34: 711-721, 1986.

16) Cohen-Mansfield, J.: Agitated behaviors in the elderly II. Preliminary results in the cognitively deteriorated. Journal of the American Gerontological Society, 34: 722-727, 1986.

17) Azermai, M., Petrovic, M., et al : Systematic appraisal of dementia guidelines on the management of behavioural and psychological symptoms. Ageing Research Reviews, 11: 78-86, 2012.

18) Abraha, I., Rimland, J.M., et al : Systematic review of systematic reviews of non-pharmacological interventions to treat behavioural disturbances in older patients with dementia. The SENATOR-OnTop series. BMJ Open, 7: e012759, 2017. doi: 10.1136/bmjopen-2016-012759

19) James, I.A.: Understanding behaviour in dementia that challenges: a guide to assessment and treatment. 2011.（山中克夫監訳：チャレンジング行動から認知症の人の世界を理解する，星和書店，2016.

20) Moniz-Cook, E.: Psychosocial approaches to behaviours that challenge. In Evidence-Based Practice in Dementia for Nurses and Nursing Students. Jessica Kingsley Publishers. 2019, p.49.

21) 野口　代，山中克夫：よくわかる！行動分析による認知症ケア．中央法規出版，2019.

22) Teri, L., Huda, P., et al : A dementia-specific training program for staff in assisted living residences. The Gerontologist, 45: 686-693, 2005.

23) Gaugler, J.E., Jutkowitz, E., et al : Consistency of dementia caregiver intervention classification: an evidence-based synthesis. International Psychogeriatrics, 29(1) : 19-30, 2017.

24) 數井裕光：認知症ちえのわ net．https://chienowa-net.com/2015.

（野口　代）

column

孤立と孤独が健康を損なう

人と人とのつながりのあり方が健康や寿命とどう関連するかについて，多くの研究で一人暮らしであるか否か，社会的に孤立しているかいないか，孤独感の高低の影響が検証されてきた．ここで，一人暮らしか否かは文字どおりのものである．社会的孤立とは，他者との接触の欠如や社会的活動を行っていないことなど，客観的な関係性の欠如を意味する．そして，孤独感はそのような客観的な関係性の程度とは独立して，個々人がどれくらい孤立や関係性の欠如を主観的に感じているかを意味する．これら3つの状態にある人々と，逆の状態にある人々については多くの分析が行われてきた．

1980年から2014年までに学術誌に掲載された関連論文を精査したメタ分析[1]では，人々の死亡リスクが社会的孤立によって29%，孤独感によって26%，一人暮らしによって32%，それぞれ上昇することが示された．また，2018年に行われたメタ分析[2]でも，社会的孤立は29%，孤独感は26%，一人暮らしは32%，それぞれ死亡リスクを高めていることが示されている．さらに，疾病の発症リスクとの関連についてのメタ分析[3]では，冠状動脈性心疾患の発症リスクとの関連が孤独感によって29%，脳卒中の発症リスクが社会的孤立によって32%高まることが示されている．

縦断的なデザインを用いた調査によっても同様のテーマでの検証が行われている．イギリス[4]，フィンランド[5]，ドイツ[6]などで行われた研究はいずれも，社会的孤立もしくは孤独感が死亡リスクを高めることを示している．また，日本で高齢者を対象に行われた研究[7]では，社会的ネットワークの乏しさと一人で食事をすることが高齢者のうつ症状と関連することを報告している．

以上の知見の興味深い点は，社会的孤立と孤独感が独立して健康や寿命に影響する可能性が示されていることである．このことは，豊かな社会的関係をもっていたとしても，そのなかで孤独感を覚えることで健康が損なわれる可能性があり，また逆に，孤独感を感じていなくても，社会的に孤立していることで健康が損なわれる可能性のあることを示唆している．心身に問題を抱える人々へ介入しようとする際には，このような対人関係についての客観的な側面と主観的な側面の双方に配慮する必要があるといえるだろう．

文献

1) Holt-Lunstad J, et al : Loneliness and social isolation as risk factors for mortality: a meta-analytic review. Perspect psychol sci, 10(2) : 227-237, 2015.
2) Rico-Uribe, L. A., et al : Association of loneliness with all-cause mortality: A meta-analysis. PloS one, 13(1) : e0190033, 2018.
3) Valtorta, N. K, et al : Loneliness and social isolation as risk factors for coronary heart disease and stroke: systematic review and meta-analysis of longitudinal observational studies. Heart, 102(13) : 1009-1016, 2016.
4) Steptoe, A., et al : Social isolation, loneliness, and all-cause mortality in older men and women. Proc Natl Acad Sci, 110(15) : 5797-5801, 2013.
5) Tanskanen, J, et al : A prospective study of social isolation, loneliness, and mortality in Finland. Am J public health, 106(11) : 2042-2048, 2016.
6) O'Súilleabháin, P. S., et al : Loneliness, living alone, and all-cause mortality: The role of emotional and social loneliness in the elderly during 19 years of follow-up. Psychosom med, 81(6) : 521, 2019.
7) Sakurai, R., et al : Association of eating alone with depression among older adults living alone: Role of poor social networks. J Epidemiol, JE20190217, 2020.

（浦　光博）

14章 家族・介護職への支援 ―認知症介護を例として

到達目標

- 家族・介護職への心理支援のニーズを理解する．
- 介護職への心理支援の方法を理解する．
- 家族に対する心理支援プログラムについて理解する．

CASE

72 歳の山川　博さん（仮名）はアルツハイマー型認知症の妻和子さん（70 歳）の介護を担っています．博さんはこれまで仕事一筋の生活で，妻である和子さんは専業主婦として夫を支え，家事や育児を一手に引き受けていました．やがて博さんが定年を迎え，老後は夫婦穏やかにのんびりと過ごしていこうと考えていた矢先に，和子さんの様子に変化がみられ始めました．はじめは，「なんだか最近，和子は忘れっぽいな」くらいにしか思わなかった博さんでしたが，しだいに様子がおかしいと気づき始めました．離れて暮らしている娘も久しぶりに会った母親の変化に戸惑いを隠せず，博さんとともに和子さんを連れて病院を受診したところ，中等度のアルツハイマー型認知症と診断されました．医師からは博さん一人で在宅介護を担うのは負担が大きいと言われ，訪問介護や通所介護などの介護保険サービスの利用を勧められましたが，博さんは「自分が面倒をみる」と言って聞き入れませんでした．遠方に住む娘は，博さんが和子さんの介護を担えるのかとても心配になりましたが，頑固な父親を説得することもできず，介護保険の認定だけは受けてもらい，しばらく様子をみることにしました．介護を始めて数年経ち，博さん自身も体調を崩すことが増えてきました．娘やケアマネジャーからの繰り返しの説得もあり，和子さんは週に 1 回デイサービスに通うようになりました．施設職員の話では，和子さんは他の利用者と会話を楽しみ，レクリエーションにも積極的に参加しているようです．ケアマネジャーや娘はデイサービスを増やしてはどうかと提案していますが，和子さんの面倒は自分がみるという姿勢は変わらず，博さんがほぼ一人で介護を担っています．

〔キーワード〕家族・介護職，認知症の行動・心理症状，動機づけ，介護負担感，アドバンス・ケア・プランニング，心理教育，家族会，ピアサポート，家族支援プログラム

INTRO

世界一の超高齢社会であるわが国において，介護保険法による要介護認定者数は687.1万人（男性218.1万人，女性469.0万人）とされている[1]．認定を受けた当事者の介護を担うのは，配偶者や子ども，子どもの配偶者，ときには孫のこともあるかもしれない．つまり，年齢に関わらず誰もが介護を担うことになる可能性がある．

アルツハイマー型認知症は進行性の疾患であり，予定や約束を忘れるといった記憶の問題が初期からみられ，進行につれて言葉の理解が難しくなったり，整容や入浴，排泄など，日常生活のなかで当たり前に行っていた動作を行うことができなくなったりする．介護はいつ始まるのか，そしていつ終わるのかは誰にもわからない．介護に伴う身体的な負担だけでなく，精神的な負担や金銭的な負担など，先の見通しが立たないことは介護者にとって大きなストレス状況となる．

このような状況のなかで，介護保険制度のサービスをうまく活用することは長期的な介護を継続していくうえで不可欠であり，CASEにおける博さんと和子さんの場合も，双方にとってサービスの利用は良いことのように思える．それでは，なぜ博さんは利用に抵抗を示しているのだろうか．

1. 支援を考えるうえで確認しておきたいこと

1）認知症の本人に関する情報

介護は，介護する側，される側双方がいて初めて成り立ち，家族・介護職の抱える問題は被介護者との相互作用により引き起こされる．たとえば，アルツハイマー型認知症の人のなかには，しばしば物盗られ妄想や，怒りっぽくなるといった**行動・心理症状**(behavioral and psychological symptoms of dementia；**BPSD**）を呈する人がいる．理由もわからずに突然怒られたり敵意を向けられたりすると，家族は最初戸惑うものの，同様の体験が繰り返されるうちに怒りの感情が生まれ，やがてはこうしたネガティブな感情に支配されて本人に接するようになる．さらには，家族のネガティブな態度により当事者の問題がより深刻になるという悪循環に陥っていく．認知症介護を担う家族にとっては，食事や排泄，入浴といった日常生活に必要な事柄に対する介護よりも，妄想や易怒性といったBPSDに対する介護負担のほうが大きい．

一方で，BPSDは認知症の人のすべてにみられるわけではない．同程度の記憶障害や見当識の障害があったとしても，ある人は同じことを繰り返し尋ねてくるし，そうでない人もいる．すなわち，認知症の人の問題は認知機能の障害のみによって引き起こされているわけではない．認知症の人に観察される行動の背景には，認知機能障害だけでなく身体的・精神的問題，生活状況など，その人それぞれの個別的な原因があり，原因と行動の間には不安感や孤独感といった心の変化という誘因がある**［図14.1］**[2]．そのため，認知症の人の認知機能の状態や観察される行動上の問題について把握することは，家族の心理支援を行ううえで欠かすことができない．本人と家族の間でどのような心の動きがやりとりされているのかを理解することが，心理支援を始めるにあたって重要である．

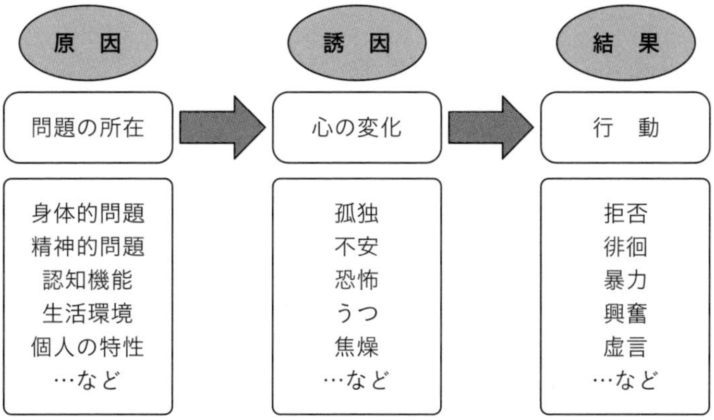

[図14.1] BPSDの原因と誘因　（佐藤・他，文献2より引用）

2）家族に関する情報

家族に関する情報としては，本人との関係性や，介護を担うようになったきっかけ，介護への動機づけはどのようなものかについて把握することが必要である．たとえば，長年連れ添った配偶者の介護を担う場合と，子どもが親の介護を担う場合とでは，必要な支援も異なるであろう．子どもの場合は，特に介護離職に伴う自分自身の生活への不安も生じやすい．離職まではいかずとも，正社員から契約社員・パートなどへの雇用形態の変更により年収が大幅に減少する，遠方に住む親子の場合は様子をみにいくための旅費がかかるなどの経済的な影響は大きい．超高齢社会のなかでは誰もが介護を担う状況になりうるほか，一度担うといつまで担う必要があるかと将来への不安も生じてくる．介護に伴う身体的，精神的，経済的負担は，少しずつ介護者の心を蝕んでいく．

介護を担うことに対する認識は，これまでに家族と本人がどのような関係性のなかで過ごしてきたのか，そのプロセスによって変化する．「親の介護は家族が担うべきだ」と介護を義務や責任として捉えていたり，本人に対する罪悪感によって担っている場合には苦痛が大きくなりやすい．一方で，介護を経験することによって本人との絆を再確認し，自分自身の精神的充足につながる人も少なくない[3,4)]．心理支援を実践するうえでは，介護には肯定的側面と否定的側面の2つがあることを認識しておくこと，家族と本人のそれまでの人生における関係性を理解すること，家族が介護を担う理由（**動機づけ**）に目を向けることが求められる**[表14.1]**．

また，本人と家族の関係性が良好であれば介護はうまくいくというものでもない．関係性が親密である場合，介護を始めたての頃はよいが，介護が長期間になるとむしろ家族の

[表14.1] 介護の動機づけと苦痛の関連

介護の動機	
苦痛が大きい	満足度が高い
義務感や責任感	互いの絆
文化的規範	愛情
罪悪感	精神的充足
役割への捉われ	自律的な介護状況

（文献3，4をもとに作成）

精神的健康が悪化しやすい．全力疾走を長時間続けることができないように，介護にのめり込みすぎてしまうことは心身の疲弊を招き，介護破綻につながるリスクがある．しかしながら，認知症が進行している場合は家族が何を望んでいるのかを把握することが難しいため，介護の手を抜くことに家族は罪悪感を抱くかもしれない．ただ，家族がつぶれてしまうことで本人の生活も成り立たなくなることは想像に難くない．長期的な視点からみれば，家族の生活の質が低下することのないように働きかけることが支援としては重要である．

3）専門職との連携

認知症の人が介護保険サービスを利用している場合，その事業所の職員とやりとりすることで有益な情報を得ることができる．本人の様子について，家族からと施設の職員とは見方に違いがあり，得られる情報の質が異なる．このような本人の様子についての捉え方の違いは，認知症の人の生活の質の向上に役立つだけでなく，家族による虐待の早期発見にも役立つことがある．

家族は本人との物理的・心理的距離が近い分，判断にさまざまなバイアスがかかりやすい．たとえば，「家事をしっかりとこなしていた母親」という親のイメージをもっていた子どもが，家事をうまくできなくなった親の介護を担うことになったとしたら，どう思うだろうか？　認知症になる前の母親の理想像を求めて，本人の能力以上のことを要求してしまうかもしれない．しかしながら，それは認知症の人自身にとって大きな負担となる．“できなくなった自分”と直面化させられることにより，気分の落ち込みや無力感を経験するかもしれない．逆に，子ども側からすれば，“なんでこんなこともできないんだ！”という感情が湧きおこり，より本人に対して厳しく接するようになるかもしれない．このような悪循環が問題を複雑にしてしまい，BPSDや虐待の発生につながることもある．一方，専門職は介護に関わる第三者であり，認知症の人やその家族とは物理的・心理的距離をとれているため，冷静で客観的な評価を行うことができる．専門職間でうまく連携をとっておくことで，家族と本人の間で生じる問題の複雑化を予防することができる．

2. アセスメントの方法

1）介護者の負担感や健康状態の測定

介護に伴う負担感は目にみえないため，わかりにくい．ときには無自覚のこともあり，ある日突然，負担感に押しつぶされてしまうこともある．そのため，家族が自身の精神的な状態を客観的に把握することは介護を継続するために重要である．このような介護に伴う負担感を測定するための質問紙も開発されており，有名なものでは**Zarit介護負担尺度**（Zarit Burden Interview；ZBI）がある．ZBIは介護に関する身体的，精神的，経済的負担感などに関する21項目と，全体的な介護負担感に関する項目が1項目の計22項目の質問により介護負担感を測定することができる[5]．また，8項目の短縮版が荒井ら[6]によって紹介されている．短縮版では，介護を必要とする状況に対する否定的な感情の程度を示すpersonal strainと，介護によって社会生活に支障をきたしている程度であるrole strainという，介護負担感の2つの側面について評価することができる．

また，家族の健康状態を評価するための尺度として精神健康調査票（The General Health Questionnaire；GHQ）がある．GHQのオリジナルは身体や精神の状態に関する60項目の質問により構成されるが，28項目や12項目などの短縮版も開発されている[7]．28項目版は「身体的症状」，「不安と不眠」，「社会的活動障害」，「うつ傾向」の4側面を，12項目版は「うつ症傾向」，「社会的活動障害」の2側面を評価することができる．ほかにも，うつ症状の評価に焦点をあてた尺度として，うつ病（抑うつ状態）自己評価尺度（the Center for Epidemiologic Studies Depression Scale；CES-D）がある[8]．CES-Dは20項目から構成され，調査施行時前の1週間における症状の頻度について評価する．基本的には自記式で回答するが，面接形式で実施する場合もある．

これらの尺度はいずれも短時間で回答でき採点も容易であり，家族が自身の負担感や健康状態を客観的に認識するためにも役立つ．身体的，精神的状態を可視化することは，家族のアセスメントや心理支援の方針を検討するうえでも重要である．また，継続して評価を行うことで，心理支援の効果を測定することもできる．一方で，質問紙による評価は家族が自身の問題を否認している場合には評価が実態を反映しなくなるため注意する必要がある．対策として，これらの尺度の結果と実際の生活状況との差異について検討することが有用である．

2）ケースについての検証

冒頭のCASEに示した博さんについて考えるうえでは，博さんが一人で介護を担うその理由について丁寧に傾聴することが求められる．博さんは仕事一筋で家庭のことは和子さんに任せきりであった．二人で老後の生活を楽しもうと思っていた矢先に和子さんの認知症の問題が顕在化し始めた．このような状況のなかで，博さんのなかには「自分は仕事のことばかり考えて和子さんのことを考えていなかった」，「もっと早く退職して和子さんとの時間を大切にしていればよかった」といった罪悪感があったのかもしれない．そうであるとすれば，和子さんに対する償いとして，「自分が楽になるために介護サービスを利用することは和子さんに申し訳ない」，「なんとしても自分が担わなくてはいけない」といった感情が湧いても不思議ではない．このような状況においては，質問紙による表面的な理解だけでは博さんの本質的な問題を見過ごしてしまうかもしれない．博さんとの関係性を築き，時間をかけて問題を共有していく必要があるだろう．

また，このCASEは主として博さんと和子さんの二者関係が中心となっている．このような閉塞した関係性のなかでは周囲からのサポートも少なくなりやすく，また，問題があっても見過ごされてしまいやすい．博さん自身も健康上の問題を抱えており，和子さんの介護は身体的，精神的に負担の大きなものになっていることが推測される．娘も遠方に住んでおり，頻回に様子をみに訪れることも難しく，サポート体制が乏しくなっている．このまま博さんが介護を担い続けることは，負担感の増加から虐待や心中といった事態に陥る可能性もある．起こりうるリスクを予測し，その低減に向けて博さんの心理状態や活用できる資源についてアセスメントし，対応について検討しなくてはならない．

3. 心理支援の方法

1）診断初期の家族の心理支援

介護が必要になった際の，本人の希望と家族の希望は必ずしも一致しない．厚生労働省が介護保険制度に関して国民から意見を募った結果[9]では，自分に介護が必要になった際には「家族に依存せずに生活できるような介護サービスがあれば自宅で介護を受けたい」と答えた者が多かったのに対し，両親に介護が必要になったときには「自宅で家族の介護と外部の介護サービスを組み合わせて介護を受けさせたい」と答える者が多かった**［図14.2］**．介護が必要になる状況では，介護する側の“自分が介護したい”という気持ちと，介護を受ける側の“迷惑をかけたくない”という，相反する心の動きが生じやすい．そのため，家族に対する心理支援においては，当事者の視点も含めて問題を理解し，支援を行う必要がある．

冒頭のCASEにおいても，博さんは自分が介護を担うのだという気持ちが強いものの，和子さん自身は博さんにすべて面倒をみてもらうことに心理的な負担を感じているかもしれない．しかしながら，認知症が進行すると判断能力や言語能力の低下から，自分の意思を正確に伝えることが難しいことも少なくない．このような互いのすれ違いを避ける方法の一つとして，**アドバンス・ケア・プランニング**（advance care planning；**ACP**）がある．ACPは，自分で意思決定できなくなったときの事態に備えて，あらかじめ医療者や介護提供者などと自分が受けたい医療や介護に関する内容について話し合っておくプロセスのことをいう．ACPのなかで表明された意思に法的な拘束力はなく，自分の意思を

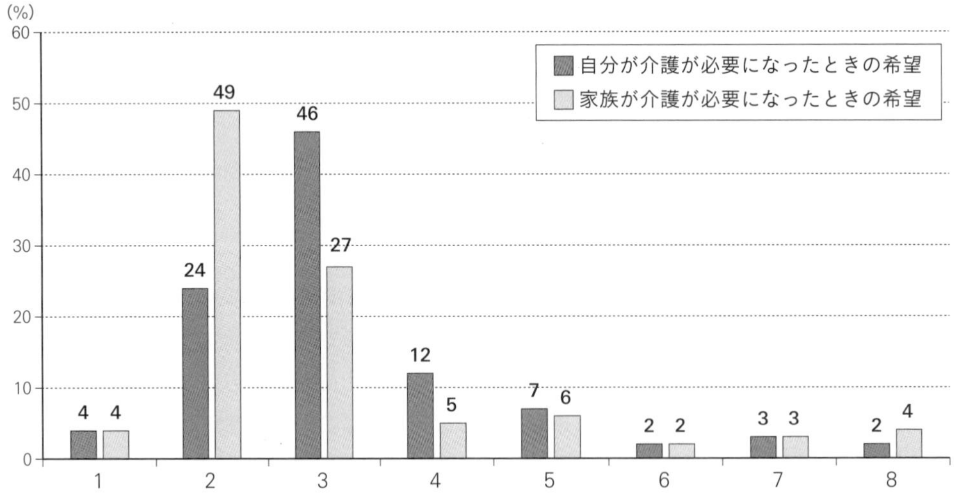

1. 自宅で家族中心に介護を受けたい／受けさせたい
2. 自宅で家族の介護と外部の介護サービスを組み合わせて介護を受けたい／受けさせたい
3. 家族に依存せずに生活ができるような介護サービスがあれば自宅で介護を受けたい／受けさせたい
4. 有料老人ホームやケア付き高齢者住宅に住み替えて介護を受けたい／受けさせたい
5. 特別養護老人ホームなどの施設で介護を受けたい／受けさせたい
6. 医療機関に入院して介護を受けたい／受けさせたい
7. その他
8. 無回答

［図14.2］介護が必要になったときの希望　（厚生労働省，文献9，2010を基に作成）

伝えられる状態だったときの意見と，実際に判断能力が障害された状況での意見が一致するとも限らない．このような限界はあるものの，本人のもつニーズや願望をあらかじめ丁寧に聴き取り，把握しておくことは，いざという場面で家族の意思決定を助けてくれる．和子さんの認知症による問題が明らかになった早期段階から博さん夫婦と話し合い，和子さんの意思を知る機会を作ることができていたら，博さんの考えも変わっていたかもしれない．

2）認知症が進行した段階での家族支援

CASEの和子さんの認知症はすでにある程度進行している．認知症の進行に伴い，日常生活でできなくなることが増えたり，BPSDが現れたりすることが増えてくると予測される．博さんは経済面では問題がないと思われるものの，身体的，精神的負担は強いものになっていると推測される．熱心に学んでいる人もいるが，一般的に介護を担う家族の認知症に関する知識は乏しい．そのため，認知症が進行した段階での家族支援では傾聴を基本とした情緒的なサポートと並行して，認知症に関する知識についての心理教育や，介護者が困っているBPSDの原因や誘因をアセスメントし具体的な対応方法について助言することが求められる．

また，博さん夫婦は二者関係での生活が中心ではあるものの，和子さんがデイサービスを週1回でも利用し施設の職員やケアマネジャーなどとつながることができていることは，博さんが活用できる資源であり強みでもある．心理職として直接本人や家族と関わる機会がなくても，施設の職員やケアマネジャーからの情報を基に心理アセスメントを行い，その内容について助言することで間接的な心理支援を行うことができる．博さんは介護保険サービスの利用についてかなり消極的ではあるが，利用によるメリットは博さん和子さん双方にとって大きい．ケアマネジャーなどと連携して利用日の増回を継続して勧めるなど，博さんが自分自身の時間を作れるようにするための社会的側面に焦点をあてた支援も必要であろう．たとえば，和子さんが施設で過ごす様子を実際に見学してもらうといった行動的なアプローチを行うことで博さんの認識が変わる可能性もあるため，面接による言語的介入のみによらない多様な方法を検討することが重要である．

3）家族支援のためのプログラム

心理支援では，個別の実践だけでなく集団を対象にすることもある．その代表的なものとして**家族会**があげられる．家族会は事業所に通う認知症の人の家族が定期的に集まり，介護の悩みや工夫などについて自由に話し合う場である．家族同士で話し合うことによって，自身の抱える問題をより身近に感じることができ安心感を得られたり，うまくいった方法や制度に関する情報を交換し合ったりすることができる．このような，当事者同士で互いに支え合う**ピアサポート**の機能が家族会には期待されている．一方，ときに他の家族の話を聴くことで，逆に自身の担う介護の見通しに不安を感じてしまうこともある．心理職としてはピアサポートの機能を尊重しつつも，個々の家族の状況や行っている介護の工夫をふまえて，参加した家族会の進行が円滑なものになるようファシリテーターを務めることが重要である．

なお，海外ではSHARE（Support, Health, Activities, Resources, and Education）という認知症の人自身と家族双方の視点を重視した支援プログラムや，13章（194頁）でふれられているSTAR（Staff Training in Assisted Living Residences）・STAR-C（STAR-Caregivers）と呼ばれる高齢者施設の職員や家族を対象とした**支援プログラム**が心理学者により開発され，有用性が検証されている[10-12]．また，認知行動療法を基にした介護を担う家族支援プログラムであるSTART（STrAtegies for RelaTives）[13]は日本語版も開発されている[14]．家族会の実施の仕方は多様であり決まったものはないため，自身の携わる場面にあうように工夫を凝らすことが重要であるが，国内外で既に開発されているプログラムを参考にすると実践に役立つヒントが得られるかもしれない．

4）高齢者福祉に携わる他の専門職に対する心理支援

高齢者福祉に携わる他の専門職も，業務の身体的，精神的負担は大きく，心理支援の対象となる人たちである．特に，介護の仕事は身体的な負担感だけでなく，施設の利用者との関わりに伴う多くの感情的な負担も生じる．たとえ施設の利用者に対して否定的な感情を抱いたとしても，その感情を自身のなかで抑制して業務にあたらなくてはならない．このような感情労働が介護業務の特徴であり，職員の情緒的な消耗に対して心理支援が必要となることも多い．当事者や家族支援は他職種も実践しているが，職員支援においても専門性を発揮できるのは心理職の独自性でもある．

高齢者施設の職員が抱えるストレス要因は，夜勤を伴う不規則な勤務形態による負荷や事務作業など介護業務以外の仕事の負荷といった環境面のものと，ケアの方針の違いといった職員間の対人関係や認知症の利用者のBPSDに対する負担感といった対人面のものに分けられる．また，施設の職員に対する心理支援には直接的な支援と間接的な支援がある．直接的な支援とは，睡眠衛生を改善するための心理教育や，メンタルヘルス悪化のハイリスク者に対する心理療法的な介入といった，本人の精神衛生を改善することを意図している．一方，間接的な支援は，BPSDの対応に関する助言を職員に対して行うコンサルテーションや，メンタルヘルス改善に向けた組織への働きかけといった，問題を抱えた本人のもつ資源や環境に働きかけることにより行われる．

さらには，福祉現場においては，介助やシーツ交換といった体を動かす作業こそが仕事であると認識される**課題志向型**のシステムが優位になりやすく，利用者と交流し関係を築く**関係志向型**のシステムが軽視されやすい．そのため，利用者と交流することは，ときに「仕事をさぼっている」とみなされてしまうこともある．しかしながら，認知症の人のBPSDは，原因疾患により引き起こされた「症状」ではなく，その人が抱えているニーズや願望の表現の一つの形である場合も多い．職員との交流の少なさはその見落としにつながり，問題を複雑化させてしまうことにもなりかねない．こうした課題志向型のシステム内における職員間の関係性に働きかけ，現場におけるシステムの変容を図ることも心理職に期待されている役割である．

14章 Q and A

Q1 下記の説明について正しいものを1つ選びなさい.

1. BPSDは認知機能障害が誘因となって引き起こされる妄想や幻覚，暴力行為といった行動・心理症状のことをいう.
2. アドバンス・ケア・プランニングは判断能力が低下する前から，自分の望む医療や介護について医療者と話し合うプロセスのことをいう.
3. 本人と家族の親密な関係性は，長期間介護を継続するうえで欠かせない要因である.
4. 心理職から他職種に対する指導・助言のことをコンサルテーションという.
5. 介護者の身体的・精神的状態について客観的に把握するための簡便な手法として，面接による聴き取りが行われる.

Q2 家族・介護職への心理支援について，誤っているものをすべて選びなさい.

1. 家族・介護職への心理支援では，傾聴に加えて質問紙を用いて介護負担感などを把握することも役に立つ.
2. 家族・介護職への心理支援では，家族の話を傾聴して得た情報を基に支援の方策を立てていく.
3. 本人と家族・介護職の意思はしばしばすれ違う.
4. 認知症の介護を担う家族にとっては，食事や入浴，排泄介助に伴う身体的負担が他の負担に比べて大きい.
5. 家族会などにおける支援では，介護を担う家族同士によるピアサポートの機能も期待されている.

Q1 | **A**……2

解説

1. BPSDの原因として認知機能障害をはじめ身体状態や精神状態があり，これらに伴う不安や孤独感といった心の変化が誘因となってBPSDが引き起こされると考えられている.

2. 正しい.

3. 本人と家族の関係性が親密な場合，介護を始めたての頃に比べて長期的には精神的健康が低下しやすいことがあるため，互いに依存しすぎない関係が重要である.

4. コンサルテーションは専門家間で行われる助言のことをいい，指導は含まない. コンサルテーションでは，助言する側をコンサルタント，助言される側をコンサルティーという. なお, 上級専門職の初級専門職に対する教育的な指導をスーパービジョンという.

5. 身体的・精神的状態について客観的に把握するうえでは質問紙による方法が簡便である. 介護負担感を測定するものとしてZarit介護負担尺度（ZBI），健康状態を評価するものとして精神健康調査票（GHQ），うつ症状を評価するものとしてうつ病（抑うつ状態）自己評価尺度（CED-D）などがある．

Q2 **A**……2，4

解説

2．介護に伴う問題は，本人と家族双方の相互作用によって引き起こされる．そのため，当事者がどのように考え，何を望んでいるのかについて情報を得ることも重要である．また，家族はしばしば視野が狭くなりがちなので，家族を支える他の専門職からの情報もふまえ，連携した支援方策を立てることが大切である．

4．認知症介護においては，BPSDへの対応に伴う精神的負担や，長期間の介護に伴う経済的負担など，さまざまな負担がある．家族支援においては身体的負担が他の負担に比べて大きいとは必ずしもいえず，どのような負担を感じているのかを把握することが求められる．

文献

1）厚生労働省：介護保険事業状況報告（暫定）令和3年7月分，2021.
https://www.mhlw.go.jp/topics/0103/tp0329-1.html

2）佐藤眞一，大庭　輝・他：3ステップで理解する 認知症 相談・対応のポイント．大阪府，2015.
http://www.pref.osaka.lg.jp/attach/24893/00227487/2015caremannual%20%20.pdf

3）Brodaty, H., & Donkin, M.: Family caregivers of people with dementia. Dialogues in Clinical Neuroscience, 11 : 217-228, 2009.

4）Lyonette C, Y. L.: The influence on carer wellbeing of motivations to care for older people and the relationship with the care recipient. Ageing & Society, 23 : 487-506, 2003.

5）荒井由美子著（Steven H. Zarit，Judy M. Zarit 原著）：J-ZBI 介護負担尺度日本語版，三京房.

6）荒井由美子，工藤　啓：Zarit 介護負担尺度日本語版（J-ZBI）および短縮版（J-ZBI_8）．公衆衛生，68：125-127，2014.

7）中川泰彬，大坊郁夫：日本版GHQ精神健康調査票手引き（増補版）．日本文化科学社，2013.

8）島　悟：CES-D　うつ病（抑うつ状態）自己評価尺度．千葉テストセンター，1998.

9）厚生労働省：介護保険制度に関する国民の皆さまからのご意見募集，2010.
https://www.mhlw.go.jp/public/kekka/2010/dl/p0517-1a.pdf

10）Teri, L., McCurry, S. M., et al. Training community consultants to help family members improve dementia care : A randomized controlled trial. Gerontologist, 45 : 802-811, 2005a.

11）Teri, L., Huda, P., et al.: STAR : A Dementia-Specific Training Program for Staff in Assisted Living Residences, 45 : 686-693, 2005b.

12）Orsulic-Jeras, S., Whitlatch, C. J., et al.: The SHARE program for dementia : Implementation of an early-stage dyadic care-planning intervention. Dementia, 18 : 360-379, 2019.

13）Livingston, G., Barber, J., et al.: Clinical effectiveness of a manual based coping strategy programme（START, STrAtegies for RelaTives）in promoting the mental health of carers of family members with dementia: pragmatic randomised controlled trial. BMJ, 347 : f6276, 2013.

14）樫村正美，川西智也・他：認知症介護家族のための心理教育プログラムSTART（STrAtegies for RelaTives）の紹介．日本医科大学基礎科学紀要，47：15-29，2018.

（大庭　輝）

column

在宅高齢者の希死念慮への民生委員等による訪問効果

メンタルヘルスの問題というと，心理職を含めた専門家による支援が必要と思われるかもしれない．しかし最近では，専門家ではない人々がメンタルヘルスに果たす役割について多くの研究がなされている[1]．また住民同士の支え合いを表すソーシャル・キャピタル（社会関係資本）がメンタルヘルスに与える影響が広く研究されている[2]．

海外では Non-specialist health workers と呼ばれる住民組織があげられるが，このような組織として，民生委員が比較的よく知られている．たとえば岡山県では，他にも愛育委員，栄養委員などがある．ちなみに民生委員は非常勤の地方公務員であるが，地域住民の立場から生活や福祉全般に関する相談や援助を行う，基本的にはボランティアである．愛育委員というのは，乳幼児から高齢者も含めたすべての住民に健康診断の案内や声かけを行う健康ボランティアである．栄養委員は栄養教室や食育栄養祭りなどを行い，住民に食を通じた健康づくりを推進するボランティアである．こうした住民組織の活動が住民のメンタルヘルスの維持向上に役立っていることは，保健所や市町村の保健師などの間では経験的によく知られていた．

筆者らは以前，65 歳以上の地域高齢者（対象者 21,232 名）に対する愛育委員，栄養委員，民生委員等の訪問活動と希死念慮の関連について調査を行った（回答率 65.6%）[2]．その結果，上記委員の訪問ありと答えた住民では，希死念慮が 33% 低いことがわかった．

次に，ある自治体で愛育委員からの声かけを 1 〜 3 カ月間隔で行う地区と，これまで通りの活動をしてもらう地区に分け，介入後 1 年間で希死念慮があると答えた住民の割合の変化を追うことにした．その結果，希死念慮は対照群では悪化した（7.8% → 13.9%）が，介入群では変化しなかった（9.6% → 9.6%）．これらの結果からは，住民組織の声かけには在宅高齢者の希死念慮を防ぐ効果があることが示唆されたわけである．

心理療法というと 1 対 1 で専門家とクライエントが対話するというイメージがある．しかし，地域包括ケアシステムが強調される昨今，専門職のみならず，住民も参加する形でのメンタルヘルス支援の底上げを図る予防活動は重要な課題である．心理職を含めた専門職も，地域で暮らす住民の社会資源をいかに活用するかを考える幅広い視点が求められるだろう．

文献

1) van Ginneken, et al : Non-specialist health worker interventions for the care of mental, neurological and substance-abuse disorders in low- and middle-income countries. Cochrane Database Syst Rev, 2013.

2) Berkman LF, et al : Social epidemiology. Oxford Universtiy Press, 2013.（高尾総司・他監訳：社会疫学，上下巻，大修館書店，2017.）

3) Noguchi M : Soc Psychiatry Psychiatr Epidemiol 49: 619-627, 2014.

（野口正行）

15章 障害者の就労支援

到達目標

- 発達・精神障害者の就労に関係する社会的現状を理解できる.
- 発達・精神障害者の就労に関わる支援制度・リソースを理解できる.
- 発達・精神障害者の就労支援に求められるアセスメント・心理支援を理解できる.

CASE

長谷川太一さん（仮名）は地方国立大学の文学部に在籍していました．太一さんはとても真面目なタイプで，授業の時間割をびっちり埋めることにこだわってしまい，授業レポートへの対応に優先順位をつけることが難しく，初年次に履修すべきいくつかの単位を落としてしまいました．太一さんが大学３年生になった頃，周りの学生は就職活動を始めていましたが，低学年の時に落としてしまった単位をとり直しており，なかなか就職活動のことを考える時間がとれませんでした．そうこうしているうちに，大学３年生の終わりに企業説明会が始まり，慌てて就職活動を始めました．十分に企業研究する時間もとれないまま，大企業へのエントリーをひたすら進めていました．しかし，どの企業も，書類選考を通過しても面接選考ですべて不採用の結果でした．本人の状況を心配した大学のキャリアカウンセラーから紹介を受けて医療機関を受診したところ，自閉スペクトラム症の診断を受けました．自分が発達障害であることに納得したものの，障害者手帳を申請するために時間がかかることや障害者雇用での給与面に不安があり，そのまま一般就労を目指して就職活動を続けることにしました．結局，大学を卒業しても就職先が見つからず，近隣の就労移行支援事業所で訓練を受けることになりました．

〔キーワード〕障害者総合支援法，障害者雇用促進法，一般就労，福祉的就労，就労移行支援，合理的配慮，自己理解

INTRO

太一さんのように知的発達に遅れのない発達障害者においては，成人期でも発達障害の医学的診断を明確に受けていない場合が少なくない．このような方は，大学などの高等教育機関における修学上の困難，あるいは就職活動や仕事上の困難に直面することで，はじめて自身の障害に気づく場合がある．また，これらの困難に伴い精神障害を患うケースもみられる．医療では障害の診断や薬物療法，カウンセリングなどを中心に，教育では修学上の合理的配慮の提供が行われるが，成人・青年期の障害者において就労支援は重要な領域といえる．

福祉分野における就労支援としては，就労系障害福祉サービスなどがある．学生など学校に在籍している間は就労系障害福祉サービスを利用するケースは少ないかもしれないが，卒業や修了が近くなると利用できる場合もある．また，知的に遅れのない発達障害者では，特に一般雇用に加えて障害者雇用という選択肢があるため，就労支援がより複雑になる．このように，教育から就労への移行にあたって，発達・精神障害者の多くが就労に伴う自己理解や環境理解に苦手さを示すことがあり，その心理に関する適切な知識と対応技術が求められる．

1. 支援を考えるうえで確認しておきたいこと

1）発達・精神障害者の就労に関係する福祉分野

発達・精神障害者の就労支援を考えるうえでは，まず，福祉分野における発達・精神障害者の就労に関係する制度を知っておく必要がある．発達・精神障害など障害者が就労をする際には，**一般就労**と**福祉的就労**の大きく２つの働き方がある．一般就労とは，民間企業や公的機関などに就職して，労働契約を結んで働く一般的な就労形態である．この一般就労のなかには，障害者の能力や特性を考慮して働けるように障害者専用の雇用枠を設けるなど，福祉的就労ではない一般就労（**障害者雇用枠**）も含まれる．福祉的就労とは，必ずしも定義が明確にされているわけではないが，現時点で一般就労が困難な障害者が福祉サービスを受けながら働くことを指すといわれている．たとえば，**障害者総合支援法**に基づく就労系福祉サービスとして，**就労継続支援Ａ型・Ｂ型**がある．就労継続支援Ａ型では，福祉サービスを利用する障害者と雇用契約を結んだうえで，最低賃金以上の給料を障害者が得ることができる．一方で，就労継続支援Ｂ型では障害者と雇用契約は結ばれず，Ａ型と比べると賃金（一般的に工賃と呼ばれる）は低くなるが，Ａ型と比べると労働時間の制約が少ないため，障害者が自身の体調や体力に合わせて柔軟に働ける場合も多い．

また，一般就労への移行を促すための就労系福祉サービスとして**就労移行支援**がある．就労移行支援は一般就労を希望する障害者を対象にして，原則２年間以内で一般就労に向けて必要な知識および能力の向上のために必要な訓練や求職活動に関する支援，就職後の職場定着のために必要な相談などの支援を行うものである．さらに，就労継続支援や就労移行支援などの利用を経て一般就労へ移行し，６か月が経過した障害者を対象とした**就労定着支援**も2018年度より創設されている．

このような就労系福祉サービスや，一般就労を含む就労に関する相談対応を行う機関も全国に配置されている．たとえば，障害者の就業面と生活面の一体的な相談・支援を行う**障害者就業・生活支援センター**が各地域に配置されており，就職に向けた準備，就職活動，職場定着に向けた支援，関係機関との連絡調整のほか，日常生活・地域生活に関する助言を行っている．また，就労移行支援や就労継続支援などの福祉サービスの利用計画についての相談および作成を行う**相談支援事業**，障害者の職業相談・紹介を行う**ハローワーク**（**公共職業安定所**）も福祉分野の関係機関である．これらの発達・精神障害者の就労に関わる関係機関の役割および対象地域における地域資源を理解し，関係構築をすることで，発達・精神障害者からの就労に関する相談に対して多機関連携を基盤とした支援体制につなげることができる．

2）発達・精神障害者の就労に関する実態

日本の施策としては，障害者の一般就労を促すことを主な目的として制度設計がなされている．たとえば，**障害者雇用促進法**により，従業員が一定数以上の規模の民間企業や公的機関の事業主に対しては，雇用する労働者のうち障害者の割合が一定の率（**法定雇用率**）以上になるように義務づける**障害者雇用率制度**が定められている．法定雇用率を満たさない事業主からは一定の障害者雇用納付金が徴収され，法定雇用率以上の障害者を雇用する事業主に対しては一定の調整金もしくは報奨金が支給される仕組みとなっており，2021年3月より法定雇用率は民間企業において2.3%と定められている．この障害者雇用率制度を通して，企業などの障害者雇用に関する意識や対応の向上が求められている．しかしながら，厚生労働省による2020年の障害者雇用状況の集計結果によると，民間企業における障害者の実雇用率は約2.15%，法定雇用率を達成している企業の割合は約48.6%と半数に満たない現状にあり，民間企業における障害者の一般就労は未だに厳しい状況にあることがうかがえる[1]．障害者の一般就労といっても，障害の種別によってもその状況は異なっている．また，2020年度において民間企業で雇用されている障害者のうち，身体障害者は約35.6万人，知的障害者は約13.4万人であるのに対して，発達障害を含む精神障害者は約8.8万人となっている．これは，全国の障害者の全体的状況において，身体障害者が約436万人，知的障害者が約109.4万人，精神障害者が約419.3万人であることをふまえると[2]，発達・精神障害者の雇用率は著しく低い現状にあることがわかる．

このように障害者雇用全体における発達・精神障害者の雇用率の低さを改善するために，2018年より，障害者雇用義務の対象として精神障害者が加わったことで，近年になって発達障害を含む精神障害者の雇用の伸び率は増加してきている．しかしながら，発達・精神障害者の一般企業への職場定着率に関する調査では，知的障害や発達障害の場合に比較的安定しているのに対して，特に精神障害については定着が困難なケースが多く**［図15.1］**[3]，いったん雇用されたとしても，継続的な就業には課題がある．

発達・精神障害者が就労に至る過程はさまざまである．知的障害を伴う発達障害者では，特別支援学校などから就労系福祉サービスを経て，一般就労に至る場合がある．一方で，知的発達に遅れのない発達障害者では，冒頭のCASEの太一さんのように，高等学校から大学や短期大学などの高等教育機関に進学する場合も少なくないといわれている．しかしながら，独立行政法人日本学生支援機構「令和元年度障害のある学生の修学支援に関する実態調査」によれば，高等教育機関に在籍する発達障害のある学生の就職率は約61.1%に留まっており，7～8割程度となる身体障害のある学生の就職率と比べて低い現状にある[4]．発達障害者が高等教育機関から就労を目指す場合には，学校内の就職課やキャリア支援課などと相談しながら障害を開示せずに一般就労を目指す場合もあり（障害があるこ

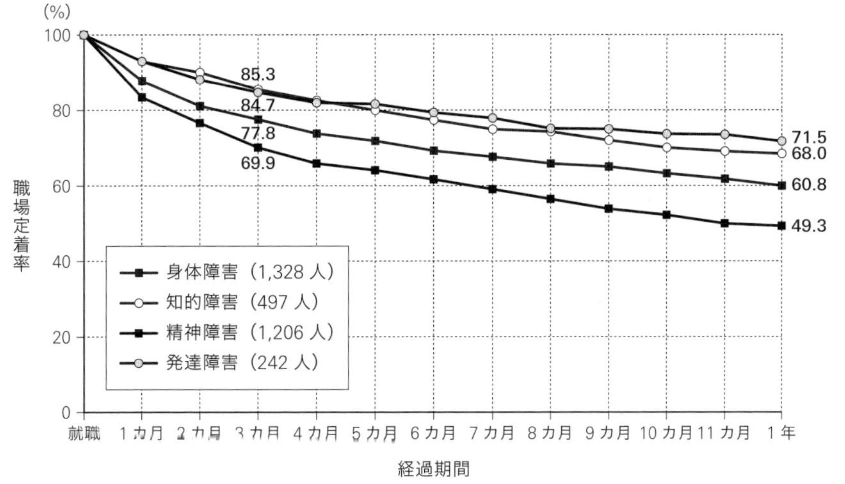

［図 15.1］障害別にみた職場定着率の推移と構成割合

（独立行政法人高齢・障害・求職者雇用支援機構，文献 3 より引用）

とを開示して就労するオープン就労に対して**クローズ就労**とも呼ばれる），本人の障害の特性に応じた職場環境の調整が行われないために，就業後に困難や課題に直面することで，職場定着が難しい場合もある．

3）発達・精神障害者の就労に向けた心理的支援の必要性

発達・精神障害者が就労において直面する困難や課題にはどのようなことがあるだろうか．独立行政法人高齢・障害・求職者雇用支援機構[5] の調査によれば，発達障害者が職場で困ることやわかってもらいたいこととして，「職場環境における感覚過敏に関する事項」，「指示の方法や作業遂行に関する事柄」，「職場の人間関係・コミュニケーションに関する事柄」，「事業所の対応に関する事柄」の 4 つがあげられており，人間関係や指示内容の理解，自身の障害の特性に関するコントロールに困難や課題を示すことがわかる．また，発達障害者が自身の特徴や配慮してほしいことを職場の人に伝えている人のほうが，伝えていない人より全体的に職業生活に満足しており，職場の人間関係も協力的な状況にあると示されており，クローズ就労よりもオープン就労での満足度が高い．

精神障害者においては，就労における解決困難な問題として「支援が就職につながらない」，「雇用企業の理解を得ることが困難」，「就労による体調・ストレス管理の問題と就業継続の困難性」の 3 つがあげられており[6]，体調に関する理解や対応において困難を抱えやすいことがわかる．一方で，各支援機関・職種の専門性や支援機会をいかし，精神障害者の職業場面での支援ニーズに直接関連した個別的支援や，問題発生を事前に予防したり，迅速に対応するという取り組みがある場合にその問題が解決可能と認識されている．発達・精神障害者は同じ診断名であっても，その障害の特性や能力は非常に多様であるため，前述のような発達・精神障害者に共通する課題はもちろんのこと，適切に個々の能力や状況を把握するアセスメントに基づいた支援が重要である．

2. アセスメントの方法

1）就労支援に関するアセスメントの施策

発達・精神障害者の就労に向けて，アセスメントは施策の一つとして位置づけられている．厚生労働省は2015年4月より，障害基礎年金1級を受給しておらず，50歳未満で就労経験がないなどの一定の条件に当てはまる就労継続支援B型事業の利用を希望する者に対して，就労移行支援事業所などによる**就労アセスメント**[7]の実施を必須としている．就労アセスメントでは，それぞれの障害者が最も適した「働く場」に円滑に移行し，それぞれの「働く場」で安定して働き続けられ，働く力を伸ばしていけるようにするために，就労面や生活面に関する情報を把握することが求められている．実際には，対象となる障害者に対して面談や作業観察によるアセスメントを行い，対象者の就労面の情報（作業能力，就労意欲，集中力など）を把握する．対象者のアセスメントにより把握された情報は，一連の就労支援が行われるなかで，各機関によって共有・更新され，長期間にわたっての活用が期待されている．就労アセスメントは就労継続支援B型利用の可否を判定することが目的ではなく，障害福祉サービスなどの利用を希望する対象者の総合的な援助方針や解決すべき課題をふまえたサービス等利用計画作成時に用いられ，就労に向けた支援のための資料として活用される．就労アセスメントの標準的な実施期間は約1か月とされ，厚生労働省より具体的な手順や方法を示したマニュアルが厚生労働省WEBサイトで公開されている．この就労アセスメントの過程のなかでは，既存のアセスメントツールを活用して客観的に状態把握をすることが求められている．就労支援で活用できる具体的なアセスメントツールについては後述する．

2）障害者全般の就労支援に関するアセスメント

障害者雇用に関する研究や技法の開発などを行う組織として，独立行政法人高齢・障害・求職者雇用支援機構のなかに**障害者職業総合センター**が設けられている．障害者職業総合センターでは障害者の就労に向けた各種アセスメントを開発しており，その一つに「**ワークサンプル幕張版**（以下，**MWS**）」がある[8]．MWSは，OA作業，事務作業，実務作業に大別された13種類の作業によって構成されている．簡易版と訓練版に分かれており，作業の疑似体験や職業上の課題を把握する評価ツールとしてだけでなく，作業遂行力の向上や障害の補完方法の活用に向けた支援ツールとして使うことができる．MWSでは，十分な課題分析に基づき，難易度を設定しているので，簡単なレベルから難しいレベルへ進めることができる．

また，障害者職業総合センターが開発した障害者の個別支援計画を作成・推進するために用いるアセスメントとして，「**就労支援のためのチェックリスト**」がある[9]．就労支援のためのチェックリストは訓練生用，企業などの従業員用，就労移行支援用の3つのチェックリストで構成されており，汎用的で基本的なものとして産業，業種，職種，規模などを問わず利用することができる．就労支援のためのチェックリストは，①日常生活（職業生活），②対人関係，③作業力，④作業への態度などの4領域（就労移行支援用は3領域）について担当者が達成状況を評価する．個別支援計画の作成段階から訓練などを実施する段階で繰り返し利用することにより，対象者となる障害者の状態変化などを把握することができる．これらの就労支援に関するアセスメントツールは，それぞれの障害者の状況に応じて，組み合わせながら用いられている．

3）発達障害者の就労支援に関するアセスメント

日本では発達障害者のなかでも，自閉スペクトラム症（Autism Spectrum Disorder；ASD）者が就労支援において最も大きな課題を有しているといわれている[5]．ASD者はその特性から，対人・コミュニケーション上の課題を有しやすい．そのため，作業遂行能力は高いにも関わらず，職場では上司や同僚に対する接し方がうまくできないことや，タイミングよく質問することが苦手，暗黙のルールを汲み取って行動することが苦手などの課題を示すことがある．これらの対人・コミュニケーション上の課題により，職場で不適応となりやすい．ASD者に対する就労支援のアセスメントでは，作業能力などの仕事そのものの能力の評価だけでは十分ではない．そこで，ASD者の就労支援に対しては，仕事そのものの能力である機械操作やタイピング，コンピュータープログラミング，外国語の習得などの**ハードスキル**とは別に，仕事に直結しないが，日常生活能力や対人関係など就労生活に間接的に関連する**ソフトスキル**を適切に評価することが重要といわれている[10]．

ASD者に対する就労支援で用いられるアセスメントの一つとして**自閉症スペクトラムの移行アセスメントプロフィール**（TEACCH Transition Assessment Profile；**TTAP**）[11]がある．TTAPはノースカロライナ州にあるTEACCHセンターにおいて開発されたアセスメントであり，青年期や成人期のASD者が社会に参加するうえで必要な移行支援プログラムを策定するために使われるアセスメントである．TTAPでは，①職業スキル，②自立機能，③余暇スキル，④職業行動，⑤機能的コミュニケーション，⑥対人関係の6つの機能領域について，訓練作業などを通じて評価する直接観察尺度，学校や事業所から聞き取りを行い評価する学校・事業所尺度，家族からの聞き取りを行い評価する家庭尺度の3方向から評定することができる．

さらに，最近では発達障害者の就労に関するアセスメントツールとして，米国で開発され，日本語に翻訳された「ベッカー職場適応尺度（Becker Work Adjustment Profile 2；BWAP 2)」がある[12]．BWAP 2は，①仕事の習慣／態度（衛生面や身だしなみ，時間の順守などの働くうえでの基本的生活習慣），②対人関係（同僚や上司に対する礼儀正しい接し方，良好なコミュニケーションがとれる能力，職場でトラブルが生じた時の感情調節），③認知能力（記憶力や読解力，計算能力，書字能力などの知的な能力），④仕事の遂行能力（作業の量や質の評価に加えて，仕事に関する上司への相談・報告などの職場のルールやマナー）の4つの領域の就労スキルを実際の仕事中の行動や状況を観察することでアセスメントできる．TTAPとは異なり，知的発達水準に遅れのない発達障害者にも用いることができる点が大きな特徴といえる．このように，ASD者などの発達障害者に対する就労支援のためのアセスメントツールも開発されてきている．障害者の就労支援にあたる場合にこれらのアセスメントツールの利点や限界を十分に把握したうえで，適切な支援につなげるための情報収集を継続的に行うことが重要である．

3. 心理支援の方法

1）発達・精神障害者への障害者雇用対策

障害者の就労に関する心理支援について説明する前に，日本の障害者雇用対策について解説する．就労継続支援や就労移行支援などの障害福祉サービスとは別に，障害者雇用対策として発達・精神障害者への就労支援に関するいくつかの取り組みが進められている．前述した障害者雇用率制度もその一つであり，障害者雇用率制度によって企業などが発達・精神障害者を積極的に雇用することが期待されている．また，高齢・障害・求職者雇用支援機構では全国47都道府県に**地域障害者職業センター**を設置している．地域障害者職業センターでは障害者に対する専門的な職業リハビリテーションサービス，事業主に対する障害者の雇用管理に関する相談・援助，地域の関係機関に対する助言・援助を行っている．そのなかで，障害者本人に対しては，障害者に対する就職の希望や職業能力などを前述したアセスメントツールを活用しながら評価し，個人の状況に応じた職業リハビリテーション計画を策定する**職業評価**，障害者の円滑な就職および職場適応を図るための**職場適応援助者（ジョブコーチ）支援事業**などが行われている．また，全国の公共職業能力開発施設や民間教育訓練機関などで実施する**ハロートレーニング（公的職業訓練）**により，障害者に対する職業訓練も実施されている．

障害者を雇用する企業などに対する支援としては，**特定求職者雇用開発助成金**による財政的支援がある．この助成金は人材を一定の要件を満たして雇用した場合に支給されるものであり，障害者に関連するものとしては，高齢者や障害者などの就職困難者を継続的に雇用する場合の「特定就職困難者コース」と，発達障害者や難治性疾患患者を継続的に雇用する場合の「発達障害者・難治性疾患患者雇用開発コース」がある．また，障害者の段階的な雇用に向けた取り組みとして，障害者を試行的に雇用する**障害者トライアル雇用**がある．障害者トライアル雇用では一定の要件を満たす障害者を一定期間試行雇用するなかで，適性や業務遂行可能性を見極め，継続雇用のきっかけにすることを目的としており，企業などに助成金が支給される．企業などにとっては労働者の適性を確認したうえで継続雇用へ移行することができるため，企業などにおける障害者雇用への不安を軽減する役割が期待されている．

就労支援を行う専門人材の配置として，一部のハローワークでは精神保健福祉士，臨床心理士などの資格を有し，精神障害や発達障害の専門的知識や支援経験を有する人材を**精神障害者（発達障害者）雇用トータルサポーター**として配置している．トータルサポーターは求職者本人に対するカウンセリングや就職に向けた準備プログラムを実施するとともに，企業に対して精神障害者の雇用に関する意識啓発などを行っている．また，発達障害者に特化した就労支援制度として，**若年コミュニケーション能力要支援者就職プログラム**がある．このプログラムは，ハローワークにおいて発達障害者に対する知識・経験をもつ専門家である発達障害者専門指導官による指導・助言を受けながら，就職支援ナビゲーターという職種を一般相談窓口に配置する．就職支援ナビゲーターは，発達障害などの要因によりコミュニケーション能力に困難を抱えている求職者について，その希望や特性に応じて，障害者向け専門支援を希望する者は専門支援機関に誘導するとともに，障害者向けの専門支援を希望しない者はカウンセリングなど就職支援ナビゲーターによる個別支援を実施する．このプログラムの特徴は，障害者向けの専門支援を希望しない者も対象に含めて，それぞれの求職者のニーズに応じた支援に導く点が特徴的であるため，前述の太一さんのケースのように障害の開示に関する意向をふまえながらの就労支援が可能な仕組みとなっている．

このように，いくつかの障害者雇用対策が進められているが，その状況は地域によってもさまざまであることに留意が必要である．また，これらの障害者雇用対策がより良く機能するためには後述する環境調整や心理支援のような個別支援を機軸とすることが肝要である．

2）職場環境における合理的配慮・調整

障害者の就労支援にあたっては，対象者本人を取り巻く環境に働きかけるアプローチと対象者本人に働きかけるアプローチ，そして，対象者の特性に合った適切な環境を結びつけるマッチングが重要である．環境に働きかけるアプローチの一例として，職場環境における合理的配慮・調整があげられる．2016年4月に改正された障害者雇用促進法では，企業などの事業主に対して障害者が職場で働くにあたり，雇用に関するあらゆる局面での**障害者差別**を禁止し，障害者と障害者でない者との均等な機会もしくは待遇の確保に向けて支障となるものを改善するための措置（**合理的配慮**）の提供が義務付けられている．この提供は採用後のみならず，募集および採用時にも求められる．各企業などで取り組まれている合理的配慮の例については，厚生労働省から示される「合理的配慮指針事例集」[13]に詳細が記載されている．

配慮内容の一例として，独立行政法人高齢・障害・求職者雇用支援機構[14]によれば，発達障害のある従業員に対して，①作業遂行面での配慮，②作業指示の工夫，③特性理解に基づく指導，④精神的・身体的な安定への配慮，の4点があげられたことを示している**［表15.1］**．このような環境調整は，対象者本人に変容を求めるものではなく，環境側の変容を求めるものであるため，対象者の特性に合った働き方の一助になると期待される．また，雇用主が主体的に職場環境を調整するということそのものが，対象者本人の働く不安を軽減し，安心して働くための心理支援の一つにもなっている．

［表15.1］発達障害のある従業員に対する配慮

作業遂行面での配慮	業務工程の細分化，単独作業や繰り返し作業等へ適正配置，自分のペースで仕事が進められるように配慮，必ず点検が必要，マメな声かけと支援機関との連携，指導・伝達事項を統一など
作業指示の工夫	口頭指示ではなく，視覚化し，分かりやすく指示をする，毎日のミーティングにより，作業予定を確認し安心させる，マンツーマンのきめ細かい指導，指示は簡潔明確に，あいまいな作業は避けるなど
特性理解に基づく指導	突然の指示変更など行わない，環境の変化については事前に情報を与えるなど
精神的・身体的な安定への配慮	日々の健康状態，障害発生時の観察と休養等の対応，疲れた様子の時は随時休憩をとらせるなど

（独立行政法人高齢・障害・求職者雇用支援機構，文献14より引用）

3）本人のスキル向上を促す心理支援

対象者本人に働きかける就労支援のアプローチとして，対象者本人の対人関係能力などのスキル向上を目的とした認知行動療法による心理支援がある．認知行動療法のなかで就労支援に関連して用いられるものの一つとして，**ソーシャルスキル・トレーニング**（Social Skill Training；SST）がある．SSTとは発達・精神障害者が地域で適応した生活するために必要な情緒的表現や対人技能を教えるための技法であり，社会生活技能訓練や社会的スキル訓練とも呼ばれる．SSTによって発達・精神障害者の社会生活上で起きるさまざまなストレスにうまく対処しながら，仕事などの社会的役割を果たし，生活の質を高めるために活用されている．そのほかに，障害の特性や対処法など適切な知識・情報を提供する**心理教育**も認知行動療法による心理支援の一つである．具体的なプログラムの一例として，特にASD者向けのSSTや心理教育などを中心とした「発達障害専門プログラム」がある[15]．このプログラムでは，ASD者に対する集団心理療法により，コミュニケーションの方法や自己理解を深めることが期待されている．マニュアルやワークブックが公開されており，デイケアをはじめとする全国の医療機関・支援機関などで導入されている．認知行動療法に基づく支援の効果として，たとえば池田ら[16]は，就労移行支援事業所に通う発達・精神障害者を対象にSSTと心理教育を中心とする認知行動療法に基づくプログラムを実施した結果，対象者の精神的健康度に改善がみられたほか，自己効力感の改善が認められたことを示している．認知行動療法の効果は障害種別によっても現れ方に違いがあるとされており，各障害特性に応じたプログラムの調整が必要となる．SSTや心理教育のような認知行動療法に基づくアプローチは障害者本人のコミュニケーションの幅を増やすのみならず，障害者が自身の特性をより良く理解して，適切な職場環境を選択するための一助にもなる．

4）本人の自己理解と連携を促す心理支援

障害者の就労とは，本人の特性に合った適切な職場環境を結びつけるマッチングでもある．適切な職場とのマッチングには，障害者自身が特性（強みや弱み）を適切に理解する**自己理解**が重要である．特にASD者では，自身の特性（強みや弱み）などに関する自己理解が困難であるといわれている．自己理解の困難により，自身の特性に合わないような仕事を選んでしまうなどのジョブマッチング上の課題や，合理的配慮の申請や調整における課題，職場での不適応などを引き起こしやすくなる．

独立行政法人高齢・障害・求職者雇用支援機構[17]では，精神・発達障害者に対する自己理解を促進するための支援行動の例を**［表15.2］**のように示している．このような自己理解の支援は，自身の認識と社会一般の認識とのギャップの存在や自分自身の障害特性を理解してもらうことの重要性を知り，働くうえでの課題を認識し，上司や支援者への相談による不安解消など自らの課題に対する具体的な対処法を理解する意味をもつ[18]．

障害者本人の自己理解を促すツールとして，高齢・障害・求職者雇用支援機構が開発した「ナビゲーションブック」[19]がある．ナビゲーションブックは，障害者が自身の特徴やセールスポイント，障害特性，職業上の課題，企業などに配慮を依頼することなどを取りまとめて，自らの特徴などを事業主や支援機関に説明する際に活用するツールである．ナビゲーションブックは発達障害者向けのツールとして開発されたものであるが，作成方法や様式が公開されているため，発達障害者以外でも誰でも利用することができる．最近で

［表 15.2］ 精神・発達障害者に対する自己理解の支援行動の例

<table>
<tr><th>精神障害者</th><th>発達障害者</th></tr>
<tr><td colspan="2">現状認識の促進
結果だけに注目するのではなく，この結果に至るまでの過程の中身に注目する，
対象者が自分自身の課題を把握できるように，相談場面等でこれまで経験した就業の状況や就業する中で発生した困難な状況等について確認する，
支援者として，短所や課題を指摘するのではなく，対象者の強みや長所を伝える，など</td></tr>
<tr><td>実体験の提供
履歴書作成や面接練習等の就職活動に直結する支援を提供する，
様々な種類の作業訓練に挑戦してもらったり，職場実習等の様々な経験の機会を設定する，など</td><td rowspan="2">現状整理のための工夫
対象者が支援の見通しをもてるように工夫する，
失敗しても大丈夫と感じられるような安心できる環境を提供する，
現場や課題の整理の相談場面では，支援者が文字や図等を用いて示す等の工夫をする，など</td></tr>
<tr><td>現状整理の依頼
相談場面等で過去と比較して変わったことやできるようになったことについて考えることを対象者に依頼する，
対象者に自分自身の課題を整理してもらうことを依頼する，など</td></tr>
<tr><td colspan="2">情報収集機会の設定（情報収集に基づく振り返り）
対象者が働くことについて考えるために，働く上で必要な知識を得るための講習を設定する，
他者と意見交換をすることのでいるグループワークの場面を設定する，など</td></tr>
</table>

（独立行政法人高齢・障害・求職者雇用支援機構，文献 17 を一部改変）

は，ナビゲーションブックを参考にして，高校や大学などの教育機関から就労への接続を支援するような WEB アプリケーション（my memo：マイメモ）の開発も進められている[20]．

このように障害者の就労支援においては，障害者を取り巻く制度や課題を正しく理解したうえで，個々の障害者に対する適切なアセスメントをふまえ，職場環境調整と本人の能力促進，そして障害者本人の自己理解に基づく職場との適切なマッチングが重要である．

15 章 Q and A

Q1 障害者の就労支援に関するアセスメントで，誤っているものを 1 つ選びなさい．

1. 就労アセスメントは，それぞれの障害者が最も適した「働く場」に円滑に移行するために必要な情報を把握することを主な目的としている．
2. 障害者の作業能力をアセスメントするツールの一つとして，「ワークサンプル幕張版（MWS）」が用いられている．
3. 自閉スペクトラム症者の就労支援においては，機械操作やタイピングといった仕事そのもののスキルのみを評価して伸ばしていくことが重要である．
4. 発達・精神障害者は同じ診断名であっても障害の特性や能力は非常に多様であるため，アセスメントツールを障害者の状況に応じて組み合わせながら用いるほうがよい．
5. アセスメントツールにはそれぞれ利点だけでなく限界もある．

Q2 障害者の就労支援で，誤っているものを1つ選びなさい．

1. 障害者の就労支援にあたっては，対象者本人を取り巻く環境と対象者本人に働きかけるアプローチ，そして，対象者と環境のマッチングが重要である．
2. ソーシャルスキル・トレーニング（SST）は，発達・精神障害者が必要な対人関係技能などを身につける認知行動療法の一つである．
3. 就労支援者は障害者自身の現状認識を促し，実体験の提供や現状整理の機会を用意し，働くうえで必要な情報を収集しながら，障害者本人の自己理解を促していくことが重要である．
4. 障害者が働くためには，与えられた仕事の内容を適切に理解することが何よりも重要であり，障害者に対して仕事の内容を正しく説明することが最も大切である．
5. 民間企業において雇用する障害者に対する合理的配慮の提供は義務である．

Q1 **A**…… 3

解説

自閉スペクトラム症者の就労支援においては，仕事と直結しない日常生活能力や対人関係などの「ソフトスキル」を適切に評価することが重要である．

Q2 **A**…… 4

解説

障害者に対する仕事内容の理解は重要であるが，個々の障害者により特性や状況が異なるため，障害者自身の自己理解に基づく職場との適切なマッチングが重要である．

文献

1）2021年1月　厚生労働省職業安定局障害者雇用対策課「令和2年　障害者雇用状況の集計結果」
https://www.mhlw.go.jp/stf/newpage_16030.html

2）2020年7月　内閣府「令和2年版障害者白書」
https://www8.cao.go.jp/shougai/whitepaper/r02hakusho/zenbun/index-pdf.html

3）独立行政法人高齢・障害・求職者雇用支援機構：障害者の就業状況等に関する調査研究．独立行政法人高齢・障害・求職者雇用支援機構障害者職業総合センター調査研究報告書，137，2017.
https://www.nivr.jeed.go.jp/research/report/houkoku/houkoku137.html

4）2020年3月　独立行政法人日本学生支援機構「令和元年度障害のある学生の修学支援に関する実態調査」
https://www.jasso.go.jp/gakusei/tokubetsu_shien/chosa_kenkyu/chosa/2019.html

5）独立行政法人高齢・障害・求職者雇用支援機構：発達障害者の職業生活への満足度と職場の実態に関する調査研究．独立行政法人高齢・障害・求職者雇用支援機構障害者職業総合センター調査研究報告書，125，2015.
https://www.nivr.jeed.go.jp/research/report/houkoku/houkoku125.html

6）独立行政法人高齢・障害・求職者雇用支援機構：就労支援機関等における就職困難性の高い障害者に対する就労支援の現状と課題に関する調査研究～精神障害と難病を中心に～．独立行政法人高齢・障害・求職者雇用支援機構障害者職業総合センター調査研究報告書，122，2014.
https://www.nivr.jeed.go.jp/research/report/houkoku/houkoku122.html

7）2018年6月　厚生労働省「就労アセスメントを活用した障害者の就労支援マニュアル」

https://www.mhlw.go.jp/file/06-Seisakujouhou-12200000-Shakaiengokyokushougaihokenfukushibu/0000093130.pdf

8) 2004年3月　独立行政法人高齢・障害・求職者雇用支援機構「ワークサンプル幕張版（MWS）」
https://www.nivr.jeed.go.jp/research/kyouzai/21_2_MWS.html

9) 2009年3月　独立行政法人高齢・障害・求職者雇用支援機構「就労支援のためのチェックリスト」
https://www.nivr.jeed.go.jp/research/kyouzai/30.html

10) 梅永雄二：発達障害者の就労上の困難性と具体的対策：ASD者を中心に．日本労働研究雑誌，59(8)：57-68，2017．

11) メジボブ・ゲーリー：自閉症スペクトラムの移行アセスメントプロフィールーTTAPの実際ー．川島書店，2010．

12) 梅永雄二：発達障害の人の就労アセスメントツール：BWAP2．合同出版，2021．

13) 厚生労働省障害者雇用対策課「合理的配慮指針事例集」
https://www8.cao.go.jp/shougai/suishin/jirei/cases/case_0066.html

14) 独立行政法人高齢・障害・求職者雇用支援機構：発達障害者の企業における就労・定着支援の現状と課題に関する基礎的研究．独立行政法人高齢・障害・求職者雇用支援機構障害者職業総合センター調査研究報告書，101，2011．
https://www.nivr.jeed.go.jp/research/report/houkoku/houkoku101.html

15) 2015年3月　平成26年度厚生労働省障害者総合福祉推進事業
https://www.mhlw.go.jp/stf/seisakunitsuite/bunya/0000099378.html

16) 池田浩之，森下祐子・他：精神障害者の就労支援における認知行動療法の効果の検討ーSSTおよび心理教育を中心に用いてー．行動療法研究，38(1)：47-56，2012．

17) 独立行政法人高齢・障害・求職者雇用支援機構：職業リハビリテーション場面における自己理解を促進するための支援に関する研究．独立行政法人高齢・障害・求職者雇用支援機構障害者職業総合センター調査研究報告書，140，2018．
https://www.nivr.jeed.go.jp/research/report/houkoku/houkoku140.html

18) 前原和明，八重田　淳：発達障害者における「自己理解の支援」の意味についての質的分析：テキストマイニングによる統合的分析．リハビリテーション連携科学，21(1)：64-69，2020．

19) 2016年3月　独立行政法人高齢・障害・求職者雇用支援機構「発達障害者のワークシステム・サポートプログラム　ナビゲーションブックの作成と活用」
https://www.nivr.jeed.go.jp/center/report/support13.html

20) 佐々木銀河，岡崎慎治・他：筑波大学発達障害学生支援（RADD）プロジェクトの取組ー階層的支援モデルによる修学支援ー．LD研究，28(4)：419-425，2019．

（佐々木銀河）

付録

福祉心理学に関わる諸制度（補足）

■子ども・子育て支援新制度

子ども・子育て支援新制度は幼児期の学校教育，保育，地域の子育て支援についての量と質の向上が図られるために，子ども・子育て支援法を受けて 2015 年より実施されている．この子ども・子育て支援新制度では，必要とするすべての家庭が利用できるための支援の量の拡充と子どもたちがより豊かに育っていけるための支援の質の拡充が図られている．また，2016 年度に従業員が働きながら子育てしやすいように環境を整え，離職の防止，就労の継続，女性の活躍などを推進する企業を応援する「仕事・子育て両立支援事業」が創設された．

さらに，地域の実情に応じて幼稚園と保育所の両方の機能や特徴をもち，地域の子育て支援を行う認定こども園の普及が図られたほか，新たに保育所よりも少人数で 0 ～ 2 歳の子どもを保育する事業として地域型保育が創設された．なお，保育所での保育を希望する場合の保育認定については，就労，妊娠・出産，保護者の疾病・障害などの保育を必要とする事由とフルタイム就労を想定した保育標準時間認定やパートタイム就労を想定した保育短時間認定による保育の必要性が考慮されることになる．

幼稚園，保育所，認定こども園，地域型保育の利用手続きは，教育標準時間認定がなされる 1 号認定，3 ～ 5 歳までの保育認定がなされる 2 号認定，0 ～ 2 歳までの保育所認定がなされる 3 号認定からなる認定区分によって異なる．また，保育料については保育区分や保護者の所得に応じて異なり，多子世帯やひとり親世帯などについては保育料の負担軽減がある．

■乳幼児健康診査

乳幼児健診事業は，母子保健関連施策のなかで，妊娠の届出・母子健康手帳の交付，妊婦健診・産婦健診，乳児家庭全戸訪問事業などに引き続いて実施され，**母子保健法**第 12 条及び第 13 条に基づいて 1 歳 6 か月児及び 3 歳児に対して健康診査を行うものであり，市町村に実施が義務付けられている．

健診内容は，1 歳 6 か月児健診では，①身体発育状況，②栄養状態，③脊柱及び胸郭の疾病及び異常の有無，④皮膚の疾病の有無，⑤歯及び口腔の疾病及び異常の有無，⑥四肢運動障害の有無，⑦精神発達の状況，⑧言語障害の有無，⑨予防接種の実施状況，⑩育児上問題となる事項，⑪その他の疾病及び異常の有無，である．3 歳児健診では 1 歳 6 か月児健診の検診内容に加えて，⑫眼の疾病及び異常の有無，⑬耳，鼻及び咽頭の疾病及び異常の有無，の 2 項目が加わる．一般健康診査の結果，心身の発達異常，疾病などの疑いがあり，より精密に健康診査を行う必要があると認められる場合，身体面については専門医に委託，精神発達面については医療機関または児童相談所に依頼して精密健康診査が行われる．乳幼児段階から発達の状態を確認することで発達の保障につながり，その後の就学時健診や学校健診との連携により就学の保障や基礎的学力を保障するための教育の提供にも活用される．

乳幼児健康診査に際して行われる指導においては，家庭において子どもの情緒を養い，児童に対する虐待防止等が図られるよう十分に留意することが規定されており，乳幼児健康診査は虐待の早期発見や支援の役割も担う．また，近年，子育てに関わる者が感じる育児上の困難感や育てにくさを感じる親に寄り添う支援が重視されており，乳幼児健康診査は子育て支援につなぐ契機としても活用が期待される．

乳幼児健康診査は歴史が長く，市町村が実施した乳幼児健康診査の受診率は 1 歳 6 か月児健診 96.5%，3 歳児健診 95.9%（2018 年度）と極めて高い水準にあるといえ，国民に広く定着した母子保健事業である．他施策との関連としては，**発達障害者支援法**第 5 条は乳幼児健康診査において児童の発達障害の早期発見に十分留意するよう規定しており，乳幼児健康診査による発達障害の早期発見と早期療育を契機に，発達障害児者に対する切れ目のない支援が求められる．また，母子の健康水準を向上させるためのさまざまな取り組みを推進する政策である「健やか親子 21（第 2 次）」（2001 ～ 2014 年）では乳幼児健康診査の受診率や乳幼児健康診査の未受診者の全数の状況を把握する体制がある市区町村の割合を指標としており，政策指標としても使用される．

■介護保険制度

現在，高齢者の支援の多くは**介護保険法**によって提供されている．この介護保険法による介護保険制度は，高齢化が進むなかで介護を必要とする高齢者が増加してきたことに対して，核家族化の進行により家族介護が見込めなくなり，介護による離職が社会問題になってきたなかで 2000 年に創設されたものである．

また介護保険制度における保険者は市町村及び特別区を指し，保険者は介護サービスを利用する者の所得に応じて介護サービス費用の 7 ～ 9 割を給付し，残りは利用者本人が自己負担する．そしてその際の財源は，公費が 5 割，保険料が 5 割という割合になっている．

介護サービスの利用に際してはまず要介護認定もしくは要支援認定を受けることが必要となる．その流れとして，まず介護サービスの利用を希望する者が市町村の窓口で申請を行う．それを受けて市町村の職員などの認定調査員が申請者の自宅を訪問し，申請者の心身の状況について申請者本人や家族から聞き取り調査を行い，あわせて主治医に意見書を作成してもらい，これらを基にして介護認定審査会において審査が行われる．その結果を基に市町村から申請者に審査結果が通知され，審査結果が要介護もしくは要支援の場合にケアマネジャーにケアプランを作成してもらう．そして，このケアプランに基づいてサービス提供が行われることになる．

■障害者総合支援制度

※医療の診療報酬と同様に，障害福祉サービス等報酬という仕組みがある．

障害者総合支援制度は，**障害者総合支援法**に基づいて展開されている．この障害者総合支援法は 2012 年に障害者自立支援法が改正されて成立した法律であり，その概要として，①基本理念，②障害者の範囲，③障害支援区分の創設，④障害者に対する支援，⑤サービス基盤の計画的整備をあげることができる．

それらのうち，基本理念としては，①等しく基本的人権を享有するかけがえのない個人として尊重される，②相互に人格と個性を尊重し合いながら共生する社会を実現する，③可能な限り身近な場所において必要な支援を受けられる，④社会参加の機会を確保する，⑤地域社会において他の人々と共生することを妨げられない，⑥社会的障壁を除去する，ことがあげられている.

また，障害者の範囲としては，それまで対象とされていた身体障害，知的障害，精神障害（発達障害を含む）に加えて難病等が加えられた．このことにより，身体障害者手帳が取得できないものの一定の障害がある者が障害福祉サービスの対象となることとなった．

また，障害支援区分の創設については，障害福祉サービスを利用する際に必要となる標準的な支援の必要度を表す指標として障害支援区分が創設された．これは，それまで障害の程度を示す指標として用いられていた障害程度区分に代わって創設されたものであるが，その創設の理由として障害程度区分において知的障害者や精神障害者の区分が身体障害者に比べて低く判定されていたことをあげることができる.

また，障害者に対する支援については，障害者自立支援法において支援の枠組みとして設定された自立支援給付における各種事業に関しての改正が図られた．また, そのなかで, ①提供されるサービスの拡大，②既存のサービスの対象の拡大，③既存のサービスの改変が図られた.

サービス基盤の計画的整備については，障害福祉サービスの計画的な整備拡充のために策定される障害福祉計画においてサービスの提供体制の確保に係る目標を必ず定めることとなり，あわせて定期的な検証と見直しが行われることが法定化された.

■障害者手帳

障害者手帳は，身体障害者手帳，療育手帳，精神障害者保健福祉手帳の 3 種の手帳を総称した一般的な呼称であり，障害を理由とした各種サービス受給の適格性があることを公的に示す日本の制度である．障害者総合支援法に基づく障害福祉サービスの利用のほか, 障害者雇用としてのカウント，税の控除・減免，失業保険の延長，子の保育園入園時の加点といった公的サービスでの各種の障害を理由とする優遇措置を受けることができる．交通機関・ライフライン・公共施設，その他の民間サービスの料金割引や減免の際の障害を有する事実の確認書類としても使用される.

障害者手帳の根拠法令は 3 種の手帳それぞれで異なる．身体障害者手帳は，**身体障害者福祉法**（1949 年施行）に基づき，身体の機能に一定以上の障害があり，法別表に定める対象と障害等級に該当すると認められた者に交付される．原則として更新はないが，障害の状態の変化が予想される場合には，手帳の交付から一定期間を置いた後，再認定が実施されることがある．福祉事務所または市町村の担当窓口で交付申請を行い，都道府県，指定都市又は中核市が障害の認定や交付の事務を行う．**療育手帳**は, 1973 年の厚生省（現：厚生労働省）通知により児童相談所又は知的障害者更生相談所において知的障害があると判定された者に対して，都道府県知事又は指定都市市長が交付する．この通知は療育手帳制度に関する技術的助言（ガイドライン）であり，各都道府県知事等は通知に基づいてそれぞれの判断に基づいて実施要綱を定める．そのため，通知では障害の程度を「重度」と「それ以外」の二区分で示しているものの，都道府県・指定都市によっては療育手帳の区分をさらに細分化するなど，全国で統一的な等級となっていない．**精神障害者保健福祉手帳**は，**精神保健福祉法**に基づき，一定程度の精神障害の状態にあることを認定するものである．等級は 1 級から 3 級に区分され，精神疾患の状態と能力障害の状態の両面から総合的に判断される．市町村の担当窓口で交付申請を行い，都道府県知事又は指定都市市長が交付する.

障害者手帳制度は障害を理由とした各種サービス受給の適格性があることを示す書類として広く社会に浸透しているが，大きく2点の問題があるといわれる．1点目は，障害者手帳制度の成立の背景や根拠となる基準が3種それぞれに異なることである．特に，2003年以降になると障害種類を超えた障害者福祉施策の展開が求められており，障害福祉サービスの支給決定にあたってそれぞれの障害者手帳ごとに判断する形では支給量の妥当性が判断しづらいという問題点があった．そこで，現在では，障害福祉サービスの支給決定にあたっては障害の多様な特性やその他の心身の状態に応じて必要とされる標準的な支援の度合いを総合的に示す「障害支援区分」を用いる．認定調査員による統一項目を用いた訪問調査の結果をコンピュータにより一時判定した後，主治医の意見書や特記事項も含め市町村審査会で二次判定を行う．支援の度合いが低い方から順に，区分1から区分6の5段階である．2点目は，障害の定義に関する問題である．障害者手帳は心身の機能の障害があることを示す書類である．一方，日本が批准した障害者権利条約では，障害者が日常生活又は社会生活において受ける制限は心身の機能の障害のみに起因するものではなく，社会におけるさまざまな障壁と相対することによって生ずるという，いわゆる「社会モデル」の考え方をとっている．これを受けて，改正障害者基本法では障害者を「身体障害，知的障害，精神障害（発達障害を含む．）その他の心身の機能の障害がある者であって，障害及び社会的障壁により継続的に日常生活又は社会生活に相当な制限を受ける状態にあるもの」と定義した．つまり，法が対象とする障害者は，機能障害を示す障害者手帳の所持者に限られない．障害を理由とする差別の禁止及び合理的配慮の提供においては，障害者手帳のみに依拠しない対応が求められる．

■生活困窮者自立支援制度

生活困窮者自立支援制度については，2015年より施行されている**生活困窮者自立支援法**に基づいて展開されている．この制度では生活困窮者に対して就労，住居，家計管理，子どもの学習などについての支援が行われているが，その具体的な内容として，①自立相談支援事業，②居住確保給付金の支給，③就労準備支援事業，④会計相談支援事業，⑤就労訓練事業，⑥生活困窮世帯の子どもの学習支援をあげることができる．

これらのうち，自立相談支援事業については，生活における困りごとや不安について地域の相談窓口において相談対応が行われるものである．また，住居確保給付金の支給については，離職などにより住居を失った場合あるいは失う恐れが高い場合に，就労に向けた活動に従事することを条件として一定期間家賃相当額が支給されるものとなっている．また，就労準備支援事業については，直ちに就労することが困難な場合に，6か月から1年の間のプログラムに沿って一般就労に向けた基礎能力を養いながら就労に向けた支援や就労の機会の提供が行われるものである．また，家計相談支援事業については，家計状況の根本的な課題を相談者自ら確認し，自ら家計を管理できるようになるために状況に応じた支援計画の作成，相談対応，各種関係機関との連携が図られ，必要に応じて貸し付けのあっせんなどが行われるものである．また，就労訓練事業については，すぐに一般就労することが難しい場合に作業機会が提供され，個別の就労支援プログラムに基づいて一般就労に向けた支援が中・長期的に提供されるものである．また，生活困窮世帯の学習支援については，子どもの学習支援，日常的な生活習慣の支援，居場所づくり，進学に関する支援，高校進学者の中退防止に関する支援などが行われるものとなっている．

これらの事業については，まずは各自治体の窓口に相談があり，支援計画の作成が行われたうえで支援が決定され，サービス提供が行われる．そして，その後に定期的なモニタリングが行われ，必要に応じて支援計画の見直しが行われることになる．

参考文献

1）地域社会における共生の実現に向けて 新たな障害保健福祉施策を講ずるための関係法律の整備に関する法律について
https://www.mhlw.go.jp/seisakunitsuite/bunya/hukushi_kaigo/shougaishahukushi/sougoushien/dl/sougoushien-06.pdf

2）子ども子育て新制度なるほど BOOK
https://www8.cao.go.jp/shoushi/shinseido/event/publicity/pdf/naruhodo_book_2804/a4_print.pdf

3）国立研究開発法人国立成育医療研究センター：（2018）乳幼児健康診査事業実践ガイド．平成 29 年度子ども・子育て支援推進調査研究事業　乳幼児健康診査のための「保健指導マニュアル（仮称）」及び「身体診察マニュアル（仮称）」作成に関する調査研究．
厚生労働省　健やか親子 21（第 2 次）．http://sukoyaka21.jp/

4）介護保険制度について
https://www.mhlw.go.jp/file/06-Seisakujouhou-12300000-Roukenkyoku/2gou_leaflet.pdf

5）小澤　温：障害者手帳制度の転換点．よくわかる障害者福祉，第 7 版，ミネルヴァ書房，2020，pp182-183.

6）生活困窮者自立支援制度紹介
https://www.mhlw.go.jp/stf/seisakunitsuite/bunya/0000073432.html

（森地　徹，大村美保）

■付表　福祉分野における法律一覧

関連する法律	制定された年	本書で解説される章
福祉三法		
児童福祉法	昭和 22（1947）年	2 章，4 章，8 章
身体障害者福祉法	昭和 24（1949）年	2 章，付録
生活保護法（新法）	昭和 25（1950）年	2 章
福祉六法		
児童福祉法	昭和 22（1947）年	2 章，4 章，8 章
身体障害者福祉法	昭和 24（1949）年	2 章，付録
生活保護法（新法）	昭和 25（1950）年	2 章
精神薄弱者福祉法（後の知的障害者福祉法）	昭和 35（1960）年	2 章
老人福祉法	昭和 38（1963）年	2 章
母子福祉法（後の母子及び父子並びに寡婦福祉法）	昭和 39（1964）年	4 章，付録
福祉八法		
児童福祉法	昭和 22（1947）年	2 章，4 章，8 章
身体障害者福祉法	昭和 24（1949）年	2 章
精神薄弱者福祉法（後の知的障害者福祉法）	昭和 35（1960）年	2 章
老人福祉法	昭和 38（1963）年	2 章
母子及び寡婦福祉法　（後の母子及び父子並びに寡婦福祉法）	昭和 39（1964）年	4 章，付録
社会福祉事業法	昭和 26（1951）年	2 章
老人保健法	昭和 57（1982）年	2 章
社会福祉・医療事業団法	昭和 59（1984）年	2 章
児童福祉関連		
母子保健法	昭和 40（1965）年	付録
児童福祉法	昭和 22（1947）年	2 章，4 章，8 章
児童虐待防止法	平成 12（2000）年	2 章，7 章
子ども・子育て支援法	平成 24（2012）年	4 章
少年法	昭和 23（1948）年	8 章
児童扶養手当法	昭和 36（1961）年	
高齢者福祉関連		
高齢社会対策基本法	平成 7（1995）年	6 章
介護保険法	平成 9（1997）年	2 章，6 章，付録
高齢者虐待防止法	平成 18（2006）年	6 章
障害者福祉関連		
障害者基本法	平成 5（1993）年	5 章
障害者自立支援法	平成 17（2005）年	2 章，3 章
障害者総合支援法	平成 24（2012）年	2 章，5 章，12 章，15 章，付録
障害者雇用促進法	昭和 62（1987）年	5 章，15 章
発達障害者支援法	平成 16（2004）年	5 章，10 章，付録
精神保健福祉法	平成 7（1995）年	3 章，5 章，付録
その他		
生活困窮者自立支援法	平成 25（2013）年	2 章，付録

索 引

あ

い

う

え

お

か

き

く

け

こ

公認心理師カリキュラム準拠
福祉心理学　　ISBN978-4-263-26652-6

2022年 1月10日　第1版第1刷発行

編　者　山　中　克　夫
四ノ宮　美恵子
宮　本　信　也
発行者　白　石　泰　夫

発行所　**医歯薬出版株式会社**
〒113-8612　東京都文京区本駒込1-7-10
TEL.（03）5395-7628（編集）・7616（販売）
FAX.（03）5395-7609（編集）・8563（販売）
https://www.ishiyaku.co.jp/
郵便振替番号 00190-5-13816

乱丁，落丁の際はお取り替えいたします　　印刷／製本・第一印刷所